**Festsitzende
kieferorthopädische
Apparaturen**

Festsitzende kieferorthopädische Apparaturen

Grundlagen und klinische Anwendung

J. K. Williams
P. A. Cook
K. G. Isaacson
A. R. Thom

Übersetzt von
Michael Köhn

135 Abbildungen in 213 Einzeldarstellungen
26 Farbtafeln

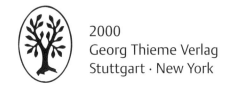

2000
Georg Thieme Verlag
Stuttgart · New York

Titel der Originalausgabe:
Fixed Orthodontic Appliances   Principles & Practice   by JK Williams, AR Thom, PA Cook and KG Isaacson.
Butterworth-Heinemann, a division of Reed Educational & Professional Publishing Ltd.
© Butterworth-Heinemann – 1995

Die Deutsche Bibliothek – CIP-Einheitsaufnahme
Ein Titeldatensatz für diese Publikation ist bei
Der Deutschen Bibliothek erhältlich
Williams, J. K.:
Festsitzende kieferorthopädische Apparaturen /
J. K. Williams. Übers. von Michael Köhn. – Stuttgart ;
New York : Thieme, 2000
   ISBN 3-13-124281-7

Wichtiger Hinweis: Wie jede Wissenschaft ist die Medizin ständigen Entwicklungen unterworfen. Forschung und klinische Erfahrung erweitern unsere Erkenntnisse, insbesondere was Behandlung und medikamentöse Therapie anbelangt. Soweit in diesem Werk eine Dosierung oder eine Applikation erwähnt wird, darf der Leser zwar darauf vertrauen, dass Autoren, Herausgeber und Verlag große Sorgfalt darauf verwandt haben, dass diese Angabe **dem Wissensstand bei Fertigstellung des Werkes** entspricht.

Für Angaben über Dosierungsanweisungen und Applikationsformen kann vom Verlag jedoch keine Gewähr übernommen werden. **Jeder Benutzer ist angehalten,** durch sorgfältige Prüfung der Beipackzettel der verwendeten Präparate und gegebenenfalls nach Konsultation eines Spezialisten festzustellen, ob die dort gegebene Empfehlung für Dosierungen oder die Beachtung von Kontraindikationen gegenüber der Angabe in diesem Buch abweicht. Eine solche Prüfung ist besonders wichtig bei selten verwendeten Präparaten oder solchen, die neu auf den Markt gebracht worden sind. **Jede Dosierung oder Applikation erfolgt auf eigene Gefahr des Benutzers.** Autoren und Verlag appellieren an jeden Benutzer, ihm etwa auffallende Ungenauigkeiten dem Verlag mitzuteilen.

© 2000 Georg Thieme Verlag
Rüdigerstraße 14
D-70469 Stuttgart
http://www.thieme.de
Printed in Germany
Umschlaggestaltung: Renate Stockinger, Stuttgart
Satz und Druck: Druckhaus Götz GmbH, Ludwigsburg

ISBN 3-13-124281-7   6 5 4 3 2 1

Geschützte Warennamen (Warenzeichen) werden **nicht** besonders kenntlich gemacht. Aus dem Fehlen eines solchen Hinweises kann also nicht geschlossen werden, dass es sich um einen freien Warennamen handele.

Das Werk, einschließlich aller seiner Teile, ist urheberrechtlich geschützt. Jede Verwertung außerhalb der engen Grenzen des Urheberrechtsgesetzes ist ohne Zustimmung des Verlages unzulässig und strafbar. Das gilt insbesondere für Vervielfältigungen, Übersetzungen, Mikroverfilmungen und die Einspeicherung und Verarbeitung in elektronischen Systemen.

Geleitwort

Das populäre Handbuch *An Introduction to Fixed Appliances* wurde vor mehr als 20 Jahren veröffentlicht. Seitdem ist es in nicht weniger als sechs Sprachen übersetzt worden und hat eine weltweite Leserschaft gefunden. Diese eindrucksvolle Publikation wurde nun durch ein neues Buch, *Fixed Orthodontic Appliances*, abgelöst, dabei reichhaltig illustriert und von einem erweiterten Autorenteam vollständig überarbeitet.

Ziel des Buches ist, sowohl die Mechanik als auch die klinischen Grundlagen der kieferorthopädischen Behandlung mit festsitzenden Geräten darzustellen. Der präzise Text und die klaren Illustrationen machen es zu einer Pflichtlektüre für Weiterbildungsassistenten. Darüber hinaus wendet sich das Buch an interessierte Zahnärzte sowie Zahnmedizinstudenten der klinischen Semester.

Erstaunlicherweise widmen sich nur wenige Titel den Nutzen und Risiken von Multibandapparaturen. Ich freue mich, dass diese offenkundige Lücke nun geschlossen wird.

Im Frühjahr, bevor unser Masters-Programm beginnt, werde ich oft von jungen Zahnärzten gefragt, was sie denn zur Vorbereitung lesen könnten. In Ermangelung eines geeigneten Ratschlages habe ich dann Zuflucht in der ausweichenden Bemerkung gesucht, es genüge, sich mental auf das bevorstehende umfangreiche Programm einzustellen. Dieses Buch bietet nun mir und meinen Studenten eine bessere Antwort auf diese Frage.

Ich bin erfreut und fühle mich geehrt, zu dieser Publikation beigetragen zu haben.

Professor Lysle Johnston Jr.
DDS, MS, PhD, FDSRCS, Eng
Robert W. Browne Professor of Dentistry
Chairman Department of Orthodontics
and Pediatric Dentistry
The University of Michigan, Ann Arbor, Michigan, USA

Autoren

J. K. Williams BDS, FDS, MOrth, RCSEng
Consultant Orthodontist, Pinderfields Hospital Trust,
Wakefield and Leeds Dental Institute; Senior Clinical
Lecturer, University of Leeds

P. A. Cook BChD, MDSc, FDSRCPSGlasg, MOrth, RCSEng
Consultant Orthodontist, Leeds Dental Institute and
St James University Hospital Leeds; Senior Clinical
Lecturer, University of Leeds

K. G. Isaacson FDS, MOrth, RCSEng
Consultant Orthodontist, Royal Berkshire Hospital Trust,
Reading; Clinical Lecturer, University of Bristol

A. R. Thom BDS, FDS, MOrth, RCSEng
Consultant Orthodontist, Queen Victoria Hospital Trust,
East Grinstead and UMDS Guy's and St Thomas's
Hospital; Honorary Senior Lecturer, UDMS Guy's and
St Thomas's

Hinweise der Autoren

Die Maße für Bögen werden in Inch angegeben, da eine Umrechnung in Millimeter zu unübersichtlichen Zahlenwerten führen würde.

Kräfte werden in Gramm statt in Newton angegeben, da handelsübliche verfügbare Messgeräte auf Gramm geeicht sind.

Die Grafiken wurden von den Autoren mit Harvard Graphics 3 (Software Publishing Corporation) erstellt.

Das Leeds Dental Institute half bei der Herstellung zahlreicher Fotografien.

Inhaltsverzeichnis

1	**Anwendungsbereiche festsitzender Apparaturen**	1
	Gründe für kieferorthopädische Behandlungen	1
	Ziele kieferorthopädischer Behandlung	1
	Stabilität	2
	Zahnbewegung mit festsitzenden Apparaturen	3
	Spezielle Indikationen für die Anwendung festsitzender Apparaturen	4
	Literatur	5
	Weiterführende Literatur	5

2	**Verankerung**	6
	Verankerungswert	6
	Verankerungsmanagement	9
	Verankerung, Bögen und Brackets	11
	Verankerungsplanung	11
	Literatur	12
	Weiterführende Literatur	12

3	**Brackets**	13
	Edgewise-Brackets	13
	Begg-Brackets	16
	Bracketmaterial	17
	Weitere Attachments	17
	Lingualtechnik	17
	Weiterführende Literatur	18

4	**Bögen und Zubehör**	19
	Elastische Eigenschaften von Drähten	19
	Das Verhalten von Bögen	20
	Bogenauswahl in verschiedenen klinischen Situationen	24
	Bögen und Kraftgröße	26
	Bögen für verschiedene Techniken	27
	Zubehör	27
	Literatur	30
	Weiterführende Literatur	30

5	**Fallplanung**	31
	Diagnostische Unterlagen	31
	Umgang mit Patient und Eltern	32
	Vorbereitung im Mund	32
	Behandlungsplanung	33
	Weiterführende Literatur	34

6	**Bogenform**	35
	Allgemeine Bogenform	35
	Individuelle Bogenform	37
	Anwendung der individuellen Bogenform	38
	Weiterführende Literatur	39

7	**Eingliederung der Apparatur**	40
	Bracketplatzierung	40
	Bandanpassung	44
	Eingliederung des Bogens	45
	Weiterführende Literatur	45

8	**Intraorale Verankerung**	46
	Verankerungsmanagement: Praktische Überlegungen	46
	Intramaxilläre Verankerung	46
	Intermaxilläre Verankerung	49
	Praktische Aspekte bei der Verwendung intermaxillärer Züge	50
	Palatinal- und Lingualbogen	50
	Intraorales Verankerungsmanagement bei verschiedenen Fehlstellungen	52
	Mittellinienkorrektur	54
	Weiterführende Literatur	55

9	**Extraorale Verankerung**	56
	Methoden der Übertragung extraoraler Kräfte	56
	Praktische Aspekte	60
	Anwendung der extraoralen Verankerung	61
	Praktische Anwendung	63
	Protraktions-Headgear	63
	Motivation des Patienten	63
	Gefahren und Sicherheitshinweise	63
	Literatur	64
	Weiterführende Literatur	64

10	**Initiale Ausrichtung**	65
	Bracketnivellierung	65
	Initiale Zahnausrichtung	66
	Zusammenfassung	68
	Weiterführende Literatur	68

11 Eckzähne 69	Mesialführung unterer zweiter Molaren 103
Eckzahnposition 69	Obere zweite Molaren 104
Eckzahnausrichtung mit herausnehmbaren	Literatur 104
Geräten 70	Weiterführende Literatur 104
Eckzahnausrichtung mit Edgewise-Brackets 71	
Eckzahnausrichtung mit Begg-Brackets 76	**15 Feineinstellung** 105
Ausgeprägt fehlstehende Eckzähne 76	Feineinstellung der Okklusion 105
Einordnung von Eckzähnen in Regio	Herausnahme der Apparatur 107
oberer seitlicher Schneidezähne 78	Retention 108
Weiterführende Literatur 79	Dauer der Retention 108
	Methoden der Retention 109
12 Behandlung des Overbites 80	Literatur 110
Ätiologie des vertikalen Überbisses 80	Weiterführende Literatur 110
Prinzipien der Behandlung des Overbites 81	
Behandlung des tiefen Bisses 84	**16 Behandlungsmanagement** 111
Zusätzliche Maßnahmen zur Reduzierung	Beginn der Behandlung 111
des Overbites 86	Routinekontrolle 112
Probleme bei der Reduzierung des Overbites 87	Klinische Planung 113
Behandlung des reduzierten Overbites 87	Führung der Eltern 114
Weiterführende Literatur 88	Klinische Aufzeichnungen 115
	Unzureichende Kooperation 115
13 Behandlung des Overjets 89	Beendigung der Behandlung 116
Schneidezahnrelation der Klasse II,1 89	Weiterführende Literatur 116
Reduzierung des Overjets mit Begg-Brackets 92	
Schneidezahnrelation der Klasse III 93	**Anhang 1** 117
Schneidezahnrelation der Klasse II,2 94	Nutzen und Risiken einer kieferorthopädischen
Zusammenfassung 95	Behandlung 117
Weiterführende Literatur 95	
	Anhang 2 118
14 Molarenausrichtung 96	Hinweise für Patienten 118
Einordnung von fehlstehenden Molaren 96	
Bewegungen entlang des Zahnbogens 99	**Anhang 3** 119
Behandlung von impaktierten Molaren 101	Bezugsadressen für kieferorthopädische Produkte .. 119
Vermeidung unerwünschter Bewegung	
der Molaren 102	**Sachverzeichnis** 120
Extraktion der ersten Molaren 103	

1 Anwendungsbereiche festsitzender Apparaturen

Zweck dieses Buches ist es, dem kieferorthopädischen Anfänger Basiswissen über festsitzende Apparaturen zu vermitteln. Zuvor ist es jedoch wichtig, einige Überlegungen bezüglich der Indikation und Ziele einer kieferorthopädischen Behandlung anzustellen.

Gründe für kieferorthopädische Behandlungen

Es gibt zwei Gründe für die kieferorthopädische Behandlung: ästhetische und funktionelle. Kieferorthopädische Behandlungen verbessern nicht nur die Zahnstellung, in manchen Fällen haben sie auch einen deutlichen Effekt auf die faziale Ästhetik. Ein unattraktives dentales oder faziales Erscheinungsbild kann sich negativ auf die psychische Entwicklung des Betreffenden auswirken. Das Aussehen beeinflusst auch die Akzeptanz in der Gruppe und kann Auswirkungen auf das berufliche Fortkommen haben. Aus diesen Gründen gibt es eine vermehrte Nachfrage bezüglich kieferorthopädischer Behandlung.

Es spricht einiges dafür, dass eine gute Zahnstellung die Mundhygiene erleichtert, aber es gibt nur wenige Belege dafür, dass eine kieferorthopädische Behandlung Parodontalerkrankungen und Karies reduziert und somit für einen längeren Erhalt der Zähne sorgt. Gewisse Malokklusionen, beispielsweise ein offener Biss oder eine Klasse-III-Frontzahnrelation, verursachen Sprachstörungen und die Korrektur der Malokklusion ist schon aus diesem Grund gerechtfertigt. Es ist ebenso nachgewiesen, dass insbesondere Jungen mit vorstehenden Schneidezähnen anfälliger sind für traumatische Verletzungen der oberen Frontzähne als Kinder mit einem regelrechten Overjet.

Auch mit einer irregulären Zahnstellung ist eine ausreichende Kaufunktion gewährleistet, wenngleich die unzureichende Abbeißfunktion bei manchen Menschen mit einem anterior offenen Biss dazu führt, dass diese nach kieferorthopädischer Behandlung fragen. Gelegentlich besteht eine traumatische Okklusion der Zähne, sodass hier der Patient gesundheitlich Schaden nehmen würde, wenn eine kieferorthopädische Behandlung unterlassen würde – dies ist eine klare Indikation.

Die Beziehungen zwischen Malokklusionen und Kiefergelenkerkrankungen sowie Erkrankungen der beteiligten Muskulatur ist nicht nachgewiesen. Dennoch liegen Beweise vor, dass eine kieferorthopädische Behandlung eher nützlich als schädlich ist. Es sollte jedoch keine kieferorthopädische Behandlung mit dem alleinigen Ziel unternommen werden, eine Kiefergelenksymptomatik zu beseitigen. Immer wenn eine kieferorthopädische Behandlung durchgeführt wird, sollte der Behandler das Ziel haben, eine maximale Interkuspidation und eine störungsfreie Artikulation herzustellen.

Es ist von fundamentaler Wichtigkeit, dass der Behandler sich über den Nutzen einer Therapie klar wird. Eine kieferorthopädische Behandlung ist nicht ohne Risiko und sollte nicht durchgeführt werden, wenn der Patient nicht davon profitiert. Probleme wie Schmelzentkalkungen, Wurzelresorptionen und sogar Weichteilverletzungen durch den Headgear sind beschrieben worden und müssen einer Nutzen-Risiko-Abwägung unterworfen werden. Dies ist umso wichtiger, wenn kein stabiles Behandlungsergebnis garantiert werden kann. Die Nutzen-Risiko-Abwägung der individuellen Behandlung sollte mit dem Patienten und seinen Eltern ausführlich besprochen werden, bevor die Behandlung begonnen wird. Die Aspekte, die hierbei beachtet werden müssen, sind in Anhang 1 aufgeführt.

Ziele kieferorthopädischer Behandlung

Das Ziel der kieferorthopädischen Behandlung wurde von Proffit (1993) beschrieben als „die Herstellung einer bestmöglichen okklusalen Beziehung im Rahmen einer akzeptablen fazialen Ästhetik, mit einem stabilen Behandlungsresultat". In der Tat ist das primäre Ziel der kieferorthopädischen Behandlung, ein dentofaziales Gefüge zu schaffen, das ästhetisch ansprechend ist, eine gute Funktion hat und die Zähne in eine stabile Position bringt. Ein Konflikt tritt auf, wenn eine Verbesserung nur zu erreichen ist, indem Zähne in eine instabile Position gebracht werden. Dann muss eine Nutzen-Risiko-Analyse erfolgen und der Behandlungsplan muss das Interesse sowohl des Patienten als auch des Behandlers berücksichtigen. Eine kieferorthopädische Behandlung sollte nicht durchgeführt werden, wenn nicht eine nachhaltige Verbesserung erreicht werden kann. Aus diesem Grund sollten leichte Malokklusionen besser unbehandelt bleiben. Zahlreiche Indizes über die Behandlungsnotwendigkeit stehen zur Verfügung, um dem Behandler eine Entscheidungshilfe zu geben.

Die Ziele der kieferorthopädischen Behandlung können folgendermaßen zusammengefasst werden:

- Auflösen von Engständen
- Korrektur von Rotationen und apikalen Fehlständen
- Korrektur der Frontzahnrelation
- Herstellen einer befriedigenden Seitenzahnokklusion
- Erzielen eines gefälligen fazialen Erscheinungsbildes
- Erzielen eines stabilen Behandlungsresultates

Stabilität

Es muss von Anfang an klargestellt werden, dass es ein hoffnungsloses Unterfangen ist, lediglich die Zahnstellung zu korrigieren und zu erwarten, dass diese stabil bleibt. Die Faktoren, die dazu führen, dass die Zähne in einer stabilen Position verbleiben, sind nicht klar definierbar. Eine gute Herangehensweise ist jedoch, die Zahnstellung zu Beginn der Behandlung hinsichtlich der Weichgewebe und des muskulären Gleichgewichtes zu betrachten. Die Bewegung der Zähne aus dieser Zone heraus erhöht die Wahrscheinlichkeit eines Rezidivs ganz erheblich. Die kollagene Matrix des parodontalen Bandapparates fungiert als eine Art Puffer und fängt kleine Abweichungen im Kräftegleichgewicht im Bereich dieser stabilen Zone ab. Stärkere Kräfte oder parodontaler Knochenabbau führen zum Umkippen dieser Balance und zu einer instabilen Zahnposition. Verschiedene Umweltfaktoren wie eine anomale Weichgewebsfunktion, Daumenlutschen oder der Verlust von parodontalem Knochen haben Einfluss auf die Stabilität. Die Faktoren, die die Stabilität bestimmen, sind nicht präzise zu nennen und scheinen sich im Laufe des Lebens zu ändern. Wir sind der Ansicht, dass es falsch ist zu glauben – und dieses dem Patienten zu sagen –, dass kieferorthopädische Therapie die Zähne in eine Position stellen kann, in der sie dann lebenslang verbleiben. Dies ist nicht der Fall: Zähne tendieren dazu, sich das ganze Leben lang zu bewegen, unabhängig davon, ob eine kieferorthopädische Behandlung durchgeführt wurde oder nicht. Die generelle Tendenz, dass sich im Alter der Zahnbogen verkürzt und verschmälert, führt zu einer Zunahme des Engstandes. Wenn dies dem Patienten bewusst ist, ist er eher bereit, einen leichten Engstand, der nach einer kieferorthopädischen Behandlung aufgetreten ist, zu akzeptieren.

Manche Zahnbewegungen haben ein höheres Risiko zu rezidivieren als andere. Eine Darstellung dieser Zahnbewegungen und die Maßnahmen, die unternommen werden können, um dieses Rezidiv möglichst gering zu halten, werden in Kapitel 15 aufgezeigt.

Frontsegment

Der Hauptaspekt bezüglich der Stabilität nach kieferorthopädischer Behandlung ist die labiolinguale Position der unteren Schneidezähne. Es gibt Situationen, in denen eine Änderung der unteren Schneidezahnposition erwünscht ist und ein stabiles Ergebnis erreicht werden kann, aber es ist viel Erfahrung nötig, um diese Fälle zu Beginn richtig einschätzen und behandeln zu können. Die Autoren raten dazu, während der Behandlung die labiolinguale Position der unteren Schneidekanten beizubehalten. Zahnbewegungen des frontalen Segmentes aus der Zone der Weichgewebsbalance heraus führen höchstwahrscheinlich zu einer instabilen Situation. Die unteren Schneidezähne tendieren nach Herausnahme der Apparatur dazu, ihre ursprüngliche Achsenstellung wieder einzunehmen. Dies kann dann zu einem Wiedereintreten eines fehlerhaften Overjets und Overbites führen, es kann zu einem Engstand im Zahnbogen kommen, und die Fronten beider Zahnbögen können nach oral kippen und so zu einer Verkürzung des Zahnbogens führen. Eine korrekte Ausrichtung der unteren Schneidezähne muss daher gegebenenfalls mit Extraktion von Prämolaren, Retraktion der Eckzähne und Auflösung des Frontengstandes nach distal beseitigt werden.

Interinzisalwinkel

Der Interinzisalwinkel bei Klasse-I-Relation liegt normalerweise zwischen 130° und 135°. Es ist nicht immer möglich oder erwünscht, diesen Winkel zu erreichen. Dennoch ist die Wahrscheinlichkeit, dass sich der Overbite wieder vergrößert, umso größer, je größer der Interinzisalwinkel ist. Bei Extremfällen, in denen der vergrößerte Overjet durch Lingualkippung der oberen Frontzähne beseitigt wurde, führte dies zu einem traumatischen Overbite (Abb. 1.1).

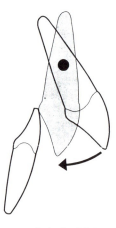

Abb. 1.1 Die therapeutische Reduktion dieses großen Overjets durch eine ausgeprägte Kippung der oberen Front kann zu einem traumatischen Overbite führen.

Bukkale Interkuspidation

Zum Ende einer Behandlung wird eine gute bukkale Interkuspidation angestrebt. Wenn die Höcker der Prämolaren und Molaren dann keine befriedigende Interkuspidation aufweisen, können okklusale Kräfte erneut Zahnbewegungen in beiden Zahnbögen hervorrufen. Dies kann zu einer Zunahme des Overjets oder zum Auftreten eines Engstandes führen. Behandlungspläne, die bei Vorliegen einer Neutralbisslage eine symmetrische Extraktion in beiden Zahnbögen vorsehen, führen zum Ende der Behandlung zu einer Klasse-I-Verzahnung im Seitenzahnbereich. In einigen Klasse-II,1-Fällen ohne Engstand im Unterkiefer ist es möglich, die Extraktion auf zwei obere Prämolaren zu beschränken. In diesen Fällen wird dann eine Klasse-II-Okklusion im Seitenzahnbereich angestrebt. Wenn eine gute Interkuspidation im Seitenzahnsegment vorliegt, ist eine Klasse-II-Molarenrelation ein akzeptables Behandlungsziel.

Weichgewebe

Die Position der Zähne steht in enger Beziehung zur Morphologie und Funktion der Weichgewebe. Gewisse Zungen- oder Lippenfehlfunktionen sind für das Rezidiv einer behandelten Malokklusion verantwortlich. Bei vielen Klasse-II,1-Fällen findet sich ein Zungenpressen, welches sich sekundär zum bereits bestehenden vergrößerten Overjet entwickelt hat. Wenn dieser korrigiert ist, hört das Zungenpressen auf. Es gibt aber auch einige Patienten mit einem sogenannten endogenen oder primären Zungenpressen, das nach orthodontischer Behandlung persistiert. Dieses Zungenpressen ist häufig assoziiert mit einem Sigmatismus frontalis sowie einem anterior offenen Biss, der sich bis in das bukkale Segment ausdehnt. Der Praktiker sollte dies erkennen und sich über die schlechte Prognose einer solchen Behandlung bewusst sein.

Persistierendes Fingerlutschen hat ebenfalls Auswirkungen auf die Zahnstellung: Häufig produziert es einen anterior offenen Biss, einen vergrößerten Overjet und einen posterioren Kreuzbiss.

Ziel der Behandlung, insbesondere der Klasse-II,1-Behandlung ist, die Position der oberen Front in Relation zur Unterlippe in der Weise zu verändern, dass die Zähne sich nicht mehr vor, sondern hinter der Unterlippe einstellen. Dies ist erreicht, wenn die Unterlippe vor den oberen Schneidezähnen zu liegen kommt und diese zumindest zu einem Drittel überlappt. Hier ist es besonders wichtig, sicherzustellen, dass der Overjet ausreichend reduziert wird, sodass die Unterlippe nicht wieder hinter die obere Front gelangen kann und so zum Rezidiv führen würde. Ein Behandlungsplan, der vorsieht den Overjet nur teilweise zu reduzieren, läuft Gefahr, ein instabiles Endresultat zu erreichen. Eine kleine Zahl von Patienten weist einen starken Unterlippentonus auf, was gut beim Sprechen oder Lachen beobachtet werden kann. Die Behandlung von Patienten mit diesem Lippenmuster ist sehr rezidivgefährdet, wenn bei Vorliegen einer Klasse-II,1-Okklusion versucht wird, den Overjet zu reduzieren.

Zahnbewegung mit festsitzenden Apparaturen

Nach einer kurzen Darstellung der Philosophie der Zahnbewegung ist es nun angebracht zu diskutieren, wie diese Behandlungsziele erreicht werden können. Ein Vergleich der verschiedenen möglichen orthodontischen Zahnbewegungen und ein Vergleich der Methoden der Kraftapplikationen, die möglich sind, um diese Zahnbewegungen zu erreichen, soll die Vorteile festsitzender Apparaturen aufzeigen. Mögliche Zahnbewegungen sind: Kippung, Aufrichtung, Torque, körperliche Bewegung und Rotation.

Kippung

Die Zahnkippung ist die einfachste Form der Zahnbewegung und kann durch die Anwendung einer einzelnen Kraft im Bereich der Zahnkrone erreicht werden. Der Zahn gibt unter dem Einfluss der Kraft im Bereich des geringsten Widerstandes nach. Es ist wichtig darauf hinzuweisen, dass der Drehpunkt des Zahns nicht im Bereich der Wurzelspitze liegt, sondern oberhalb davon im Bereich der Wurzel. Die Krone bewegt sich in Richtung der applizierten Kraft, und die Wurzel bewegt sich in entgegengesetzter Richtung (Abb. 1.2).

Viele Malokklusionen können allein mit Zahnkippungen nicht zufriedenstellend behandelt werden. Festsitzende Apparaturen sind zwar ebenfalls in der Lage, Zahnkippungen auszuführen, aber wenn ein Kraftpaar im Bereich der Krone appliziert wird, kann auch eine Kontrolle der Bewegung im Bereich der Wurzelspitze erreicht werden.

Aufrichtung und Torque

Wenn auf einen Zahn Kraft ausgeübt wird, bewegt er sich kippend, es sei denn, die Kippbewegung wird verhindert. Wenn jedoch eine torquende oder aufrichtende Kraft auf einen Zahn ausgeübt wird, wird die Kippung gleichzeitig verhindert und es kommt zu einer kontrollierten, einige Grad großen Bewegung der Wurzelspitze.

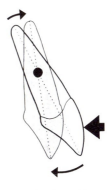

Abb. 1.2 Zahnkippung durch Applikation einer Kraft im Bereich der Zahnkrone.

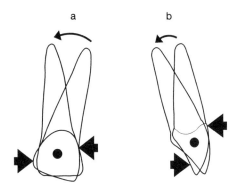

Abb. 1.3 **a** Aufrichtung; **b** Torque.

Wir definieren Aufrichtung als die beabsichtigte mesiale oder distale Bewegung der Wurzelspitze und Torque als die labiale oder linguale Bewegung der Wurzelspitze. Beide Bewegungen, Aufrichtung und Torque, benötigen ein Kräftepaar, das im Bereich der Krone ansetzt und dessen Drehpunkt selbst im Bereich der Krone liegt (Abb. 1.3).

Die Durchführung dieser Zahnbewegung ist schwierig, weil bei dieser Bewegung eine kontrollierte Wurzelbewegung erfolgen soll, der Kraftangriffspunkt jedoch in einiger Entfernung hierzu im Bereich der Krone liegt.

Körperliche Bewegung

Körperliche Zahnbewegung bedeutet eine gleichgroße Bewegung von Krone und Wurzel in dieselbe Richtung. Es ist nicht möglich, einen Zahn körperlich durch eine Kraftapplikation im Bereich der Krone zu bewegen, es sei denn, die Zahnkippung wird verhindert. Diese Zahnbewegung ist ebenfalls schwer zu erreichen und nur möglich durch eine festsitzende Apparatur, die so gestaltet ist, dass ein Kräftepaar im Bereich der Krone ansetzt, wodurch die Wurzel in gleicher Richtung wie die Krone bewegt wird (Abb. 1.4). Eine rein körperliche Zahnbewegung ist relativ leicht vorstellbar, sie kommt jedoch in der Realität selten vor. In der klinischen Praxis gibt es meist einige Grad Zahnkippung, und in einer zweiten Phase wird dann die Wurzelspitze korrekt ausgerichtet.

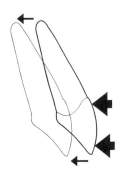

Abb. 1.4 Körperliche Zahnbewegung.

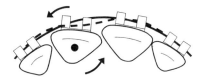

Abb. 1.5 Wird der Bogen in das Bracket des rotierten Zahns eingebunden, so entsteht ein Kraftpaar.

Rotation

Zentrische Rotationen benötigen ebenfalls ein Kräftepaar, das im Bereich der Zahnkrone angreift. Es gibt erhebliche mechanische Schwierigkeiten in der Anwendung eines effizienten Kraftpaares durch herausnehmbare Apparaturen. Mit einer festsitzenden Apparatur kann eine präzise Kontrolle der Rotation erreicht werden, insbesondere wenn breite Brackets verwendet werden (Abb. 1.5). Ein weiterer Vorteil in der Anwendung festsitzender Apparaturen zur Korrektur von Rotationen ist, dass zahlreiche Fehlstellungen im Bereich der Wurzel, die häufig mit rotierten Zähnen einhergehen, gleichzeitig korrigiert werden können.

Spezielle Indikationen für die Anwendung festsitzender Apparaturen

Ausgeprägte Zahnfehlstellungen

Wenn Krone oder Wurzel des Zahns in deutlicher Fehlstellung zum Zahnbogen stehen, insbesondere wenn Bewegungen in vertikaler und horizontaler Richtung benötigt werden, ist die Anwendung festsitzender Apparaturen unumgänglich. In solchen Fällen ist die Zahnkrone unzugänglich für die Bewegungselemente herausnehmbarer Apparaturen. Wenn jedoch beispielsweise ein Attachment an einem verlagerten Zahn angebracht wird, ist die Möglichkeit gegeben, geeignete Kräfte anzuwenden (Tafel **1**).

Behandlung des unteren Zahnbogens

Herausnehmbare Apparaturen werden selten angewendet, um Zahnbewegungen im Zahnbogen des Unterkiefers durchzuführen. Sie sind sperrig, haben wenig Retention und die Bewegungselemente sind dadurch oft uneffektiv. Festsitzende Apparaturen bieten dagegen bessere Möglichkeiten für Zahnbewegungen im Unterkiefer (Tafel **2**).

Lückenschluss

Wenn eine festsitzende Apparatur angewendet wird, können sowohl apikale als auch koronale Korrekturen erreicht werden. Solch eine körperliche Zahnbewegung ist anzuraten für eine Behandlung, in denen Engstände durch Extraktionen behandelt werden sollen oder bei denen Nichtanlagen vorliegen. Der Lückenschluss sollte so durchgeführt werden, dass am Ende der Behandlung die Wurzeln der Zähne parallel zueinander stehen. Dies ist ein wichtiges Ziel der kieferorthopädischen Therapie, das später detailliert besprochen werden soll (Kapitel 15).

Schneidezahnbeziehung

In einer Klasse-II,1-Malokklusion ist die Reduktion des Overjets erforderlich. Eine gewisse Kippung der Oberkieferfront nach palatinal mag zuweilen akzeptabel sein, wenn aber eine Diskrepanz in anteroposteriorer Richtung vorliegt, ist eine körperliche Palatinalbewegung der Oberkieferfront erforderlich.

Festsitzende Apparaturen haben den Vorteil, dass man mit ihnen die Möglichkeit hat, die Bewegung der Wurzelspitze zu kontrollieren, um so eine Overjetreduktion durchführen zu können, ohne die Zähne zu kippen (Tafel **3**). Dadurch kann eine zufrieden stellende Schneidezahnrelation erreicht werden. Viele Klasse-II,2-Schneidezahnbeziehungen und bimaxilläre Schneidezahnproklinationen können nur mit festsitzenden Geräten korrigiert werden, weil es nur so möglich ist, die Position der Wurzelspitze sowohl der oberen als auch der unteren Schneidezähne zu verändern und so einen akzeptablen Interinzisalwinkel zu erreichen. Solche Fälle sollten nur von denjenigen behandelt werden, die über ausreichende Erfahrungen mit festsitzenden Apparaturen verfügen.

Multiple Zahnbewegungen

Festsitzende Geräte ermöglichen zeitgleiche Zahnbewegungen von mehreren Zähnen oder Zahngruppen in beiden Kiefern. Zeitgleiche Kipp- und Rotationsbewegungen sowie Bewegungen der Wurzelspitze sind möglich, und intramaxilläre, intermaxilläre und extraorale Kräfte können effizient angewendet werden. Wenn auch die festsitzenden Geräte in der Lage sind, diese komplexen Zahnbewegungen auszuführen, so ist es doch essenziell, dass der Behandler mit großer Sorgfalt die Apparatur und die durch sie ausgeübten Kräfte kontrolliert.

Literatur

Proffit, W. R. (1993). *Contemporary Orthodontics*. 2nd edn., Mosby, St. Louis.

Weiterführende Literatur

Addy, M. *et al.* (1988). The association between tooth irregularity and plaque accumulation, gingivitis, and caries in 11 – 12-year-old children. *European Journal of Orthodontics*, 10, 76 – 83.

Ainamo, J. (1972). Relationship between malalignment of the teeth and periodontal disease. *Scandinavian Journal of Dental Research*, 80, 104 – 10.

Artun, J., Hollender, L. G. and Truelove, E. L. (1992). Relationship between orthodontic treatment, condylar position, and internal derangement in the temporomandibular joint. *American Journal of Orthodontics and Dentofacial Orthopedics*, 101, 48 – 53.

Behrents, R. G. and White, R. A. (1992). TMJ research: responsibility and risk. *American Journal of Orthodontics and Dentofacial Orthopedics*, 101, 1 – 3.

Booth-Mason, S. and Birnie, D. (1988). Penetrating eye injury from orthodontic headgear – a case report. *European Journal of Orthodontics*, 10, 111 – 4.

Levander, E. and Malmgren, O. (1988). Evaluation of the risk of root resorption during orthodontic treatment: a study of upper inicisors. *European Journal of Orthodontics*, 10, 30 – 8.

Little, R. M. (1990). Stability and relapse of dental arch alignment. *British Journal of Orthodontics*, 17, 235 – 41.

Mills, J. R. E. (1968). The stability of the lower labial segment, *Dental Practitioner*, 18, 293 – 305.

Ogaard, B., Rolla, G. and Arends J. (1988). Orthodontic applicances and enamel demineralization. Part 1. Lesion development. *American Journal of Orthodontics and Dentofacial Orthopedics*, 94, 68 – 73.

Ogaard, B. *et al.* (1988). Orthodontic applicances and enamel demineralization. Part 2. Prevention and treatment of lesions. *American Journal of Orthodontics and Dentofacial Orthopedics*, 94, 123 – 8.

Sadowsky, C. (1992). The risk of orthodontic treatment for producing temporomandibular joint disorders: a literature review. *American Journal of Orthodontics and Dentofacial Orthopedics*, 101, 79 – 83.

Shaw, W. C. *et al.* (1985). The influence of dentofacial appearance on the social attractiveness of young adults. *American Journal of Orthodontics*, 87, 21 – 6.

Shaw, W. C. *et al.* (1991). Quality control in orthodontics: risk benefit considerations. *British Dental Journal*, 170, 33 – 7.

Shaw, W. C. *et al.* (1991). Quality control in orthodontics: indices of treatment need and treatment standards. *British Dental Journal*, 170, 107 – 12.

2 Verankerung

Der Begriff Verankerung führt häufig zu Verwirrungen und fördert nicht unbedingt das Verständnis für die Mechanik kieferorthopädischer Apparaturen. Die Grundlagen sind nicht schwer zu verstehen, müssen aber für die gezielte Anwendung festsitzender Apparaturen verinnerlicht werden.

Die kieferorthopädische Behandlung überträgt Kräfte in den Bereich der Zahnkrone. Dies geschieht durch aktive Elemente, beispielsweise Federn, Bögen oder Elastics. Diese Elemente üben Kraft in eine Richtung aus und eine gleich große Kraft in die Gegenrichtung. Dies wird ausgedrückt im dritten Newtonschen Gesetz: „Jede Kraft führt zu einer gleich großen und entgegengerichtet wirkenden Kraft."

Die Kraft, die benötigt wird, um einen Zahn zu bewegen, führt also zu einer gleich großen, entgegengerichtet wirkenden Kraft. Aktive kieferorthopädische Apparaturen, egal ob herausnehmbar oder festsitzend, üben Kräfte gegen einen Widerstand aus. In der Kieferorthopädie werden diejenigen Strukturen, die der entgegengerichteten Kraft Widerstand leisten, als Verankerung bezeichnet. Sie kann resultieren aus intraoralen oder extraoralen Quellen. Im Rahmen einer kieferorthopädischen Behandlung müssen diese entgegengesetzten Kräfte im Sinne der gewünschten Zahnbewegung genutzt werden.

Im einfachsten Fall ist das Ziel, eine maximale Kraftausnutzung für die zu bewegenden Zähne zu erreichen und keine Bewegung in den Strukturen zu haben, die die Verankerung darstellen.

Im klinischen Alltag, und hier insbesondere dann, wenn die Verankerung durch intraorale Kräfte hervorgerufen wird, muss davon ausgegangen werden, dass es auch im Verankerungsbereich zu Bewegung kommt. Dies nennt man Verankerungsverlust.

Von einer absolut starren intraoralen Verankerung kann man nicht ausgehen. Besser geeignet ist ein Modell, das besagt, dass eine Zahngruppe relativ leicht bewegt und eine andere relativ starr verankert werden kann.

Zahnbewegung und Verankerung müssen in allen drei Ebenen des Raumes betrachtet werden. Wenn eine Apparatur eingegliedert wird, um eine notwendige Zahnbewegung durchzuführen, ist der Behandler aufgefordert, die entgegengerichtet wirkenden Kräfte zu kontrollieren. Diese Kontrolle nennt man Verankerungsmanagement, ohne das kein ideales Behandlungergebnis erreicht werden.

Verankerungswert

In jeder Situation, in der eine Kraft appliziert werden soll, muss Folgendes festgelegt werden:

- Welcher Zahn soll bewegt werden?
- Was ist die aktive Komponente, die die Kraft appliziert?
- Woraus besteht die Verankerung, die der entgegengesetzt gerichteten Kraft widersteht?

Von grundlegender Bedeutung ist die Tatsache, dass die Kräfte, die die Zahnbewegung auslösen, auf die Verankerung eine gleichgroße und entgegengerichtet wirkende Kraft ausüben.

Eine wirksame Verankerung ist dadurch gekennzeichnet, dass sie einer Bewegung widersteht.

In Fällen mit extraoraler Verankerung kann der zur Verfügung stehende Verankerungswert theoretisch unbegrenzt sein. Die klinische Anwendung von extraoralen Verankerungen wird in Kapitel 9 beschrieben.

Eine intraorale Verankerung, wie sie in der Mehrzahl der Fälle angewendet wird, weist nur einen begrenzten Verankerungswert auf. Ein ankylosierter Zahn oder ein Implantat stellt eine unbewegliche Verankerung dar. Wenn jedoch gesunde Zähne zur Verankerung herangezogen werden, muss mit einem gewissen Verankerungsverlust gerechnet werden. Das Ausmaß, mit dem eine intraorale Verankerung einer einwirkenden Kraft Widerstand leistet, nennt man den Verankerungswert.

Die grundlegenden Faktoren, die Einfluss auf den Verankerungswert haben, sind:

- die Größe der Kraft, der ein Widerstand entgegengesetzt werden muss
- die Druckverteilung im parodontalen Bandapparat
- die Morphologie der Zahnwurzel
- der zur Verfügung stehende Platz
- benachbarte Strukturen.

Kraftgröße und Verankerungswert

Bereits geringe Kräfte können eine Zahnbewegung verursachen. Starke Kräfte können im Gegensatz dazu jedoch zu einer verminderten Zahnbewegung führen und bergen zusätzlich das Risiko Schädigungen an Zähnen und Zahnhalteapparat zu verursachen. Das Konzept der physiologischen Kraft beschreibt eine maximale Zahnbewegung, bei geringstmöglichem Risiko der Schädigungen von Zahn und Zahnhalteapparat.

Abb. 2.1 stellt das Verhältnis von Kraftgröße und Zahnbewegung grafisch dar. Zunächst führt eine Zunahme der Kraft auch zu einer Zunahme der Geschwindigkeit der Zahnbewegung; jenseits des optimalen Verhältnisses zwischen Kraft und Geschwindigkeit der Zahnbewegung verhalten sich beide Größen nicht mehr proportional zueinander. Nimmt die Kraft jenseits dieses optimalen Verhältnisses noch weiter zu, führt dies nicht zu einer Zunahme der Geschwindigkeit der Zahnbewegung. Zusätzlich erhöht sich in diesem Bereich das Risiko für Schädigungen an Zahn und Zahnhalteapparat.

Proffit schlägt für verschiedene Zahnbewegungen folgende Kräfte vor:

Bewegung	Kraft in g/Zahn
Kippung	50 – 75
Körperliche Bewegung	100 – 150
Aufrichtung	75 – 125
Rotation	50 – 75
Extrusion	50 – 75
Intrusion	15 – 25

Der entscheidende Faktor für eine Zahnbewegung ist nicht die absolute Kraftgröße, sondern der Druck, d. h. die Kraft pro Fläche, die auf das Parodontium wirkt. Die Größe der Wurzeloberfläche ist daher das entscheidende Maß für die anzuwendende Kraft. Eine gegebene Kraft mag ausreichend sein, um bei einem Zahn mit einer kleinen Wurzeloberfläche eine zelluläre Reaktion auszulösen; die gleiche Kraft ist jedoch nicht ausreichend, um bei einem Zahn mit einer großen Wurzeloberfläche eine Zahnbe-

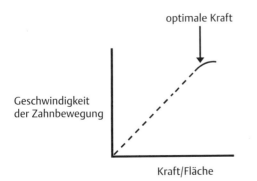

Abb. 2.1 Theoretisches Verhältnis zwischen applizierter Kraft und Geschwindigkeit der Zahnbewegung.

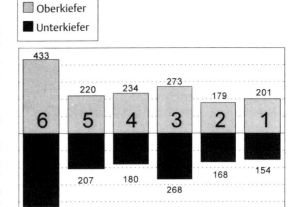

Abb. 2.2 Wurzeloberfläche in mm² (nach Jepsen 1963).

wegung auszulösen. Durchschnittswerte für Wurzeloberflächen sind in Abb. 2.2 dargestellt.

Die Kraft, die optimal ist für die Bewegung eines unteren Schneidezahns, ist zu gering für die Bewegung eines Molaren. Die Geschwindigkeit der Bewegung eines unteren Schneidezahns kann maximal sein, während dieselbe Kraft bei einem Molaren nicht ausreichend sein kann, um überhaupt eine Bewegung zu verursachen, oder sie bewirkt nur eine sehr langsame Bewegung.

In Fällen maximaler Verankerung muss die Kraft auf die zu bewegende Zahngruppe möglichst gering gehalten werde. Wenn jedoch gewünscht ist, den Zahn in seiner maximalen Geschwindigkeit zu bewegen, ist eine Kraft im optimalen Bereich, wie in Abb. 2.1 dargestellt, erforderlich.

Dieses Konzept stellt das erste Prinzip der kieferorthopädischen Verankerung dar. Ein Zahn mit einer großen Wurzeloberfläche hat einen größeren Verankerungswert als ein Zahn mit einer kleinen Oberfläche. In ähnlicher Weise ist auch der Verankerungswert einer Zahngruppe mit einer großen Wurzeloberfläche größer als derjenige einer Gruppe von Zähnen mit einer insgesamt kleineren Wurzeloberfläche.

In der Praxis ist es unmöglich, anhand der Wurzeloberfläche den präzisen Verankerungswert von Zähnen zu bestimmen. Dennoch soll in Abb. 2.2 eine Orientierung über die Größe der Wurzeloberflächen einzelner Zähne gegeben werden. Es muss darauf hingewiesen werden, dass diejenige Wurzeloberfläche maßgebend ist, die von Alveolarknochen umgeben ist. Zähne mit parodontaler Vorschädigung, wie sie bei Erwachsenen angetroffen werden können, liefern eine geringere Verankerung. Auf Grund der konischen Wurzelform führt parodontaler Knochenverlust zu einer überproportional hohen Reduzierung des Verankerungswertes. In gleicher Weise haben Zähne mit einer verkürzten Wurzel einen geringeren Verankerungswert.

Wenn Kräfte mit einer höheren als der optimalen Kraft angewendet werden, reduziert sich die Geschwindigkeit der Zahnbewegung (Abb. 2.1). Diese hohen Kräfte verursachen eher unterminierende als direkte Resorptionen des Alveolarknochens und die Zahnbewegung ist langsam und unstetig. Es versteht sich von selbst, dass höhere Kräfte auch die Verankerung stärker belasten. Zu hohe Kräfte sollten vermieden werden, da sie Zähne und Zahnhalteapparat schädigen können und unnötige Schmerzen verursachen.

Druckverteilung und Verankerungsverlust

Der Verankerungswert ist in erheblichem Maße abhängig von der Druckverteilung im parodontalen Bandapparat. Die Druckverteilung ändert sich bei der Anwendung von komplexen Kraftsystemen. Sie ist beispielsweise bei Anwendung einer Einzelkraft anders als bei Anwendung eines Kraftpaares. Trifft eine Kraft von geeigneter Größe in einem bestimmten Winkel auf den Zahn und steht kein anderes Hindernis der Zahnbewegung im Weg, wird dieser Zahn entgegen der Richtung der applizierten Kraft kippen (Abb. 2.3a). Dies erfolgt relativ schnell und benötigt nur eine geringe Kraft.

In Abb. 2.3b ist ein Zahn dargestellt, bei dem die Zahnkippung verhindert und eine körperliche Bewegung ausgeführt wird. Um letztere zu erreichen, muss zusätzlich zu der einzelnen kippenden Kraft noch eine zweite Kraft angewendet werden, sodass ein **Kraftpaar** auf den Zahn wirkt.

Zwei Grundsätze sind festzuhalten:

- Eine körperliche Bewegung benötigt ein Kraftpaar. Die hierfür nötige Kraft ist größer als die Kraft für eine Zahnkippung.
- Die Bewegung der Zahnkrone erfolgt langsamer, wenn der Zahn körperlich bewegt wird.

Das zweite Prinzip der Verankerung besagt, dass bei einer kippenden Zahnbewegung weniger Verankerung benötigt wird als bei einer körperlichen Zahnbewegung, bei der ein Kraftpaar Anwendung findet.

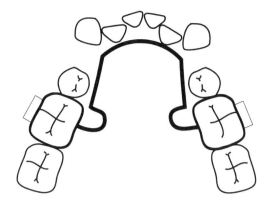

Abb. 2.**4** Der Lingualbogen verhindert die Bewegung der Molaren.

Palatinal- und Lingualbögen können Zahnkippungen an den Zähnen verhindern, an denen sie befestigt sind, und so zur Verbesserung der Verankerung beitragen (Abb. 2.**4**). Sie sollten aus relativ starrem Draht hergestellt sein (Durchmesser mindestens 0,9 mm) und besser an Bänder gelötet als herausnehmbar sein. Das Ausmaß der Verstärkung der Verankerung hängt von deren Starrheit ab. Bögen dieser Art verteilen die Kraft, der ein Widerstand entgegengesetzt werden muss. Sie führen zu einer beachtlichen Verstärkung der Verankerung und verhindern Zahnkippungen, Rotationen und Änderungen der Zahnbogenbreite.

Die Auswirkungen der Kräfte in verschiedenen Richtungen sind auf Grund der komplizierten Kraftverteilung im parodontalen Bandapparat nicht immer unmittelbar erkennbar. Insbesondere bei Extrusionen, Rotationen und Intrusionen scheinen bezüglich der Kraftverteilung spezielle Gesetzmäßigkeiten zu herrschen.

Es ist in der Praxis nicht immer leicht, beispielsweise eine reine Extrusion oder Rotation ohne eine unerwünschte Zahnkippung zu erreichen; dies ist wahrscheinlich der Faktor, der die optimale Kraftbestimmung beeinflusst und aus dem der Widerstand bei der Zahnbewegung resultiert.

Bei der Intrusion wirkt die größte Kraft im Bereich der Wurzelspitze, also auf einer sehr schmalen Fläche. Aus diesem Grund sollen für Intrusionen nur sehr geringe Kräfte angewendet werden. Den Kraftvektor exakt in Richtung der Zahnlängsachse verlaufen zu lassen, ist in der Praxis nur schwer zu erreichen.

Wurzelmorphologie und Verankerungswert

Die Wurzelmorphologie der Zähne hat einen erheblichen Einfluss auf die Druckverteilung im parodontalen Bandapparat. Die relativ schmalen Wurzeln einiger Zähne haben einen bedeutenden Einfluss auf deren Verankerungswert. Die Wurzeln der unteren Schneidezähne sind beispielsweise mesiodistal schmaler als bukkolingual. Deshalb bieten sie weniger Widerstand gegen lingual oder labial gerichtete Kippkräfte als gegen Kräfte, die entlang

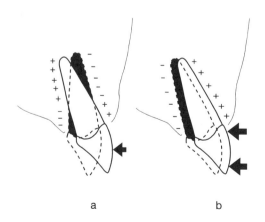

Abb. 2.**3** **a** Eine einzelne Kraft von geringer Größe führt zu einer Zahnkippung, wenn keine anderen Maßnahmen getroffen werden. **b** Eine körperliche Bewegung benötigt ein Kraftpaar und insgesamt eine höhere Kraft, als dies bei der Kippbewegung erforderlich ist. Die mit + bezeichneten Stellen bewirken eine Knochenapposition, die mit − bezeichneten Stellen eine Knochenresorption.

des Zahnbogens wirken. Molaren hingegen, mit ihrer großen Wurzeloberfläche, haben einen großen Verankerungswert.

Platzangebot und Verankerungswert

Unter der Voraussetzung, dass Zähne die intraorale Verankerung darstellen, wird das Ausmaß der Verankerung dadurch bestimmt, wie weit in der jeweiligen Situation eine Vorwanderung von Seitenzähnen zugelassen werden kann, ohne dass der Platz für die Ausrichtung anderer Zähne eingeschränkt wird. Dies bedeutet, dass Zähne, die unter reziproker Krafteinwirkung eine beträchtliche Distanz vorwandern dürfen, einen größeren Verankerungswert besitzen als diejenigen, die nur geringfügig vorwandern dürfen. Insofern gibt es einen Zusammenhang zwischen Verankerungswert und der Größe des zur Verfügung stehenden Platzes. In einigen Fällen ist es erforderlich, Zähne zu extrahieren, um zusätzliche Verankerung bereitzustellen.

Verankerungsmanagement bedeutet: Festlegung der Art der Zahnbewegung, der Größe der Zahnbewegung und der benötigten Kraft. Eine insuffiziente Verankerung führt zu Engstand oder einem Kompromiss bei der geplanten Zahnbewegung. Es soll daran erinnert werden, dass auch ohne die Anwendung reziproker Kräfte eine Tendenz zum Mesialdrift und zur Vorwanderung der Seitenzähne besteht, wenn ein Engstand vorliegt.

Benachbarte Strukturen und Verankerungswert

Die Qualität des den Zahn umgebenden Alveolarknochens hat Einfluss auf den Verankerungswert des betreffenden Zahns. Die Zähne bewegen sich schneller und die Bewegung benötigt geringere Kräfte, wenn die Höhe des Alveolarknochens reduziert ist. Mit anderen Worten: die Bewegung eines Zahns durch einen höhenreduzierten Knochen erfolgt schneller. Wenn jedoch die Wurzel des Zahns in Kontakt mit der Kompakta des Knochens kommt, führt dies zu einer reduzierten Geschwindigkeit der Zahnbewegung. Dann besteht die Gefahr, dass durch die Anwendung höherer Kräfte initiale Wurzelresorptionen ausgelöst werden. Bei der Intrusion von unteren Schneidezähnen kann es vorkommen, dass deren Wurzeln an die Kompakta stoßen. Untere Schneidezähne bieten aus diesem Grund häufig größeren Widerstand gegen intrusive Kräfte.

Benachbarte Zähne, sowohl durchgebrochene als auch noch nicht durchgebrochene, können in Abhängigkeit von der Kraft, die auf die Verankerung wirkt, diese noch zusätzlich verstärken. Knocheneinbrüche, beispielsweise nach kurz zuvor erfolgter Zahnextraktion, können den Wert der Verankerung negativ beeinflussen. Andererseits kann es nach einer traumatischen Extraktion zu Knochenverdichtungen im Bereich der Extraktionsalveole kommen, wodurch ein Zahn dann nur schwer zu bewegen ist.

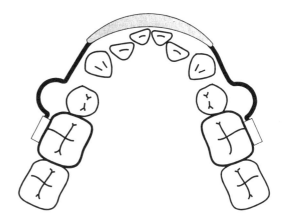

Abb. 2.5 Ein Lip-Bumper verhindert die Vorwanderung der unteren Molaren.

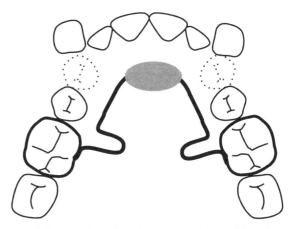

Abb. 2.6 Ein Palatinalbügel mit einem Kunststoffknopf verhindert die Vorwanderung der Molaren.

Letztendlich hat auch die Morphologie und die Aktivität der Weichgewebe Einfluss auf den Verankerungswert. Im Vergleich zu den Kräften, die durch eine Apparatur ausgelöst werden, sind Kräfte, die durch Weichgewebe ausgelöst werden, gering, können aber in einigen Situationen von Bedeutung sein. Ein Lip-Bumper überträgt die durch die Unterlippe ausgeübte Kraft auf die Molaren und verstärkt somit deren Verankerung (Abb. 2.5).

Ein Palatinalbügel kann mit einem Kunststoffknopf versehen werden, der die anteriore Gaumenschleimhaut berührt. Dieser Kunststoffknopf führt zur Verstärkung der Verankerung in anteriorer Richtung (Abb. 2.6).

Verankerungsmanagement

Verankerungsmanagement bedeutet, eine geeignete Verankerung bereitzustellen, die die gewünschte Zahnbewegung ermöglicht. Bei verschiedenen Behandlungsfällen und in verschiedenen Phasen einer Behandlung kann diese Verankerung variieren. Der Widerstand einer Zahngruppe gegen eine andere muss so ausbalanciert werden, dass am Ende der Behandlung die gewünschte Zahnposition erreicht wird.

Häufig ist es schwierig, in Fällen mit Engstand und großen erforderlichen Zahnbewegungen, zu Beginn der Behandlung eine ausreichende Verankerung zu ermöglichen. Aber auch bei Patienten mit Platzüberschuss muss die Frage nach der erforderlichen Verankerung beantwortet werden. Die meisten Zahnfehlstellungen liegen zwischen diesen beiden Extremen.

Wenn der Kieferorthopäde das bestmögliche Behandlungsresultat erreichen möchte, ist es erforderlich, in einigen Situationen die Verankerung zu maximieren. In anderen Situationen kann man bewusst einen Verankerungsverlust zulassen.

Dabei die geeignete Balance zu finden, ist ein zentraler Punkt im intraoralen Verankerungsmanagement und steht in engem Zusammenhang mit dem Verankerungswert.

Kontrolle der Verankerung

Um die Verankerung zu verstärken, müssen Zähne, die die Verankerungseinheit darstellen, der auf sie einwirkenden Kraft einen größeren Widerstand entgegensetzen. Hierfür gibt es eine Reihe von Möglichkeiten:

- Beziehe so viele Zähne wie möglich in die Verankerungseinheit ein. Zusätzliche Zähne vergrößern die Wurzeloberfläche, über die sich dann die einwirkende Kraft verteilt. Die Verankerungseinheit als Ganzes befindet sich dann weiter unten auf der in Abb 2.**7** dargestellten Kurve. In der Praxis ist es eine gebräuchliche Methode, die zweiten bleibenden Molaren zusätzlich zu den ersten Molaren mit in die Verankerungseinheit einzubeziehen, um den Verankerungswert zu erhöhen. Abgesehen davon ist es sinnvoll, die Zahl der zu bewegenden Zähne möglichst gering zu halten. Das Entscheidende ist das Verhältnis zwischen Verankerungseinheit und der Gruppe der zu bewegenden Zähne. Wenn die Wurzeloberflächen annähernd gleich groß sind, liegen beide Zahngruppen im gleichen Bereich auf der dargestellten Kurve. Steht der Zahnbewegung nichts entgegen, dann bewegen sich beide Zahngruppen mit gleicher Geschwindigkeit aufeinander zu. Ist es nötig, die Bewegung der Verankerungseinheit zu verhindern, liegt die Position der Verankerungseinheit weiter unten auf der dargestellten Kurve. Dies kann man durch die Vergrößerung der Wurzeloberfläche erreichen.
- Verwende Verankerungsbiegungen. Die Verankerungsbiegung besteht aus einem Knick in der horizontalen Ebene, der etwa 2–3 mm anterior des Molarenröhrchens angebracht wird (Abb. 2.**8**). Die Wirkung dieser Biegung ist folgende:
  - Durch ein Kraftpaar entsteht eine Distalkippung des Molaren. Dies führt zur Verstärkung der Verankerung gegenüber mesial gerichteten Kräften. Diese Verankerungsbiegung muss nicht groß sein und soll keine ausgeprägte Distalkippung des Molaren verursachen. Im Allgemeinen gilt in Situationen, in denen der Molar korrekt steht, eine Biegung von 30° als ausreichend.
  - Eine extrusive Kraft wirkt auf den Molaren und eine reziproke intrusive Kraft auf die Schneidezähne. Diese Tendenz zur Extrusion der Molaren wird in der Regel durch die Kaukräfte abgefangen. Denoch kann es zu einer unerwünschten Zunahme des Interbasiswinkels kommen.
  - Eine Intrusionskraft wirkt auf die Schneidezähne und führt zu einer Reduktion des Overbites. Wenn diese Intrusionskraft nicht exakt in Richtung der Längsachse der Schneidezähne verläuft, kommt es zu einer Kippung der Zähne. In einigen Situationen ist die Intrusion der Schneidezähne unerwünscht. Dann muss die Vergrößerung des Verankerungswertes durch andere Maßnahmen als die beschriebene Verankerungsbiegung erfolgen, oder die einwirkenden Intrusionskräfte müssen durch andere Maßnahmen abgefangen werden.
- Beachte den entstehenden Druck im parodontalen Bandapparat. Wenn die Zähne, die die Verankerungseinheit darstellen, nicht kippen können, so vergrößert sich ihr Verankerungswert. Das Verhältnis der Verankerungseinheit zu der durchzuführenden Zahnbewegung muss gut überlegt werden. Wenn auf die zu bewegende Zahngruppe ein Kraftpaar einwirkt und eine schwierige körperliche Zahnbewegung angestrebt wird, sind die Anforderungen an die Verankerung wesentlich größer als bei einer Situation, bei der die zu bewegende Zahngruppe kippen darf. Unter diesen Umständen müssen Überlegungen bezüglich der relativen Wurzeloberfläche angestellt werden. Dieser Faktor verliert jedoch an Bedeutung, wenn beide Zahngruppen der gleichen Kraftverteilung im Parodontium ausgesetzt sind.
- Halte die Kraft für die gewünschte Zahnbewegung so gering wie nötig. Kräfte oberhalb des optimalen Bereiches strapazieren die Verankerung unnötig, und die Position der Verankerung liegt dann in der dargestellten Kurve weiter oben. Im klinischen Alltag zeigt sich, dass mit einer Zunahme der Kraft die Wahrscheinlichkeit größer wird, dass ein Verankerungsverlust eintritt. Man ist daher besser beraten, wenn man jeweils die geringstnötige Kraft anwendet, um die gewünschte Zahnbewegung zu erreichen.
- Verstärke die intraorale Verankerung durch extraorale Kräfte.
- Verwende einen Palatinal- oder Lingualbogen, um Kippungen, Rotationen und Veränderungen im Bereich der Zahnbogenbreite zu vermeiden.
- Verwende intermaxilläre Kräfte. Diese übertragen die Kraft von einem Zahnbogen auf den gegenüberliegenden Zahnbogen. Diese Kräfte werden meist durch elastische Gummiringe übertragen. So kann der Unterkieferzahnbogen zur Verstärkung der Verankerung von Zähnen im Oberkieferzahnbogen beitragen oder umgekehrt. Die Verankerungsba-

lance hängt ab von den jeweiligen Verankerungswerten in den Kiefern.
- Verwende einen Lip-Bumper im Unterkieferzahnbogen, um zusätzliche Verankerung aus der Lippenmuskulatur zu gewinnen.
- Plane deine Verankerung sorgfältig. In einigen Edgewise-Techniken werden die Zähne zunächst so ausgerichtet, dass sie die bestmögliche Verankerung darstellen, dies gilt im Besonderen für die Molaren. Die Zähne werden zur Verstärkung der Verankerung distal gekippt, und im Unterkieferzahnbogen werden die Molarenwurzeln in die bukkale Kortikalis bewegt. Wenn die Verankerungszähne in der gewünschten Position sind, müssen diese mit Vierkantbögen dort gehalten werden. In dieser Situation haben distal gekippte Molaren einen hohen Verankerungswert gegenüber mesial gerichteten Kräften. Diese Situation wird auch als „Zeltpflockprinzip" beschrieben. Zusätzlich erhöht der Kontakt der Wurzeln mit der Kortikalis noch die Verankerung. Eine derartige Vorbereitung der Verankerung ist heute aus einer Reihe von Gründen meist nicht mehr erforderlich. Der Hauptgrund hierfür liegt in der Anwendung leichter Kräfte und nur geringer Zugkräfte auf die Verankerung. Dennoch wurden diese Verankerungsmöglichkeiten beschrieben, um die zugrunde liegenden Prinzipien zu illustrieren.

In einigen Situationen ist es erforderlich, jegliche Bewegung der Verankerungseinheit zu verhindern. In diesen Fällen muss die Verwendung einer extraoralen Verankerung zusätzlich zu den oben genannten Möglichkeiten erwogen werden. In anderen Situationen mag es ausreichen, nur intraorale Verankerungen anzuwenden, um das gewünschte Behandlungsergebnis zu erreichen. Das Prinzip ist, die Balance herzustellen zwischen der Zahngruppe, die die Verankerung darstellt und der Zahngruppe, die bewegt werden soll. Man nennt es auch das Prinzip der **differenzierten Kräfte** (nach P. R. Begg). Dieses Konzept beinhaltet, dass leichte Kräfte angewendet werden, deren Wirkung auf verschiedene Zahngruppen jedoch sorgfältig kontrolliert werden muss.

Verankerung, Bögen und Brackets

Das Bracketslot der Edgewise-Brackets ist relativ breit, sodass verglichen mit den Begg-Brackets der Bogen relativ wenig Spiel im Bracket hat. Die Beziehung zwischen Bogen und Bracket hat nachhaltigen Einfluss auf die Zahnbewegung. Je dicker der Bogen ist, um so schwerer sind Kippungen möglich. Rundbögen mit einem kleinen Durchmesser lassen in einem Vierkantslot viel Bewegung zwischen Bracket und Bogen zu. Dieser Spielraum ermöglicht dem Zahn eine Kippung, sowohl in mesiodistaler als auch in bukkolingualer Richtung. Je stärker der Bogen das Slot ausfüllt, um so stärker werden Kippungen vermieden. Finden Vierkantbögen Verwendung, so ist das Spiel zwischen Bogen und Bracket stärker eingeschränkt. Eine starke Einschränkung des Spiels erfordert jedoch auch höhere Kräfte und belastet dadurch stärker die Verankerung. Allgemein stellen Edgewise-Apparaturen höhere Anforderungen an die Verankerung als Begg-Apparaturen, dadurch ist auch in der Edgewise-Technik häufiger eine extraorale Verankerung nötig. Ebenso erfordert die körperliche Bewegung in der Edgewise-Technik eine höhere Verankerung, als dies bei der erst kippenden und dann wieder aufrichtenden Zahnbewegung der Begg-Technik der Fall ist.

Verankerungsplanung

Ziel der kieferorthopädischen Behandlung ist, die Zähne in die gewünschte Position zu führen. Dafür muss ausreichend Platz zur Verfügung stehen, und es sollte stets beachtet werden, dass gleich große und entgegengerichtet wirkende Kräfte entstehen. Die Kräfte für die erforderliche Zahnbewegung üben auch eine Kraft auf die Verankerung aus. Die Verankerung stammt aus intraoralen oder extraoralen Quellen oder auch aus einer Kombination von beiden. Ist der Gesamtwert der Verankerung nicht ausreichend, dann ist es nicht möglich, am Ende der Behandlung die gewünschte Zahnposition zu erreichen. Der Behandler muss sich vor Beginn der Behandlung über das Verankerungsgleichgewicht im Klaren sein. In vielen Fällen bestimmt dies, ob eine Extraktion erforderlich ist oder ob die Behandlung ohne Extraktion durchgeführt werden kann.

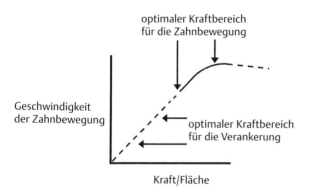

Abb. 2.7 Bei Zunahme der Wurzeloberfläche der Verankerungseinheit nimmt die Kraft pro Fläche ab.

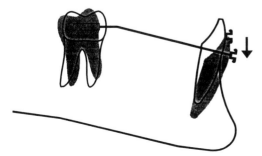

Abb. 2.8 Wirkung der Verankerungsbiegung.

Je näher im Zentrum des Engstandes extrahiert wird, desto geringer ist der Verankerungsbedarf. Extraorale Kräfte haben den Vorteil, dass sie theoretisch ein unbegrenztes Verankerungspotenzial bieten, eine gute Patientenkooperation vorausgesetzt. Der Nachteil ist, dass sie auf Grund ihres Aussehens und aus Gründen des Komforts bei den Patienten relativ unbeliebt sind. Eine rein intraorale Verankerung ist aus Sicht des Patienten angenehmer, aber in ihren Möglichkeiten begrenzt. In der Praxis ist es unmöglich, den Wert einer intraoralen Verankerung exakt zu bestimmen, bei einer komplexen Apparatur können somit keine genau definierten Kraftgrößen eingesetzt werden. Unter Berücksichtigung dieser Unsicherheitsfaktoren ist es ratsam, die folgenden Richtlinien bei der Planung der Verankerung zu berücksichtigen:

- Lege die Anforderungen an die Verankerung fest bevor die festsitzende Apparatur eingesetzt wird. Diese Anforderungen hängen ab von dem zur Verfügung stehenden Platz und den beabsichtigten Zahnbewegungen. Kippende Zahnbewegungen stellen mäßige, körperliche Zahnbewegungen hingegen maximale Anforderungen an die Verankerung. Dies ist auch der Grund dafür, warum bei festsitzenden Apparaturen höhere Forderungen an die Verankerung gestellt werden, als dies bei herausnehmbaren Apparaturen der Fall ist.
- Der endgültige Behandlungsplan sollte erst festgelegt werden, wenn die zu erwartende Verankerungssituation klar ist. Manchmal ist dies nicht von vornherein absehbar, beispielsweise in Fällen, in denen nicht klar ist, ob eine Extraktion notwendig wird oder nicht. Hier ist es ratsam, die Behandlung als Non-Ex-Fall zu beginnen und sich eine spätere Extraktion vorzubehalten, falls dies für ein optimales Behandlungsresultat erforderlich scheint.
- Für den Anfänger ist es sinnvoll, die Verankerung eher zu groß zu wählen. Falls erforderlich muss die Verankerung durch extraorale Kraft verstärkt werden. Sollte das nötig sein, ist es das Beste, diese schon von Beginn an einzusetzen anstatt erst später, wenn möglicherweise schon ein Verankerungsverlust eingetreten ist. Darüber hinaus läßt sich die Mitarbeit des Patienten besser einschätzen, wenn die extraorale Verankerung schon zu Beginn der Behandlung eingesetzt wird, also noch bevor diese wirklich erforderlich ist. Bei einem solchen Vorgehen besteht die Möglichkeit, im Falle einer nicht ausreichenden Mitarbeit den Behandlungsplan entsprechend umzustellen.
- Die Unmöglichkeit einer präzisen Bestimmung und Quantifizierung des benötigten Verankerungswertes erfordert, dass bei jedem Kontrolltermin die Verankerungssituation neu beurteilt wird. Der Behandler muss bei der Kontrolluntersuchung die eingetretenen Zahnbewegungen aufmerksam registrieren und mit den Anfangsunterlagen vergleichen.

Literatur

Begg. P. R. and Kesling, P. C. (1971). *Begg Orthodontics Theory and Technique*, 3rd edn, Saunders, Philadelphia.
Proffit, W. (1993). *Contemporary Orthodontics*. 2nd edn., Mosby, St. Louis.

Weiterführende Literatur

Jepsen, A. (1963). Root surface measurement and a method for X-ray determination of root surface area. *Acta Odontologica Scandinavica*. 21, 35–46.
Kesling, C. K. (1989). Differential anchorage and the edgewise appliance. *Journal of Clinical Orthodontics,* 23, 402–9.
Keslin, C. K. (1992). The tip-edge concept: eliminating unnecessary anchorage strain. *Journal of Clinical Orthodontics*, 26, 165–78.
McLaughlin, R. P. and Bennett, J. C. (1991). Anchorage control during levelling and aligning with a preadjusted appliance system. *Journal of Clinical Orthodontics*, 25, 687–96.
Quinn, R. S. and Yoshikawa, D. K. (1985). A reassessment of force magnitude in orthodontics. *American Journal of Orthodontics,* 88, 252–60.
Reitan, K. (1957). Some factors determining the evaluation of forces in orthodontics. *American Journal of Orthodontics*. 43, 32–45.
Tanne, K. et al. (1991). Patterns of initial tooth displacements associated with various root lengths and alveolar bone heights. *American Journal of Orthodontics and Dentofacial Orthopedics*, 100, 66–71.
Williams, S. et al. (1982). The orthodontic treatment of malocclusion in patients with previous periodontal disease. *British Journal of Orthodontics*, 9, 178–84.

3 Brackets

Eine festsitzende Apparatur besteht grundsätzlich aus drei Komponenten:

- Brackets
- Bögen
- Hilfsteilen.

Das Zusammenspiel dieser Komponenten bestimmt die Wirkungsweise der Apparatur. Die mechanischen Faktoren, die für die gewünschte Zahnbewegung erforderlich sind, führen zur Wahl einer festsitzenden Apparatur. Das Wissen, wie in verschiedenen Phasen der Behandlung die erforderliche Zahnbewegung erreicht werden kann, ist für eine effiziente und sichere Behandlung erforderlich.

Dieses Kapitel ist den Brackets gewidmet. Die Wahl der Brackets muss vor Beginn der Behandlung getroffen werden, sie hat entscheidenden Einfluss auf die Mechanik der Apparatur.

Brackets liefern einen Kraftangriffspunkt im Bereich der Zahnkrone, mittels derer die Zahnbewegung durch Bögen und Hilfsteile ausgeführt wird. Sie müssen fest am Zahn halten, dies gilt sowohl für direkt geklebte Brackets als auch für auf Bänder geschweißte Brackets.

Zahlreiche Bracketdesigns stehen zur Verfügung. Um die Funktionsweise festsitzender Apparaturen zu verstehen, ist es zweckmäßig, die Brackets wie folgt zu unterteilen:

- Brackets mit breitem mesiodistalem Schlitz (Slot), beispielsweise Edgewise-Brackets
- Brackets mit schmalem mesiodistalem Slot, beispielsweise Begg-Brackets.

Edgewise-Brackets

Edgewise-Brackets haben ein Slot mit rechteckigem Querschnitt, dessen größere Ausdehnung in horizontaler Ebene liegt. Der Begriff „Edgewise" bezeichnet die Tatsache, dass der Vierkantbogen mit seiner größeren Ausdehnung im Slot in horizontaler Dimension zu liegen kommt. Es können aber auch Rundbögen Verwendung finden. Eine Vielzahl verschiedener Edgewise-Brackets sind erhältlich, ihre grundlegenden Charakteristika sind im Folgenden dargestellt:

- Okklusogingivale Dimension des Bogenschlitzes: Die übliche Abmessung hierfür beträgt 0,018 oder 0,022 Inch, die labiolinguale Dimension beträgt gewöhnlich 0,028 Inch (Abb. 3.1).
- Das Bracket kann als Single-Bracket (Abb. 3.2 a) oder als Zwillingsbracket (Abb. 3.2 b) vorliegen. Zwillingsbrackets haben zwei separate Bogenschlitze.
- Mesiodistale Breite des Slots: Eine größere Effektivität hat das breitere Zwillingsbracket.
- Ausrichtung des Slots und sein Abstand zur Bracketbasis: Bei Standard-Edgewise-Brackets befindet sich das Slot mittig und in einem festgelegten Ab-

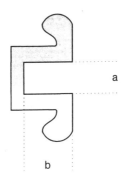

Abb. 3.1 Seitenansicht eines Standard-Edgewise-Brackets: **a** okklusogingivale Dimension (0,018 oder 0,022 Inch); **b** labiolinguale Dimension (gewöhnlich 0,028 Inch).

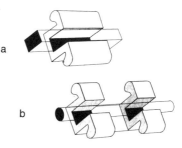

Abb. 3.2 **a** Single-Standard-Edgewise-Bracket mit Vierkantbogen; **b** Zwillingsbracket mit rundem Bogen.

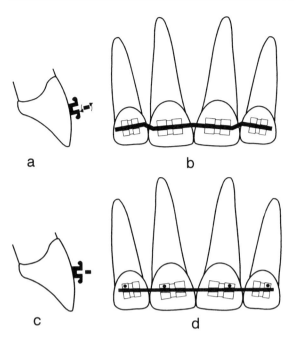

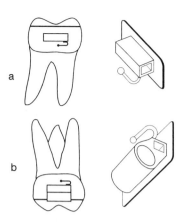

Abb. 3.5 Molarenbänder mit Standard-Edgewise-Attachments: **a** unterer rechter Molar mit Vierkantröhrchen und Häkchen; **b** oberer rechter erster Molar mit Vierkantröhrchen, okklusal platziertem Rundröhrchen und Häkchen.

Abb. 3.3 **a** und **b** Standard-Edgewise-Brackets; Torque und Tip müssen in den Bogen eingearbeitet werden. **c** und **d** Vorprogrammierte Edgewise-Brackets; Torque (**c**) und Tip (**d**) sind im Bracket eingearbeitet.

stand zur Bracketbasis (Abb. 3.3**a** und **b**); bei vorprogrammierten Edgewise-Brackets ist die Lage des Slots und sein Abstand zur Bracketbasis (Abb. 3.3**c** und **d**) für jeden einzelnen Zahn unterschiedlich (Abb. 3.4).

Molaren werden mit einem horizontalen Vierkantröhrchen und obere Molaren zusätzlich noch mit einem Rundröhrchen zur Aufnahme einer extraoralen Apparatur versehen (Abb. 3.5). Zweite bleibende Molaren können mit ähnlichen Attachments versehen werden, entweder um diese Zähne in ihre korrekte Position in den Zahnbogen zu bringen oder um sie zur Verankerung heranzuziehen.

Auswahl der Edgewise-Brackets

Die Faktoren, die zur Auswahl eines Brackets aus einer großen Anzahl verfügbarer Designs führen, sind stark abhängig von der Erfahrung und den Präferenzen des Behandlers, darüber hinaus spielen der Preis und der persönliche Geschmack eine Rolle.

Kapitel 3 und 4 sollten zusammen gelesen werden, um den grundlegenden Zusammenhang der Wirkungsweise von Bracket und Bogen zu verstehen.

Hinsichtlich der Dimension des Bracketslots hat bereits **Edward Angle**, der die erste Edgewise-Apparatur entworfen hat, ein 0,022-Inch-Slot verwendet, jedoch mit Goldbögen. Wenn man die hierzu sehr verschiedenen Eigenschaften der heute verwendeten rostfreien Stahldrähte (stainless steel) bedenkt, scheint eine 0,018-Inch-Dimensionierung für die heutige Zeit geeigneter. Die Entwicklung neuer Bogenmaterialien ermöglicht jedoch auch in der größeren Slotdimensionierung moderate Kräfte. Die Größe des Bracketslots löst noch immer kontroverse Diskussionen aus, bei der jedoch auch persönliche Vorlieben eine große Rolle spielen

Slotdimensionen von 0,022 Inch können Bögen von größerem Querschnitt aufnehmen, dies trägt zu einer besseren Ausrichtung der Zähne bei, jedoch bergen diese

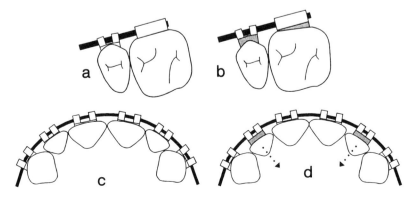

Abb. 3.4 Standard- und vorprogrammierte Edgewise-Brackets. Oberkiefermolar und Prämolar mit „in-out" und Rotation beim Standard- (**a**) und vorprogrammierten Bracket (**b**); Oberkieferfrontsegment mit „In-out"-Information im Standard- (**c**) und vorprogrammierten Bracket (**d**).

stärkeren Bögen aufgrund ihrer geringen Flexibilität auch die Gefahr, dass sie zu starke Kräfte auslösen. Werden in Brackets mit einem 0,022-Inch-Slot Bögen von geringem Durchmesser verwendet, geht aufgrund des Spiels, das der Bogen im Slot hat, unvermeidlich die Kontrolle über die exakte Zahnposition verloren. Darüber hinaus kommt es bei einem großen Spiel im Slot zu einer Friktionserhöhung, wenn Zähne entlang des Bogens geführt werden (Kapitel 4). Einige Kieferorthopäden betrachten das 0,018 Slot als ideal und akzeptieren, dass sie nicht alle Bogengrößen verwenden können, die erhältlich sind.

Bezüglich der mesiodistalen Slotdimension lassen sich mit breiteren Brackets Zahnaufrichtungen und Rotationen besser durchführen (Abb. 3.**6**).

Wenn der Bogen das Slot nicht ganz ausfüllt, was meistens der Fall ist, hat der Bogen im Bracket einige Grad Spiel. Bei einer definierten Bogendimension wird das Spiel also bestimmt durch die Breite des Brackets: Je breiter das Bracket, umso geringer das Spiel (Abb. 3.**6**). Breite Brackets liefern eine bessere Kontrolle bei Zahnaufrichtungen und -rotationen.

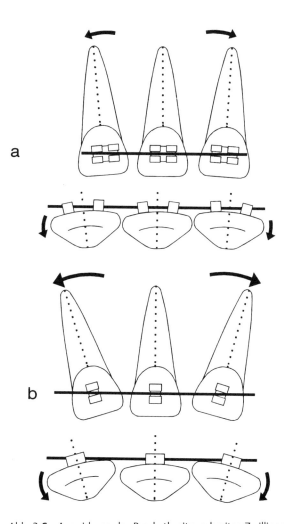

Abb. 3.**6** Auswirkung der Bracketbreite: **a** breites Zwillingsbracket; **b** schmales Single-Bracket. Die Bogen- und Slot-Dimension ist die gleiche. Das schmalere Bracket erlaubt eine größere Kippung und Rotation des Zahns.

Andererseits verringert sich bei Verwendung von breiten Brackets die Distanz zwischen den Brackets, dadurch hat der Bogen nur einen geringen Bereich, in dem er elastisch deformieren kann. Dennoch bevorzugen die meisten Behandler breitere Brackets, um eine bessere Kontrolle bezüglich Rotationen und Aufrichtungen, zu haben und gleichen den Nachteil der verkürzten Interbracket-Distanz durch Auswahl entsprechend elastischerer Bögen aus.

Die Qualität des Behandlungsergebnisses, das mit einer festsitzenden Apparatur erreicht werden kann, ist abhängig von der präzisen Positionierung jedes einzelnen Brackets. Vorprogrammierte Edgewise-Brackets können dies leisten, da in ihnen für jeden einzelnen Zahn die individuellen Werte bezüglich Torque (Abb. 3.**3c**), Angulation (Abb. 3.**3d**), Rotation und labiolingualer Position (in-out) eingebaut sind (Abb. 3.**4**).

Die detaillierte Zahnposition ist im Bracket „programmiert" und das Einligieren des Bogens ist leicht. Vorprogrammierte Brackets finden in der so genannten Straight-Wire-Technik Verwendung. Diese Technik wird so genannt, weil in ihr nur ein minimaler Biegeaufwand erforderlich ist, also „gerade" Bögen verwendet werden können, um eine ideale Zahnpositionierung zu erreichen. Von entscheidender Bedeutung dafür ist eine genaue Bracketplatzierung. Der Kieferorthopäde muss jedoch während der Behandlung überprüfen, ob mit den vorprogrammierten Brackets in dem jeweiligen individuellen Fall ein optimales Behandlungsresultat zu erzielen ist.

Es ist auch möglich, ein ebenso gutes Ergebnis mit Standard-Edgewise-Brackets zu erreichen, jedoch erfordert dies einen erheblich höheren Zeitaufwand für die Anpassung des Bogens an jeden einzelnen Zahn und das damit verbundene Biegen der Bögen.

Edgewise-Brackets und die verwendeten Bögen

Ein Vierkantbogen, der das Slot eines Edgewise-Brackets voll ausfüllt, führt zur Kontrolle des Zahns in allen drei Ebenen des Raumes (Abb. 3.**7**).

Wenn ein Rundbogen verwendet wird (ohne Modifikationen, die einen Zweipunkt-Kraftangriff in der vertikalen Ebene erlauben), kann der Zahn entlang des Bogens kippen. Während hier eine Aufrichtung und Rotation des Zahns möglich ist, können keine Torquebewegungen ausgeführt werden.

Die Gesamtform des Bogens, die so genannte „Bogenform" und alle individuellen Biegungen im Bogen bewirken die gewünschte Zahnstellung. Wenn vorprogrammierte Brackets Verwendung finden, führen die Informationen im Bracketslot selbst zu der gewünschten Zahnstellung.

Während Edgewise-Brackets durch das Zusammenspiel von Bogen und Bracketslot eine präzise Zahnpositionierung ermöglichen (insbesondere wenn große slotausfüllende Vierkantbögen Verwendung finden), haben sie den Nachteil, dass sie Kippbewegungen um und entlang des Bogens behindern. Die breiten Edgewise-Brackets verursachen bei kippenden Zahnbewegungen ent-

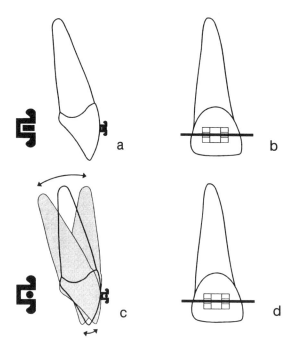

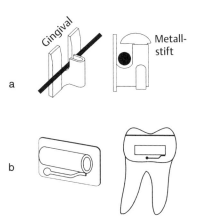

Abb. 3.8 Begg-Brackets: **a** Schneidezahn-, Eckzahn- und Prämolarenbracket; **b** Molarenbracket mit rundem bukkalem Röhrchen und Häkchen.

Abb. 3.7 Edgewise-Bracket und Bogen. **a** und **b** Mit Vierkantbogen: Dies erlaubt die Kontrolle des Zahns in allen drei Dimensionen des Raumes. **c** und **d** Mit rundem Bogen: Der Zahn kann entlang des Bogens kippen.

Begg-Brackets und die verwendeten Bögen

Das Begg-Bracket ist mesiodistal sehr schmal und der Bogen liegt lose im Slot. Die Auswirkungen dieser Bracket-Bogen-Kombination unterscheiden sich grundsätzlich von jenen mit der Edgewise-Apparatur (Abb. 3.9).

Mit Begg-Brackets und einfachen Bögen ist es nicht möglich, Zähne aufzurichten oder zu torquen, das schmale Bracket macht auch Zahnrotationen schwierig. Zusätzliche Federn sind erforderlich, um die Wurzelspitze zu bewegen; Federn oder Elastics sind manchmal nötig, um Zähne zu derotieren.

Ein Vorteil dieses lockeren Bracket-Bogen-Verbundes ist, dass die Zähne um und entlang des Bogens kippen können. Schnelle initiale Korrekturen können mit leichteren Kräften erreicht werden als dies mit der Edgewise-Apparatur der Fall wäre. Dies führt zu einer geringeren Belastung der intraoralen Verankerung, daher ist eine extraorale Verankerung selten erforderlich. In späteren Phasen der Behandlung muss dann der Korrektur der Wurzelstellung und der Zahnrotationen vermehrt Aufmerksamkeit gewidmet werden; hierfür sind spezielle

lang des Bogens eine starke Friktion zwischen Bracket und Bogen, sodass für diese Bewegung starke Kräfte zur Anwendung kommen müssen. Aus diesem Grund wird häufig bei der Verwendung von Edgewise-Brackets zusätzlich zur intraoralen auch eine extraorale Verankerung benötigt.

Die Fähigkeit der Edgewise-Brackets zur Kontrolle der Zahnbewegung in allen Ebenen, insbesondere wenn Vierkantbögen Anwendung finden, bergen aber auch Gefahren, wenn sie von unerfahrenen Behandlern verwendet werden. Diese Gefahr ist noch größer, wenn vorprogrammierte Brackets verwendet werden, weil hierbei alle Zahnbewegungen durch einfaches Einligieren von Vierkantbögen erreicht werden können. Die sichere Handhabung dieser Apparatur erfordert Übung, Erfahrung und ein grundlegendes Verständnis für die Wirkungsweise festsitzender Apparaturen.

Begg-Brackets

Das Begg-Bracket hat ähnlich wie das Single-Edgewise-Bracket ein schmales Slot. Der lose in dem Slot liegende Bogen wird durch einen Stift gehalten, Verwendung finden ausschließlich Rundbögen (Abb. 3.8).

Die Molaren sind mit runden bukkalen Röhrchen versehen.

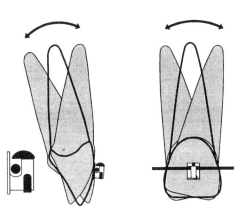

Abb. 3.9 Begg-Bracket mit Bogen. Der Zahn kann entlang des Bogens kippen.

Modifikationen des Bogens und zusätzliche Federn erforderlich (Tafel **4**).

Ein Nachteil dieser Technik ist, dass sie aufgrund der zusätzlich benötigten Elemente im weiteren Verlauf der Behandlung unübersichtlich wird. Infolge des losen Verbundes von Bracket und Bogen können unerwünschte Zahnbewegungen eintreten und der entsprechende Zahn kann nicht präzise in der eingestellten Position gehalten werden.

Begg-Brackets finden in einem umfassenden Diagnostik- und Therapiekonzept Verwendung, der so genannten Begg-Technik. Ebenso wie die Edgewise-Technik erfordert auch die sichere Anwendung der Begg-Technik entsprechende klinische Übung und Erfahrung.

Wenn man die beiden Techniken vergleicht, so haben beide zweifellos ihre Vor- und Nachteile. Begg-Brackets ermöglichen eine schnelle initiale Ausrichtung der Zahnbögen mittels leichter Kräfte, die die Verankerung wenig belastet, die Technik wird jedoch in späteren Behandlungsphasen kompliziert und schwierig. Die Edgewise-Technik hingegen erfordert höhere Kräfte, die leichter zu Verankerungsverlust führen; sie ist hinsichtlich der intraoralen Verankerung unökonomisch. Die Edgewise-Technik mit vorprogrammierten Brackets erfreut sich größerer Beliebtheit als die Begg-Technik. Letztere wurde hier jedoch dargestellt, um die unterschiedlichen mechanischen Prinzipien dieser beiden Techniken aufzuzeigen.

Zahlreiche Versuche wurden unternommen, um ein neues Bracket zu entwickeln, das die Vorteile der Begg-Technik mit denen der Edgewise-Technik kombiniert. Es wurde versucht, in frühen Behandlungsphasen ein schmales Edgewise-Bracket zu nutzen und in späten Behandlungsphasen ein modifiziertes Begg-Bracket mit vorprogrammierten Informationen im Slot. Zweifelsohne spiegeln die unternommenen Modifikationen im Bracketdesign die Suche nach dem idealen Bracketsystem wider.

Bracketmaterial

Metallbrackets bestehen aus rostfreiem Stahl, sie werden gegossen und dann maschinell weiterverarbeitet. Für Front- und Prämolarenbrackets finden auch Materialien Verwendung, die ästhetischer als Metallbrackets sind. Kunststoffbrackets haben den Nachteil, dass sie sich verfärben und im klinischen Gebrauch verbiegen oder brechen können. Keramikbrackets (Tafel **5**) sind in zahlreichen Ausführungen, sowohl für die Edgewise- als auch für die Begg-Technik, erhältlich. Sie werden entweder maschinell aus einem Kristall gefräst oder aus polykristallinem Pulver im Spritzgussverfahren hergestellt. Sie verbiegen sich nicht, haben aber eine Reihe anderer *Nachteile* gegenüber Metallbrackets:

- Sie können während der Behandlung brechen – das spröde Kerramikmaterial neigt zu Brüchen.
- Ihr Abrasionsvermögen ist höher als das des Schmelzes, daher dürfen sie nicht an Stellen geklebt werden, an denen sie Kontakt zu antagonistischen Zähnen haben.
- Ihre hohe Friktion am Metallbogen erschwert das Gleiten entlang des Bogens.
- Ihre starke Haftung am Zahnschmelz und ihre Neigung zu Brüchen machen ihre Entfernung schwieriger als bei Metallbrackets. Es besteht hierbei ein erhöhtes Risiko von Schmelzschädigungen.
- Sie sind teurer als entsprechende Metallbrackets.

Weitere Attachments

Außer Brackets und Molarenröhrchen gibt es noch zahlreiche andere Attachments, die zur Befestigung von Ligaturen und elastischen Ketten dienen. Häckchen, Cleats, Knöpfe und Ösen können auf Bänder geschweißt oder direkt auf den Zahn geklebt werden (Tafel **6**). Sie finden Verwendung an stark fehlstehenden oder erst teilweise durchgebrochenen Zähnen, insbesondere wenn es zu Beginn der Behandlung noch nicht möglich ist, an diesen Zähnen ein Bracket zu plazieren. Wenn der Platz es zulässt, erleichtern die mit Bedacht angebrachten Attachments die gewünschte Zahnbewegung.

Lingualtechnik

Die Beschäftigung mit der Entwicklung einer ästhetisch akzeptableren kieferorthopädischen Apparatur führte zur Entwicklung einer Mechanik, bei der die Brackets auf der Lingualseite der Zähne angebracht werden. Die so genannte Lingualtechnik erfordert jedoch mehr als nur die einfache Übertragung der bukkal gelegenen Attachments auf die Lingualseite der Zähne. Die Apparatur muss versuchen, Irritationen an der Zunge zu vermeiden. Ein spezielles Bracketdesign, das wiederum sowohl in der Begg-, als auch in der Edgewise-Technik zur Verfügung steht, wurde für Lingualflächen entwickelt. Die Schwierigkeiten, in der direkten Klebetechnik eine korrekte Bracketplatzierung zu erreichen, erfordert die Anwendung der indirekten Klebetechnik, sodass hierfür auch ein Labor notwendig ist.

Die Interbracketdistanz ist natürlicherweise kleiner als bei der Bukkaltechnik, daher müssen Bögen von größerer Elastizität verwendet werden. Der geringe Platz macht die Unterbringung von vertikalen Loops schwierig. Das gesamte Konzept muss den im Vergleich zur Bukkaltechnik unterschiedlichen Abstand des Kraftangriffspunktes zum Widerstandszentrum des Zahns berücksichtigen. Insgesamt ist die Behandlung auch erheblich zeitaufwendiger für den Kieferorthopäden.

Die verfügbaren ästhetischeren bukkalen Attachments lassen die Notwendigkeit der schwierigeren Lingualtechnik in den Hintergrund treten. Wir raten nur den erfahrenen Kieferorthopäden zur Anwendung der Lingualtechnik.

Weiterführende Literatur

Andrews, L. F. (1979). The straight-wire appliance. *British Journal of Orthodontics*, 6, 125–43.

Bennett, J. C. and McLaughlin, R. P. (1992). *Orthodontic Treatment Mechanics and the Preadjusted Appliance*. Mosby, St. Louis.

Begg, P. R. and Kesling, P. C. (1977). *Begg Orthodontic Theory and Technique*, 3rd edn, Saunders, Philadelphia.

Fontenelle, A. (1991). Lingual orthodontics in adults. In *Current Controversies in Orthodontics* (B. Melsen, ed.), Quintessence, Chicago.

Kesling, P. C., Rocke, R. T. and Kesling, C. K. (1991). Treatment with tip-edge brackets and differential tooth movement. *American Journal of Orthodontics and Dentofacial Orthopedics*, 99, 387–401.

Thurow, R. C. (1982). *Edgewise Orthodontics*, 4th edn, Mosby, St. Louis.

Winchester, L. J. (1992). Aesthetic brackets: to perfect or reject? *Dental Update*, 19, 107–14.

4 Bögen und Zubehör

Die Bögen beeinflussen aufgrund ihrer mechanischen Interaktion mit dem Bracketslot sowohl die Position des einzelnen Zahns als auch die gesamte Zahnbogenform.

Aktive Bögen entsprechen den Federelementen herausnehmbarer Geräte. Die Energie, die in der Deformation eines Bogens enthalten ist, liefert die Kraft für die Zahnbewegung, zusätzlich können noch Federn oder elastische Elemente Verwendung finden. In einem solchen Fall ist der Zweck des Bogens, unkontrollierte Zahnbewegungen zu verhindern. Ein solcher Bogen kann als passiver Bogen oder Basisbogen beschrieben werden.

Die Unterscheidung zwischen aktiven und passiven Bögen ist für das Verständnis hinsichtlich des Bogendesigns und der Anwendung sinnvoll. In der klinischen Situation erfüllt derselbe Bogen häufig jedoch beide Funktionen. Das Charakteristikum einer festsitzenden Apparatur liegt in ihrer Möglichkeit, zahlreiche simultane und komplexe Zahnbewegungen auszuführen. Um dies zu erreichen, ist eine sorgfältige Auswahl von Bögen und Zubehör erforderlich. Dieses Kapitel befasst sich mit den dafür erforderlichen Grundlagen, in späteren Kapiteln werden detaillierte Überlegungen zu speziellen klinischen Situationen angestellt.

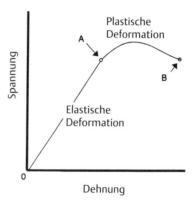

Abb. 4.1 Elastische Eigenschaften von Drähten: **a** elastisches Limit; **b** Bruch.

Elastische Eigenschaften von Drähten

Wird auf einen Draht Kraft ausgeübt, verbiegt sich dieser. Das Ausmaß dieser Verbiegung wird als Verformung in entsprechenden Maßeinheiten beschrieben. Nimmt die Last zu, so auch die Spannung (Kraft bezogen auf den Querschnitt) im Draht, der Draht verformt sich so weit, bis das elastische Limit erreicht ist (Abb. 4.1). Bei rostfreien Stahldrähten ist das Ausmaß der erfolgten Biegung direkt proportional zur Kraft (Hook'sches Gesetz). Der Quotient aus Spannung und Dehnung ist eine konstante Größe, abhängig vom jeweiligen Elastizitätsmodul des einzelnen Drahtes. Ein Draht, der elastisch deformiert wurde, kehrt nach Wegnahme der auf ihn ausgeübten Kraft in seine ursprüngliche Form zurück.

Wird der Draht über das elastische Limit hinaus belastet, verbiegt er sich und erfährt eine permanente Deformation, kehrt also nicht zu seiner ursprünglichen Form zurück. Dies nennt man plastische Deformation. Weitere Belastung des Drahtes führt zum Bruch.

Steifheit

Steifheit ist ein Maß dafür, welchen Widerstand ein Draht einer Deformation entgegensetzt. Wie in Abb. 4.2 dargestellt, ist Draht A steifer als Draht B, sodass er bei gegebener, gleicher Deformation eine größere Kraft abgibt. Der Grad der Steifheit entspricht dem Anstieg der Kurve (Elastizitätsmodul). Die Steifheit ist ein Maß für die Kraft, die ein Draht abgibt, stellt aber nicht die maximale Kraft dar, die möglich ist, und auch nicht den maximal möglichen Elastizitätsbereich. Die Drähte A und B sind also unterschiedlich steif, haben aber den gleichen Elastizitätsbereich.

Elastizitätsbereich

Der Elastizitätsbereich (oder Arbeitsbereich) ist ein Maß dafür, wie weit ein Draht innerhalb seines elastischen Bereiches deformiert werden kann. In Abb. 4.2 hat Draht D einen größeren Elastizitätsbereich als Draht C, obwohl die Steifheit beider Drähte gleich groß ist.

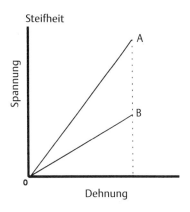 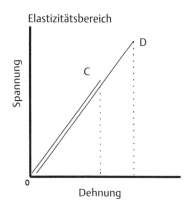

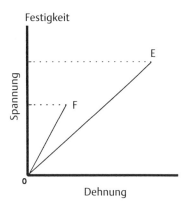 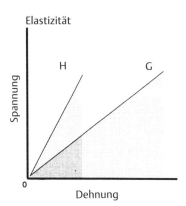

Abb. 4.2 Steifheit, Elastizitätsbereich, Festigkeit und Elastizität von Drähten.

Festigkeit

Festigkeit ist ein Maß dafür, wieviel Kraft auf einen Draht oberhalb des elastischen Bereichs ausgeübt werden kann. In Abb. 4.2 hat Draht E eine größere Festigkeit (und einen höheren Elastizitätsbereich), aber eine geringere Steifheit als Draht F.

Elastizität

Die Elastizität ist ein Maß für das Rückstellvermögen eines Drahtes. Ihr Bereich liegt in Abb. 4.1 unterhalb des Punktes A. In Abb. 4.2 hat Draht G eine höhere Elastizität als Draht H. Beide Drähte haben eine gleich große Festigkeit, aber Draht G hat einen höheren Elastizitätsbereich als Draht H. Die drei wichtigsten Eigenschaften von Bogenmaterialien sind Steifheit, Elastizitätsbereich und Festigkeit. Dies sind unabhängige Größen, die nicht proportional zueinander sind. Sie sind abhängig von Material, Größe und Gestalt des Drahtes und bestimmen die Auswahl eines Bogens in der klinischen Situation.

Das Verhalten von Bögen

Das Verhalten von Bögen hängt ab von:

- dem Durchmesser des Drahtes
- dem Material des Drahtes
- der Größe des Interbracketabstandes
- der Breite der verwendeten Brackets
- der Friktion zwischen Draht und Bracketslot.

Die genannten Faktoren sollen nun im Einzelnen dargestellt werden.

Der Einfluss des Drahtdurchmessers

Nimmt man zwei Runddrähte aus gleichem Material, einen mit einem Durchmesser von 0,3 mm und den anderen mit einem Durchmesser von 0,6 mm, legt diese über zwei Auflagen von gleichem Abstand (Abb. 4.3) und übt eine gleich große Kraft in der Mitte zwischen den Auflagen aus, so wird sich der dünnere Draht 16fach stärker durchbiegen als der dickere Draht (gleiche elastische Eigenschaften bei beiden Drähten vorausgesetzt).

Dies bedeutet, dass die benötigte Kraft (die abhängig von der Steifheit des Drahtes ist), proportional zur vierten

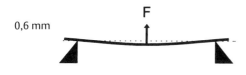

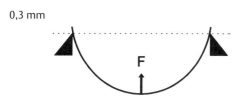

Abb. 4.3 Einfluss des Drahtdurchmessers. Bei Ausübung einer gleich großen Kraft in der Mitte des Drahtes verformt sich der Draht von 0,3 mm Durchmesser 16fach stärker als der Draht von 0,6 mm Durchmesser.

Potenz des Drahtdurchmessers ist. Anders ausgedrückt: Verdoppelt man den Drahtdurchmesser, so ist eine 16fach höhere Kraft erforderlich, um die gleiche Durchbiegung zu erreichen. Der Drahtdurchmesser ist daher eine sehr wichtige Größe bei der Bogenauswahl, bereits kleine Änderungen im Bogendurchmesser führen zu überproportional höheren Kräften.

Das Verhältnis einer einwirkenden Kraft F auf einen Draht (im elastischen Bereich) zu seiner Länge l, seinem Durchmesser (bzw. Radius r) und dem Ausmaß der Biegung D beschreibt folgende Formel:

$$F = \frac{D \times r^4}{l^3}$$

Die ausgeübte Kraft F ist direkt proportional zum Ausmaß der Biegung, wie in der Kurve in Abb. 4.2 dargestellt, und direkt proportional zur vierten Potenz des Durchmessers, sowie umgekehrt proportional zur dritten Potenz der Drahtlänge.

Die Drahtdurchmesser der allgemein verwendeten Bögen sind im Nachfolgenden mit ihrer Entsprechung in Millimetern (gerundet) aufgeführt:

- 0,012 Inch (0,30 mm)
- 0,014 Inch (0,35 mm)
- 0,016 Inch (0,40 mm)
- 0,018 Inch (0,45 mm)
- 0,020 Inch (0,50 mm)
- 0,022 Inch (0,55 mm).

Eine brauchbare Richtlinie für den Kliniker ist, dass sich bei Verwendung des nächstgrößeren Bogens die Kraft bei gleich großer Drahtauslenkung ungefähr verdoppelt (vorausgesetzt, es werden gleiche Drahtmaterialien verwendet).

Die Änderung des Drahtdurchmessers beeinflusst auch, jedoch in geringerem Ausmaß, die Festigkeit und den Elastizitätsbereich:

- *Festigkeit* ist proportional zur dritten Potenz des Durchmessers: Verdoppelt man den Durchmesser, so nimmt die Festigkeit um den Faktor 8 zu, sodass bei der maximal möglichen Auslenkung die erzeugte Kraft des Drahtes um den Faktor 8 zunimmt.
- Der *Elastizitätsbereich* ist umgekehrt proportional zum Durchmesser, sodass die Verdoppelung des Durchmessers zur Halbierung des elastischen Bereiches führt. Anders ausgedrückt darf der Draht nur halb so weit ausgelenkt werden, bevor er sein elastisches Limit erreicht und eine bleibende Deformierung erfährt.

Bei Vierkantbögen gibt es eine größere Auswahl als bei Rundbögen. Darüber hinaus können Vierkantbögen sowohl „edgewise", d.h. mit der Schmalseite voran, als auch „ribbonwise", d.h. mit ihrer Breitseite voran, in das Bracketslot gelegt werden. Die Dimensionierung des Bogens hat ebenso wie bei Rundbögen einen erheblichen Einfluss auf die Drahteigenschaften. Ob ein Draht edgewise oder ribbonwise eingesetzt wird, beeinflusst seine elastischen Eigenschaften nachhaltig. Wenn ein Vierkantdraht edgewise eingesetzt wird, ist seine Steifheit in der horizontalen Dimension größer als in der vertikalen. Als grobe Richtlinie gilt, dass die Steifheit eines 0,016 × 0,016-Inch-Vierkantdrahtes in etwa der eines 0,018-Inch-Runddrahtes entspricht, gleiches Drahtmaterial vorausgesetzt. Ein Vierkantdraht von 0,016 × 0,028 Inch, der edgewise eingebunden wird, besitzt etwa die 2,5fache Steifheit des dickestmöglichen Runddrahtes (0,022 Inch). Daraus ergibt sich die Gefahr von sehr hohen Kräften bei der Verwendung von Vierkantbögen.

Noch komplizierter wird es, wenn ein Vierkantdraht nicht nur, wie oben beschrieben, Kräfte durch Längsbiegungen, sondern auch Kräfte durch Torsionsbiegungen auslöst. Torsionsbiegungen im Vierkantbogen lösen Torquekräfte an den Zähnen aus. Wenn vorprogrammierte Brackets Verwendung finden, wird diese Kraft bereits durch Verwendung eines ebenen Vierkantbogens in den programmierten Brackets ausgelöst. Die Drahtdimensionierung hat einen erheblichen Einfluss auf die Kraft, die durch eine Torsionsbiegung ausgelöst wird. Der unerfahrene Behandler wird große Schwierigkeiten haben, diese Kräfte richtig einzuschätzen; dadurch besteht die Gefahr, dass zu große Kräfte ausgeübt werden.

Der Einfluss des Drahtmaterials

Wärmebehandelte rostfreie Stahldrähte sind weit verbreitet. Ihre elastischen Eigenschaften, ihre Verfügbarkeit in zahlreichen Größen und ihr relativ geringer Preis machen sie zu einem weitverbreiteten Bogenmaterial. Rostfreier Stahldraht wird auch in geflochtener Form aus bis zu sechs oder mehr einzelnen Drähten angeboten als so genannter Twistflex-Draht. Twistflex-Drähte haben den Vorteil, dass sie bei geringerer Steifheit einen höheren Elastizitätsbereich aufweisen als die einsträngigen Drähte gleichen Durchmessers und gleichen Materials. Verseilte Runddrähte finden in frühen Phasen der Behandlung Verwendung, wenn noch zahlreiche Einzelzahnfehlstellungen vorliegen. Verseilte Vierkantdrähte finden in der Edgewise-Technik Verwendung in Übergangsphasen von runden zu Vierkantbögen.

Nickel-Titan-Bögen (z. B. Nitinol) werden aus Nickel, Titan und Kobalt hergestellt. Sie sind erhältlich als vorgeformte Bögen oder als Stangen, und ihre elastischen Eigenschaften prädisponieren sie für die Verwendung in frühen Behandlungsphasen, wenn noch zahlreiche Einzelzahnfehlstellungen vorliegen. Ihr Vorteil gegenüber Stahlbögen besteht in einer geringeren Steifheit und einem größeren Elastizitätsbereich. Sie sind vergleichbar mit Twistflex-Bögen aus rostfreiem Stahl, haben aber einen größeren Elastizitätsbereich und sind weniger anfällig für plastische Deformierungen, beispielsweise durch okklusale Kräfte des Gegenkiefers. Nickel-Titan-Drähte gehorchen im Gegensatz zu Stahldrähten nicht dem Hook'schen Gesetz. Bei geringer Auslenkung weist die Spannungs-/Dehnungskurve (Abb. 4.1) einen steilen Anstieg auf, aber bei zunehmender Deformierung kommt es zu einer deutlichen Abflachung der Kurve, bevor diese im Bereich des elastischen Limits wieder steil ansteigt. Dieser relativ flache Teil der Kurve stellt den Bereich dar, in dem nahezu konstante Kräfte über einen großen Auslenkungsbereich wirken.

Nickel-Titan ist teurer als rostfreier Stahl und hat den Nachteil, brüchiger zu sein. Er ist schwer biegbar ohne zu brechen (geringe Verformbarkeit), sodass meist vorgefertigte Bögen zur Anwendung kommen. Neuerdings sind auch Nickel-Titan-Bögen mit Austenitgefüge statt Martensitgefüge erhältlich (Ni-Ti). Diese superelastischen Drähte haben die ungewöhnliche Eigenschaft, ihr Kristallgefüge von der Austenit- in die Martensitphase zu überführen, wenn sie deflektiert werden. Die elastische Eigenschaft dieses Drahtes ändert sich beispielsweise, wenn er deflektiert wird, um in das Bracket eingebunden zu werden. Die Spannungs-/Dehnungskurve ist relativ flach, sodass eine konstante Kraft über einen großen Bereich ausgeübt wird. Die Drähte können über eine große Strecke deformiert werden, ohne exzessive Kräfte auszulösen oder bleibend zu deformieren.

Beta-Titan-Bögen (TMA) werden hergestellt aus Titan, Molybdän, Zikonium und Zinn. Beta-Titan-Drähte finden ebenfalls zur initialen Ausrichtung zu Beginn der Behandlung Verwendung, haben aber einen geringeren Elastizitätsbereich und eine größere Steifheit als Nickel-Titan-Drähte, andererseits sind sie hervorragend formbar. Aufgrund der genannten Eigenschaften ist dieser Bogen in größeren Dimensionierungen für das Finishing am Ende der Behandlung geeignet. Beta-Titan-Vierkantbögen von 0,021 × 0,025 Inch füllen ein 0,022-Inch-Bracketslot nahezu aus und sind geeignet für die abschließende Feineinstellung der Zahnposition. Stahlbögen von dieser Größe wären zu steif und die Gefahr der Anwendung exzessiver Kräfte wäre zu groß. Nickel-Titan-Bögen dieser Größe sind nicht steif genug, um eine effektive Torquebewegung auszulösen.

Elgiloy ist eine spezielle Chrom-Nickel-Kobalt Legierung, die zur Herstellung von Bögen Verwendung findet. Aus Elgiloy können Bögen geformt werden, die nur leichte Kräfte applizieren. Alternativ dazu kann Elgiloy durch Hitze gehärtet werden, dann erhöht sich seine Steifheit. Es ist jedoch fraglich, ob angesichts der anderen zur Verfügung stehenden Drahtmaterialien der unbequeme Weg der Wärmebehandlung von Elgiloy noch gerechtfertigt ist.

Größe des Interbracketabstandes

Betrachtet man zwei Drähte aus gleichem Material und mit gleichem Durchmesser, die jeweils auf zwei Stützen aufgelegt werden, so ist die Durchbiegung nach Applikation einer gleich großen Kraft in der Mitte der Spanne abhängig vom Abstand der Stützen (Abb. 4.4). Betrachtet man die oben genannte Formel, so ist die Kraft umgekehrt proportional zur dritten Potenz der Länge. Wenn sich also der Abstand zwischen den Stützen verdoppelt, dann ist die Durchbiegung bei gleicher Kraft um den Faktor 8 erhöht.

Im klinischen Alltag kommt der Drahtlänge zwischen zwei benachbarten Brackets bezüglich der Steifheit des Drahtes große Bedeutung zu. Ein relativ großer Interbracketabstand hat eine relativ große Bogenspanne zwischen den Brackets zur Folge. Die Kraft, die von einem solchen System ausgeht ist daher, verglichen mit einer Situation mit einer schmalen Interbracketdistanz, relativ gering und der Auslenkungsbereich des Drahtes relativ groß. Dies ist der Fall bei der Verwendung von Begg-Brackets.

Finden breite Zwillingsbrackets Verwendung, so ist die Interbracketdistanz stets kürzer. Zusätzlich ist der Bewegungsspielraum des Bogens im Bracketslot eingeschränkt. Um eine größere Flexibilität zwischen den Brackets zu erreichen, kann man entweder einen flexibleren Draht wählen oder Loops zwischen den Brackets einarbeiten, die dann die Drahtlänge zwischen den Brackets erhöhen.

Vertikale Loops erhöhen die Flexibilität in bukkolingualer Richtung und sind geeignet, Zähne zu derotieren (Abb. 4.5).

Mit vertikalen Loops können auch geringfügige Zahnbewegungen in mesiodistaler Richtung erreicht werden, wenn diese vorsichtig eingearbeitet und aktiviert werden. Ihr Hauptanwendungsbereich liegt jedoch in der Behandlung engstehender und rotierter Schneidezähne.

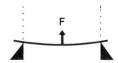 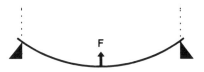

Abb. 4.4 Einfluss der Drahtlänge. Wird die Distanz zwischen zwei Auflagen verdoppelt, so biegt sich der Draht bei Anwendung einer gleich großen Kraft in der Mitte 8fach stärker durch.

Vorwort

Die Weiterentwicklung und Verfeinerung festsitzender Geräte hat in den letzten 10 Jahren zu einer starken Verbreitung dieser Behandlungstechnik geführt. Die Effizienz, die zunehmende Akzeptanz bei den Patienten, die Wirtschaftlichkeit und die Sicherheit festsitzender Apparaturen haben zur Etablierung dieser Technik beigetragen.

Kenntnisse über die Vorteile der Methode und die hohe Qualität ihrer Ergebnisse haben bei Behandlern wie Patienten das Interesse an dieser Behandlungstechnik verstärkt. Darüber hinaus ist die Anwendung festsitzender Apparaturen erheblich erleichtert worden: Beispielsweise ist es durch die Bracketklebetechnik nun nicht mehr nötig, eine große Anzahl von Bändern zu bevorraten, und vorgeformte Bögen sowie anderes Zubehör reduzieren die Behandlungszeit erheblich. Durch moderne Materialien können differenzierte Kräfte angewendet werden, und auch die Möglichkeit, die Apparaturen ästhetischer zu gestalten, hat zu einer Zunahme der Nachfrage durch die Patienten geführt.

Die rein technische Eingliederung der Apparatur ist simpel. Dies birgt jedoch die Gefahr in sich, dass sie leichtfertig von unerfahrenen Behandlern eingesetzt wird. Die Schwierigkeit für den Anfänger liegt darin, eine festsitzende Apparatur sicher und effizient zu nutzen.

Die in diesem Buch dargestellten mechanischen Prinzipien sind relativ einfach. Ziel des Buches ist, das Verständnis dafür zu fördern, wie festsitzende Apparaturen funktionieren und wie die Mechanismen in einem physiologischen System arbeiten. Die erforderlichen Kräfte müssen sicher und zielgerichtet angewendet werden.

Wir beschreiben hauptsächlich festsitzende Mechaniken, mit denen Zähne bewegt werden, und geben generelle Hinweise zur Positionierung der Zähne mit dem Ziel, eine gute Funktion, Ästhetik und Stabilität zu erreichen. Eine befriedigende Behandlung erfordert eine sorgfältige Diagnostik und Therapieplanung, die hier jedoch nicht dargestellt ist. Wir haben versucht, das Thema einfach und klar zu behandeln und konnten daher die einzelnen Themen nicht in ihrer ganzen Breite darstellen. Am Ende eines jeden Kapitels verweisen wir deshalb auf weiterführende Literatur.

Die Kapitel sind nach der Reihenfolge im klinischen Behandlungsablauf angeordnet. Unser Ziel, dieses Buch auch als Nachschlagewerk zu konzipieren, machte es notwendig, den Stoff vorhergehender Kapitel gelegentlich kurz zu wiederholen, sodass auch die isolierte Lektüre einzelner Kapitel möglich ist.

Wir beabsichtigen, ein grundlegendes Verständnis der festsitzenden Apparaturen zu vermitteln. Weitere klinische und praktische Instruktionen sind jedoch erforderlich, um das Wissen sicher in der Praxis anwenden zu können.

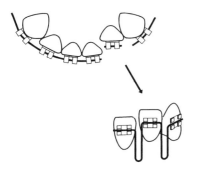

Abb. 4.5 Vertikale Loops zur Derotation und Labialbewegung eines unteren Schneidezahns.

Vertikale Loops sind in vertikaler Richtung deutlich weniger flexibel als in horizontaler Richtung. Auch eine Veränderung der Interbracketdistanz durch horizontale Loops ist möglich. Dennoch ist es sowohl einfacher als auch effizienter, vertikale Fehlstände mit einem Bogen von geringer Steifheit oder durch Einbeziehung der fehlstehenden Zähne mit elastischen Zügen an einem rigideren, passiven Bogen zu behandeln.

Die Einführung von elastischen Bögen, vor allem von Nickel-Titan-Bögen, hat die Anwendung von vertikalen Loops abgelöst. Multiloopbögen sind zeitaufwendig herzustellen, schwierig zu reinigen und stören häufig im Bereich der Weichgewebe.

Einfluss der Bracketbreite

Die Bracketbreite beeinflusst den Platz, den der Bogen zwischen zwei Brackets zur Verfügung hat, und dadurch ebenfalls den aktiven Teil im Interbracketbereich (Abb. 4.6). Der Interbracketbereich ist sehr groß, wenn schmale Brackets Verwendung finden, beispielsweise Begg-Brackets, und sehr schmal, wenn breite Brackets Verwendung finden, beispielsweise Edgewise-Brackets.

Die Auswirkungen der Bracketbreite sind komplex und abhängig von der Einbindung der einzelnen Zähne.

Einfluss der Friktion

Das Ausmaß der Friktion zwischen Bracket und Bogen ist wichtig, wenn Zähne entlang des Bogens bewegt werden sollen. Eine solche Mechanik nennt man Gleitmechanik, diese steht im Gegensatz zur so genannten Closing-Loop-Mechanik, bei der der Zahn mit dem Zahnbogen bewegt wird (Abb. 4.7). Bei der Gleitmechanik wird die Retraktionskraft aus einer zusätzlichen Quelle gewonnen, beispielsweise durch einen Gummiring. Bei der Closing-Loop-Mechanik geht die Kraft für die Retraktion aus dem Bogen selbst hervor.

In Abb. 4.7a ist ein aktivierter Teilbogen gezeigt, der am Molaren, Prämolaren und Eckzahn befestigt ist. Der Eckzahn kann ohne Friktionsverlust zwischen Eckzahnbracket und Bogen nach distal bewegt werden. In Abb. 4.7b muss der Eckzahn zusätzlich die Friktion zwischen Bracket und Bogen überwinden, wenn er entlang des Bogens nach distal bewegt wird. Die Retraktionskraft wird durch den Gummiring ausgelöst, der Bogen ist passiv.

Die Größe der Kraft, die benötigt wird, um die Friktion zu überwinden, kann in der Praxis nicht mit Exaktheit festgelegt werden, sie ist auch davon abhängig, ob der Eckzahn während der Retraktion kippt. Bei Gleitmechaniken kann es auch zu einer Verkantung zwischen Bracket und Slot kommen, die dann jede Zahnbewegung unmöglich macht. Die Friktion nimmt zu, je großformatiger der Bogen ist. Als Minimum ist ein Spiel von 0,003 Inch zwischen Bracket und Slot erforderlich, um eine Gleitmechanik zu ermöglichen. Finden sehr dünne Stahlbögen Verwendung, nimmt die Friktion auch zu, da es nun zu einer starken Abwinkelung des Brackets am Bogen und somit zu einer Verkantung kommt. In Abb. 4.8a ist ein Bogen von ungeeignetem Durchmesser (beispielsweise 0,012 Inch) dargestellt, der eine starke Kippung des Zahns zulässt und so zur Verkantung führt. Eine solche Verkantung wird auch

Abb. 4.6 Einfluss der Bracketbreite auf die Interbracketdistanz: **a** Zwillingsbracket; **b** Begg-Bracket.

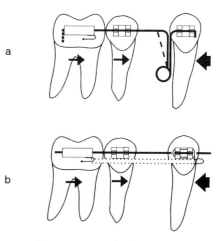

Abb. 4.7 **a** Closing-Loop-Mechanik zur Retraktion eines Eckzahns; **b** Gleitmechanik zur Retraktion eines Eckzahns mit einem Gummizug.

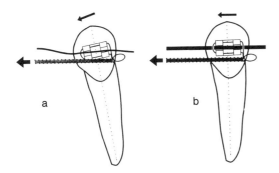

Abb. 4.8 Gleitmechanik und Reibung: **a** Ein Bogen von ungeeignetem Durchmesser ermöglicht eine Zahnkippung, die Friktion nimmt zu; **b** ein slotausfüllender Bogen verhindert Zahnkippungen und reduziert die Friktion.

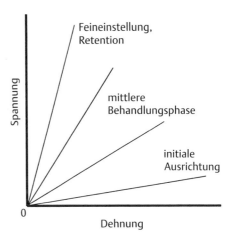

Abb. 4.9 Bogenauswahl während verschiedener Behandlungsphasen.

begünstigt durch Bögen von geringer Steifheit und führt zu einer unkontrollierten Zahnbewegung bei der Eckzahnretraktion. Als Richtlinie gilt: Ein Winkel von 5° verdoppelt, ein Winkel von 10° verdreifacht und ein Winkel von 20° vervierfacht die Friktion. Die Verkantung des Brackets am Bogen wird möglichst gering gehalten, wenn ein Bogen Verwendung findet, der 0,003 Inch Spiel zum Bracketslot zulässt. Stahlbögen mit einer okklusogingivalen Abmessung von 0,019 Inch sind ideal, wenn ein 0,022-Inch-Edgewise-Bracket Verwendung findet. Nickel-Titan-Bögen, insbesondere Rundbögen, sind nicht ausreichend steif, um Kippungen zu verhindern.

Um die Friktion möglichst gering zu halten, empfiehlt es sich, eine Stahlligatur anstelle der Gummiligatur zu verwenden.

Die Friktionskräfte sind am geringsten, wenn Begg-Brackets verwendet werden, da sie ein großes Spiel zwischen Bogen und Bracketslot ermöglichen. Bei Verwendung leichter Kräfte kann hier eine schnelle initiale Ausrichtung der Zähne erreicht werden.

Das Ausmaß der Friktion ist darüber hinaus abhängig von dem Material, aus dem Bögen und Brackets bestehen. Beta-Titan-Bögen haben generell eine hohe Friktion und sind nicht ideal für Gleitmechaniken. Auch Keramikbrackets weisen eine hohe Friktion auf, wenn sie mit Metallbögen verwendet werden.

Bogenauswahl in verschiedenen klinischen Situationen

Die Anforderungen an einen Bogen sind abhängig von der jeweiligen klinischen Situation und können im Laufe der Behandlung variieren. Es gibt nicht einen einzigen Bogen, der allen Anforderungen während einer Behandlung genügt. Für jeden Bogen gilt, dass er eine geeignete Steifheit besitzen muss, um die gewünschte Kraft übertragen zu können, die Festigkeit muss ausreichend sein, um Verbiegungen durch Kaukräfte standzuhalten und der Elastizitätsbereich muss es ermöglichen, über einen geeigneten Bereich eine Kraft zu applizieren, sodass häufige Aktivierungen nicht erforderlich sind.

Ein Bogen darf nicht brechen und muss biokompatibel sein. Als Richtlinie für die Bogenauswahl kann man drei Behandlungsphasen unterscheiden:

- initiale Ausrichtung
- mittlere Behandlungsphase
- Feineinstellung und Retention.

Abb. 4.9 stellt die allgemeinen Prinzipien zur Bogenauswahl während verschiedener Behandlungsphasen vor.

Bögen für die initiale Ausrichtung

Ziel zu Beginn einer Behandlung ist, labiolinguale Fehlstellungen, Rotationen und Fehlstellungen der Wurzeln zu beseitigen. In diese Phase der Behandlung fällt die so genannte Nivellierung, das heißt die Ausrichtung der Zähne in horizontaler Ebene.

Zu Anfang der Behandlung sind die Einzelzahnfehlstellungen am größten. Aus diesem Grunde müssen zunächst Bögen ausgewählt werden, die eine möglichst geringe Steifheit und einen großen Elastizitätsbereich aufweisen, damit sie eine geeignete Kraft über einen relativ großen Zeitraum ausüben. Eine detaillierte Kontrolle der einzelnen Zahnbewegungen tritt hier hinter die Auflösung von Engständen zurück. Bögen, die zu Anfang der Behandlung verwendet werden, sollten so früh wie möglich komplett in das Bracketslot einligiert werden.

Folgende Rundbögen sind für diese initiale Ausrichtung geeignet:

- Nickel-Titan-Bögen, bevorzugt in ihrer superelastischen Form
- Twistflex-Stahlbögen.

Wenn ausgeprägte Zahnfehlstellungen vorliegen und Zwillingsbrackets verwendet werden, sollten zunächst Bögen von geringer Steifheit und hoher Elastizität Verwendung finden. Superelastische Nickel-Titan-Drähte mit einem Durchmesser von 0,012 Inch oder sechsfach verseilte Stahlbögen mit einem Durchmesser von 0,015 oder 0,0175 Inch sind hierfür geeignet. Die Nickel-Titan-Bögen haben den größeren Arbeitsbereich und sind daher über einen längeren Zeitraum aktiv, außerdem verbiegen sie sich nicht so leicht im Mund. Ihre Friktion ist jedoch relativ hoch und sie brechen leichter.

Bei ausgeprägten Zahnfehlstellungen kann es auch ratsam sein, den Bogen nur locker in das Bracket zu ligieren und nicht vollständig einzubinden, um allzu starke Kräfte und eine Deformierung des Bogens zu vermeiden. Es ist jedoch wichtig, den Bogen vollständig in die Brackets einzuligieren, bevor die nächste Bogengröße Verwendung findet. Der nächste Bogen kann ein 0,014- oder 0,016-Inch-Nickel-Titan-Draht oder ein 0,0175-Inch-Twistflex-Stahlbogen sein. Im 0,018-Inch-Edgewise-Bracket ist der 0,0175-Inch-Twistflex-Draht nicht geeignet, weil er zu wenig Spiel zwischen Slot und Bogen ermöglicht und die Friktion entsprechend erhöht. Sonst können auch Nickel-Titan- oder runde Twistflex-Bögen von größerem Durchmesser in der Phase der initialen Ausrichtung verwendet werden.

Es liegt in der Natur der Bögen, die zur initialen Ausrichtung verwendet werden, dass sie eine schlechte Kontrolle über unerwünschte Zahnbewegungen liefern. Ihre geringe Steifheit verbietet es, sie in Kombination mit elastischen Zügen zu verwenden, die zuviel Kippung der Verankerungseinheit bewirken würden. Gleitmechaniken mit elastischen Zügen oder Federn sollten ebenso vermieden werden, da sie leicht zu einer Verkantung des Brackets im Bogen führen. Ein solcher Bogen würde leicht verbiegen und sowohl die zu bewegenden Zähne als auch die Zähne der Verankerungseinheit würden kippen.

Drähte zur initialen Ausrichtung werden in vorgeformten Bögen (Nickel-Titan) geliefert oder, im Falle der Twist-Drähte, in Stangenform. Bei Verwendung dieser Bögen braucht die individuelle Bogenform nicht besonders beachtet werden (Kapitel 6). Aufgrund ihrer geringen Steifheit und ihrer kurzen Anwendungsdauer hat die Drahtbogenform keinen nennenswerten Effekt auf die Zahnbogenform.

In den meisten Fällen ist die Phase der initialen Ausrichtung nach etwa drei Monaten beendet. Aufgrund der geringen Kontrolle, die man mit diesen Bögen hat, und der damit verbundenen Gefahr von unerwünschten Zahnbewegungen sollte man möglichst zügig zur nächsten Behandlungsphase übergehen.

Dabei sollte stets die Regel beachtet werden, dass man nicht auf einen höheren Bogen übergehen soll, bevor nicht der alte Bogen die Zähne ausreichend nivelliert hat.

Bögen in der mittleren Behandlungsphase

In der mittleren Phase der Behandlung müssen die hochflexiblen Bögen der Anfangsphase ersetzt werden durch Arbeitsbögen, die eine höhere Steifheit aufweisen und eine stärkere Kontrolle der Zahnposition ermöglichen.

Zunächst werden Stahlbögen von geringem Durchmesser verwendet, beispielsweise 0,014 Inch. Die Einarbeitung von ein oder zwei vertikalen Loops kann nützlich sein, um noch bestehende Einzelfehlstellungen zu korrigieren.

Als nächstes werden Bögen von 0,016 oder 0,018 Inch verwendet, aber nur dann, wenn der vorangegangene Bogen seinen Arbeitsbereich voll ausgenutzt hat. Wenn Zahnbewegungen entlang des Bogens gewünscht werden (Gleitmechanik), muss der verwendete Bogen eine ausreichende Kontrolle über die Zahnposition ermöglichen und so wenig Friktion wie möglich zulassen. Finden hierfür Rundbögen Verwendung, so muss deren Durchmesser im 0,022-Inch-Slot mindestens 0,016 Inch, besser 0,018 oder 0,020 Inch betragen. Breite Zwillingsbrackets haben einen kleineren Winkel zwischen Slot und Bogen und sind daher friktionsärmer als schmale Brackets. Eine Verkantung des Brackets (Abb. 4.8) kommt am ehesten bei dünnen Bögen vor, die in schmalen 0,022-Inch-Edgewise-Brackets verwendet werden. Eine körperliche Zahnbewegung kann nur erreicht werden, wenn Ausgleichsbiegungen in den Bogen gegen die eintretenden Zahnkippungen gemacht werden. Begg-Brackets haben zwar nur eine minimale Friktion mit dem Bogen, aber die Zähne kippen entlang des Bogens und müssen dann später mit zusätzlichen Federn aufgerichtet werden.

Einzelne Zähne oder ganze Zahngruppen können auch mit dem Zahnbogen bewegt werden (Closing-Loop-Mechanik, siehe Abb. 4.7) statt entlang des Zahnbogens.

Bögen dieser mittleren Behandlungsphase müssen ausreichend steif sein, damit im Bereich der Molaren nicht unerwünschte Zahnbewegungen eintreten. Diese Bögen spielen eine bedeutende Rolle bei der Molarenkontrolle und bei der Aufrechterhaltung der Verankerung. Inter- und intramaxilläre Gummizüge (siehe unten) können ab einer Bogendimensionierung von 0,016 Inch rund verwendet werden.

In der mittleren Behandlungsphase werden Rotationen und Zahnaufrichtungen, die in der initialen Phase eingeleitet wurden, fortgeführt. Overbite und Overjet werden korrigiert sowie Lücken geschlossen. Vertikale und horizontale Bajonettbiegungen ermöglichen Korrekturen und Überkorrekturen von Zahnrotationen und Kippungen (Abb. 4.10).

Hat man in der Edgewise-Technik mit Rundbögen, wie oben beschrieben, ausreichend nivelliert, so kann man jetzt auf Vierkantbögen von geringerer Steifheit übergehen (Twistflex, Nickel-Titan oder Beta-Titan), bevor ein unverseilter Stahlvierkantbogen verwendet wird. Generell gilt auch hier die Regel, dass Vierkantbögen von zunehmender Steifheit verwendet werden sollen. Im Falle eines 0,022-Inch-Slots kann man einen 0,018 × 0,025-Inch-Nickel-Titan-Bogen einligieren und danach einen 0,019 × 0,025-Inch-Stahlbogen.

Es muss daran erinnert werden, dass Vierkantbögen im Vergleich zu Rundbögen eine erheblich höhere Steifheit haben und damit verbunden erheblich höhere Kräfte ausüben. Finden Mechaniken Verwendung, die eine annähernd körperliche Bewegung des Zahns mit einhergehender Bewegung der Wurzelspitze ermöglichen, muss beachtet werden, dass diese immer starke Anforderungen

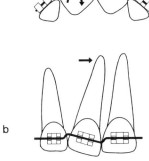

Abb. 4.10 Bajonettbiegung: **a** horizontale Biegung zur Überkorrektur einer Rotation; **b** vertikale Biegung zur Überkorrektur einer Zahnkippung.

an die Verankerung stellen, sodass in der Regel eine extraorale Verankerung benötigt wird.

Die Bogenfolge in dieser mittleren Behandlungsphase hängt von der verwendeten Mechanik und den jeweiligen Behandlungszielen ab. Davon unabhängig gilt immer das gleiche Prinzip, dass Bögen von zunehmender Steifheit verwendet werden sollen. In dieser Behandlungsphase muss jetzt auch die individuelle Bogenform beachtet werden (Kapitel 6), und es wird zunehmend wichtiger, dass der Behandler bei den Kontrollterminen seine Aufmerksamkeit auf alle eingetretenen Zahnbewegungen und möglichen Änderungen in der Zahnbogenform lenkt.

Bögen zur Feineinstellung und zur Retention

Wenn die entscheidenden Zahnbewegungen in der mittleren Behandlungsphase erreicht wurden, so ist in dieser Phase noch die Feineinstellung der Zahnposition zu bewerkstelligen und abschließend die Retentionsphase einzuleiten. Die Bögen, die hierfür Verwendung finden, müssen eine hohe Steifheit bei geringem Elastizitätsbereich aufweisen. Für die Feineinstellung kann eine Bajonettbiegung im Bogen erforderlich sein (Abb. 4.10). Finden vorprogrammierte Brackets Verwendung, so kann sich die Feineinstellung theoretisch erübrigen, da die gewünschte Zahnposition im Bracket programmiert ist. Dennoch können auch hier beispielsweise Fehler in der Bracketplatzierung erst in dieser Phase sichtbar werden und eine entsprechende Ausgleichsbiegung im Bogen erforderlich machen.

Wenn in der mittleren Behandlungsphase Vierkantbögen verwendet wurden, sollten auch jetzt Vierkantbögen von zunehmender Steifheit oder Größe verwendet werden. Bei der Verwendung von nicht vorprogrammierten Edgewise-Brackets müssen entsprechende Torquebiegungen eingearbeitet werden. Beta-Titan-Bögen von 0,021 × 0,025 Inch weisen eine geeignete Steifheit für das Finishing der Zähne auf. Wenn die mittlere Behandlungsphase mit Rundbögen abgeschlossen wurde und in dieser Phase ein 0,020-Inch-Rundbogen verwendet wird, muss beachtet werden, dass keinerlei Torquebewegung auf die Zähne übertragen wird, ohne das der Bogen entsprechend modifiziert wurde.

Begg-Brackets sind problematisch in der Phase der Feineinstellung und Retention. Die lockere Einbindung des Bogens in das Slot und die Flexibilität der zusätzlichen Federn erschwert eine präzise Positionierung und Retention der Zähne.

Nach der Feineinstellung ist es sinnvoll, den letzten Bogen im Sinne eines festsitzenden Retainers noch einige Zeit zu belassen.

Bögen und Kraftgröße

Die Kräfte, die bei Verwendung einer festsitzenden Apparatur angewendet werden, sind relativ hoch, verglichen mit den Kräften, die für kippende Zahnbewegungen mit herausnehmbaren Geräten empfohlen werden. Abb. 4.11 gibt Auskunft über die angewendeten Kräfte.

Mit festsitzenden Apparaturen müssen größere Kräfte ausgeübt werden, wenn sie beispielsweise Zähne körperlich bewegt werden sollen.

Auch wenn diese Kräfte recht hoch erscheinen, muss doch bedacht werden, dass Kraft durch Friktion verloren geht und ein Teil der Kraft sich auf Nachbarzähne verteilt. Des Weiteren wird ein Teil der Kraft durch den elastischen Zahnhalteapparat abgefangen. Kraft geht auch verloren, wenn ein Bogen seinen elastischen Bereich verlässt und plastisch deformiert. In diesem Bereich ist es für den Behandler nicht möglich, die Kraftgröße exakt vorauszusagen und es besteht die Gefahr, dass zu große Kräfte angewendet werden. Situationen, in denen Bögen ihren elastischen Bereich verlassen und dauerhaft verbiegen, sollten stets vermieden werden, indem geeignete andere Bögen ausgewählt werden.

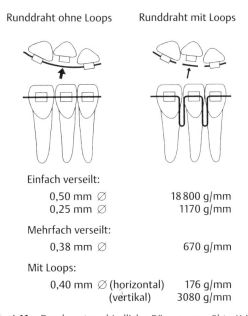

Abb. 4.11 Durch unterschiedliche Bögen ausgeübte Kräfte. Die ausgeübte Kraft im Bereich des einzuordnenden Zahns wird ausgedrückt in g/mm. Die Bracketbreite beträgt 3 mm, die Interbracketdistanz 13 mm. Für den Loop-Bogen ist die Kraft sowohl in horizontaler als auch in vertikaler Richtung angegeben (nach Waters et al. 1972).

In der Praxis gibt es eine Reihe von Unwägbarkeiten, sodass es unmöglich ist, eine Richtlinie für die spezielle klinische Situation zu geben. Die sicherste Herangehensweise ist, die jeweils geringste Kraft zu verwenden, die noch zur gewünschten Zahnbewegung führt. Starke kontinuierliche Kräfte bergen die Gefahr der Schädigung von Zahn und Zahnhalteapparat und belasten die Verankerung unnötig stark. Proffit (1993) stellte heraus, dass letzendlich nicht die Kraft, sondern der Druck im parodontalen Bandapparat entscheidend ist. Er empfiehlt näherungsweise folgende Kräfte für verschiedene Zahnbewegungen:

Bewegung	Kraft in g/Zahn
Kippung	50 – 75
körperliche Bewegung	100 – 150
Aufrichtung	75 – 125
Rotation	50 – 75
Extrusion	50 – 75
Intrusion	15 – 25

Bögen für verschiedene Techniken

Jede der verschiedenen festsitzenden Behandlungstechniken hat eine eigene Philosophie, dies betrifft sowohl die Art der verwendeten Brackets und Bögen als auch das Behandlungsziel. Diese Unterschiede spiegeln sich also auch in der Bogengestaltung wieder. Persönliche Vorlieben des Behandlers scheinen die größte Rolle bei der Auswahl der verwendeten Behandlungstechnik zu spielen. Jede Technik hat ihre besonderen Stärken und Schwächen und ein erfahrener Behandler entdeckt mit der Zeit, welche Technik in seinen Händen am besten funktioniert. Ein Hauptunterschied liegt darin, ob eine Technik durchgehende (alle Brackets in einem Kiefer umfassende), oder segmentierte (einzelne Zahngruppen umfassende) Bögen verwendet. Dies ist eine der Kontroversen in der Kieferorthopädie. Es ist sicher möglich, hervorragende Ergebnisse mit beiden Mechaniken zu erreichen. Derzeit fehlen zuverlässige Beweise, um einer dieser Techniken den Vorzug zu geben.

Zubehör

Als Zubehör zu den verwendeten Bögen stehen Gummiringe, Spiralfedern, Aufrichtefedern und Magneten zur Verfügung.

Gummizüge

Gummiringe finden in den verschiedensten Formen kieferorthopädische Verwendung. Gummiringe aus Latex gibt es in zahlreichen Größen und Stärken. Synthetische Elastics gibt es ebenso als Ringe, Ketten und Fäden. Idealerweise – dies gilt für jede Kraftanwendung – sollte die Kraft nicht nur in geeigneter Größe, sondern auch konstant über einen gewissen Zeitraum wirken. Leider fällt die Kraft bei elastischen Elementen relativ schnell ab. Latexgummiringe haben jedoch den Vorteil, dass sie von dem Patienten selbst täglich gewechselt werden können und so doch relativ konstant wirken können. Sie sollten ständig, außer beim Zähneputzen, getragen werden. Elastische Ketten sind leicht und schnell anzubringen. Sie finden Verwendung beim Lückenschluss (Gleitmechanik) und in frühen Behandlungsphasen, beispielsweise zur Korrektur von stark verlagerten Zähnen, bevor diese direkt in den Bogen einligiert werden können. Elastische Fäden sind relativ bruchanfällig und können nicht vom Patienten selbst entfernt werden.

Mit einer elastischen Kette kann man mehrere Zähne an einem Bogen zusammenführen. Es besteht stets das Risiko, zu hohe Kräfte anzuwenden, daher sollte die geeignete Kraft mit einer Federwaage ermittelt werden. Intramaxilläre Züge (Abb. 4.12) nennt man Züge, die nur in einem Kiefer wirken, sie können auf die unterschiedlichste Weise verwendet werden und am Molarenhäkchen oder den Brackets anderer Zähne eingehängt werden. Stets muss ihre Wirkung auf die Verankerungseinheit berücksichtigt werden und es müssen gegebenenfalls entsprechende Maßnahmen getroffen werden, um unerwünschte Bewegungen der Verankerungseinheit zu vermeiden.

Es ist manchmal nötig, ein Häkchen an den Bogen anzubringen, um daran den Gummiring zu befestigen. Wenn ein solches Attachment an den Bogen angebracht wird, muss darauf geachtet werden, dass der Bogen ausreichend dimensioniert gewählt wird, um eine ausreichende Steifheit zu erreichen, es sollte mindestens ein 0,016-Inch-Stahlbogen Verwendung finden. Auch wenn

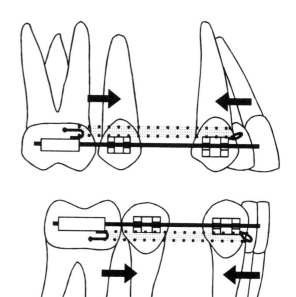

Abb. 4.12 Elastische Züge zwischen dem Molarenhäkchen und der Kobayashi-Ligatur des Eckzahns.

Gleitmechaniken gewählt werden, sind elastische Züge nützlich. Sie können an einem speziellen Häkchen, das aus einer Ligatur geformt wurde, einer so genannten Kobayashi-Ligatur, wie in Abb. 4.12 gezeigt, eingehängt werden.

Wenn ein Elastic an einem einzelnen Zahn angebracht wird, der nicht in den Bogen eingebunden ist, beispielsweise an einem verlagerten Zahn, sollte die angewendete Kraft 50–80 g, abhängig von der Größe der Wurzeloberfläche, nicht überschreiten. In einer solchen Situation wirkt die angewendete Kraft ausschließlich auf den Zahn, ohne dass es zu Friktionsverlust durch Reibung am Bogen kommt und muss daher dementsprechend gering gehalten werden. Bei Gleitmechaniken ist die anzuwendende Kraft abhängig von einer Vielzahl von Faktoren, die in ihrer Größe nicht mit Bestimmtheit festzulegen sind. Die Friktion zwischen Bogen und Bracket, das Ausmaß der möglichen Kippung, die Größe der Wurzeloberfläche und okklusale Kräfte sind einige der Faktoren, die die Kraftgröße bestimmen. Der Behandler ist jedoch gehalten, die jeweils geringstmögliche Kraft anzuwenden, die ausreicht um die gewünschte Zahnbewegung zu bewirken. Wenn mit Edgewise-Brackets ein Eckzahn im Sinne einer Gleitmechanik bewegt werden soll, ist eine anfängliche Kraft von 80 g empfehlenswert, die allmählich gesteigert werden kann, wenn der Zahn sich nicht bewegt. Es sollte immer bedacht werden, dass viele Gründe dafür vorliegen können, dass ein Zahn sich nicht bewegt, eine nicht ausreichende Kraft ist nur einer davon. Bevor die Kraft erhöht wird, sollten andere, wahrscheinlichere Gründe für das Ausbleiben der Bewegung ausgeschlossen werden, beispielsweise mechanische Behinderungen oder eine nur intermittierende Anwendung der elastischen Kraft.

Begg-Brackets verursachen am wenigsten Reibung bei der Zahnbewegung entlang des Bogens, daher sollten hier nur leichte Kräfte angewendet werden. Wenn jedoch zusätzlich eine Aufrichtefeder am Bracket angebracht ist, müssen auch hier größere Kräfte Verwendung finden, um die Zahnbewegung zu ermöglichen.

Unter intermaxillären Zügen versteht man elastische Züge, die zwischen oberem und unterem Zahnbogen Verwendung finden (Abb. 4.13), insbesondere Latexelastics werden hierfür eingesetzt. Intermaxilläre Züge ermöglichen Zahnbewegungen in einem Kiefer, wobei die Verankerung hierzu im Gegenkiefer bereitgestellt wird. *Klasse-II-Züge* verlaufen vom Oberkiefer mesial zum Unterkiefer distal. Abhängig von den verwendeten Bögen im Oberkiefer können Klasse-II-Züge eine distal gerichtete Kraft auf den gesamten Oberkieferzahnbogen ausüben, beziehungsweise eine Mesialbewegung der oberen Seitenzähne verhindern und sind somit nützlich, eine vergrößerte, sagittale Stufe durch Distalisierung der oberen Front zu verringern. Die Wirkung dieser Züge auf den Unterkieferzahnbogen besteht in der Mesialisierung der unteren Seitenzähne, was, beispielsweise für einen Lückenschluss nach Extraktion, ausgenutzt werden kann. Klasse-II-Züge bergen jedoch auch die Gefahr, dass sie die unteren Schneidezähne zu sehr in eine instabile, labiale Position bringen.

Klasse-III-Züge verlaufen umgekehrt, vom Oberkiefer distal, zum Unterkiefer mesial. Von der Art des im Unterkiefer verwendeten Bogens hängt es ab, ob diese Züge eine distal gerichtete Kraft auf den gesamten Unterkieferzahnbogen ausüben oder lediglich eine distal gerichtete Kraft auf die untere Front haben. Klasse-III-Züge vermögen die Oberkieferseitenzähne nach mesial zu bewegen, dies kann ausgenutzt werden um eine Extraktionslücke zu schließen oder auch die oberen Schneidezähne weiter zu protrudieren. Allgemein finden Klasse-III-Züge Verwendung bei der Behandlung von Klasse-III-Fällen.

Wie schon zuvor, so kann auch hier wegen einer Reihe von Gründen keine exakte Kraftangabe der zu verwendenden Züge gegeben werden. Als grobe Richtlinie kann gelten, dass eine Kraft von 60–100 g pro Seite und in Schlussbissstellung gemessen geeignet ist. Bei Verwendung von Begg-Brackets sind wiederum geringere Kräfte nötig. Es ist wichtig, dass die Gummizüge, außer beim Zähneputzen, ständig getragen und täglich erneuert werden. Die Verwendung von inter- und intramaxillären Kräften wird eingehend in Kapitel 8 beschrieben.

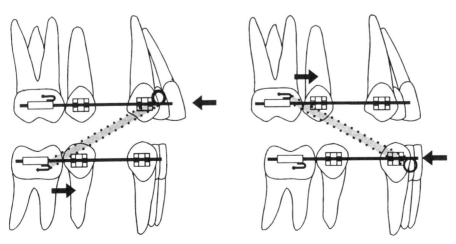

Abb. 4.13 Intermaxilläre Züge: **a** Klasse-II-Züge verlaufen von den Häkchen unterer Molarenbänder zu einem Häkchen am oberen Zahnbogen; **b** Klasse-III-Züge verlaufen von einem Häkchen am oberen Molarenband zu einem Häkchen im unteren Zahnbogen.

a b

Spiralfedern

Spiralfedern bestehen aus hartem, rostfreiem Rundstahl oder aus Nickel-Titan-Draht. Die Nickel-Titan-Federn haben bessere elastische Eigenschaften, also eine geringere Steifheit bei größerem Elastizitätsbereich.

Spiralfedern können über den Bogen geschoben werden, bevor dieser einligiert wird und so ihre Wirkung als Druckfeder zwischen zwei Brackets entfalten. Finden sie in dieser Art Verwendung, entsprechen sie einer Gleitmechanik, bei der Zähne entlang des Bogens bewegt werden. Sie sind besonders geeignet, um eine Lücke zu öffnen (Tafel **7**), können aber auch aktiv zur Distalisierung eines Zahns verwendet werden. Nickel-Titan-Federn können auch als Zugfedern an Stelle intramaxillärer Gummis verwendet werden. Sie haben den Vorteil, dass sie über einen großen Bereich eine konstante Kraft abgeben.

Aufrichte- und Rotationsfedern

Aufrichtefedern (Abb. 4.**14**) werden gemeinsam mit Brackets verwendet, die ein vertikales Slot besitzen (beispielsweise Begg-Brackets), um eine Wurzelbewegung in mesiodistaler Richtung auszulösen. Das eine Ende der Feder wird in das vertikale Bracketslot geschoben und das andere Ende der Feder in den Bogen eingehängt. Die eingehängte Aufrichtefeder bewirkt eine reziproke Kraft auf die Kronen, die dazu tendieren, sich in entgegengesetzte Richtung zu ihrer Wurzelspitze zu bewegen. Verblockt man die Kronen durch eine Stahlligatur, so kann die unerwünschte Bewegung im Bereich der Krone unterbunden werden, diese Maßnahme verhindert auch die unerwünschte Extrusion des Zahns.

Rotationsfedern bewirken die Rotation eines Zahns entlang seiner Längsachse (Abb. 4.**15a**). In gleicher Weise

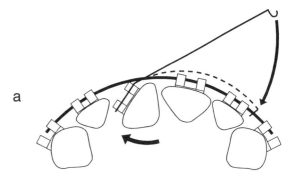

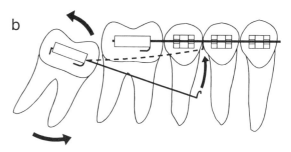

Abb. 4.**15** Zusätzliche Federn: **a** Rotationsfeder für einen oberen Schneidezahn; **b** Aufrichtefeder für einen zweiten unteren Molaren.

arbeitet eine Aufrichtefeder zur Aufrichtung eines Molaren, wie in Abb. 4.**15b** dargestellt. Die Einführung von Bogenmaterialien von geringer Steifheit und hoher Elastizität, beispielsweise Nickel-Titan, hat die Rotationsfeder weitgehend abgelöst.

Magnete

Neue Materialien haben die Konstruktion von Magneten in den letzten Jahren verbessert. Unter den neuen Materialien hat die Legierung aus Neodym-Eisen-Bor die höchste magnetische Energie pro Volumeneinheit von kommerziell erhältlichen Magnetmaterialien. Diese Legierung ist für kieferorthopädische Zwecke in akzeptabler Dimensionierung und zu einem angemessenen Preis erhältlich. Theoretisch können Magnete sowohl in abstoßender als auch in anziehender Anordnung für Zahnbewegungen verwendet werden. Ein Problem bei ihrer Anwendung ist, dass sie nicht den gleichen Gesetzen gehorchen wie Federn oder elastische Züge. Dadurch ist eine konstante Kraftwirkung schwer zu erreichen und es besteht die Gefahr, dass zu große Kräfte angewendet werden.

Derzeit sind Magnete nicht sehr verbreitet, sie sind nicht ohne weiteres in kieferorthopädisch zweckmäßigen Formen zu erhalten. Dennoch gibt es in der festsitzenden Technik Möglichkeiten, mit Magneten zu arbeiten, insbesondere bei der Behandlung starker Einzelfehlstellungen.

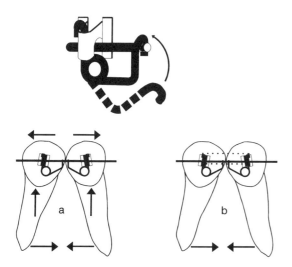

Abb. 4.**14** Begg-Aufrichtefeder: **a** Die Feder bewirkt eine Bewegung der Wurzelspitzen aufeinander zu und der Kronen voneinander weg, dies führt zu einer Extrusion der Zähne; **b** wenn die Zähne mit einer Stahlligatur verbunden werden, kann das Auseinanderdriften der Kronen sowie die Extrusion der Zähne verhindert werden.

Literatur

Proffit, W. R. (1993). *Contemporary Orthodontics*, 2nd edn., Mosby, St. Louis.

Weiterführende Literatur

Burstone, C. J. (1991). The biomechanical rationale of orthodontic therapy. In *Current Controversies in Orthodontics*, B. Melson, ed. Quintessence, Chicago.

Ireland, A. J., Sherriff, M. and McDonald, F. (1991). Effect of bracket and wire composition on frictional forces. *European Journal of Orthodontics*, 13, 323.

Marcotte, M. R. (1990). *Biomechanics in Orthodontics*, BC Decker.

Quinn, R. S. and Yoshikawa, M. S. (1985). A reassessment of force magnitude in orthodontics. *American Journal of Orthodontics*, 88, 254.

Samuels, R. H. A., Rudge, S. J. and Mair, L. H. (1993). A comparison of the rate of space closure using a nickel titanium spring and an elastic module: a clinical study. *American Journal of Orthodontics and Dentofacial Orthopedics*, 103, 464–7.

Sandler, P. J. *et al.* (1989). Magnets and orthodontics. *British Journal of Orthodontics*, 16, 243.

Thurow, R. C. (1982). *Edgewise Orthodontics*, Mosby, St. Louis.

Tidy, D. (1989). New wires for old. *Dental Update*, 16, 137–45.

Waters, N. E. (1992). Super elastic nickel-titanium wires. *British Journal of Orthodontics*, 19, 319–22.

5 Fallplanung

Dieses Kapitel behandelt die Vorbereitungen, die getroffen werden müssen, bevor eine festsitzende Behandlung begonnen wird. Die aktive kieferorthopädische Behandlung zieht sich über einen längeren Zeitraum hin, an den sich noch eine Retentionsphase anschließt. Aus diesem Grund ist es notwendig, eine systematische Herangehensweise zu entwickeln. Diagnostische Unterlagen der zu behandelnden Fehlstellung müssen vorliegen, bevor die Diagnose erstellt und ein Therapieplan aufgestellt wird. Darüber hinaus dienen diese Unterlagen während der Behandlung dazu, den Behandlungsfortschritt zu kontrollieren. Ein detaillierter Behandlungsplan, einschließlich der geschätzten Behandlungsdauer und der Retentionszeit, muss im Patientenjournal dokumentiert werden. Der Behandlungsplan und das angestrebte Behandlungsergebnis sollten vor Beginn der Behandlung mit dem Patienten und gegebenenfalls mit seinen Eltern (bei minderjährigen Patienten) besprochen werden. An diesem Termin sollten auch die Behandlungsrisiken besprochen werden. Anmerkungen dazu sind in Anhang 1 zu finden. Fragen und Erwartungen, sowohl von Seiten des Patienten als auch von Seiten seiner Eltern, sollten schriftlich niedergelegt werden. Nützlich ist auch eine Notiz bezüglich der zu erwartenden Mitarbeit und Motivation des Patienten.

Diagnostische Unterlagen

Die diagnostischen Unterlagen sind ein wichtiger Bestandteil der Behandlung, sie sollten bei jedem Kontrolltermin am Behandlungsstuhl bereitliegen. Dies betrifft in der Regel die Modelle, Röntgenaufnahmen und Fotos.

Modelle

Für die Kieferorthopädie stehen spezielle Abformlöffel zur Verfügung, deren Ränder verlängert sind, um so eine gute Abformung der Umschlagfalte und des Lingualbereiches zu ermöglichen. Anhand guter Modelle ist am ehesten zu beurteilen, ob Zahnbewegungen aufgrund der durchgeführten Therapie oder infolge von Wachstum oder spontanen Zahnwanderungen entstanden sind. Modelle müssen in maximaler Interkuspidation zusammengesetzt und entsprechend getrimmt werden. Es ist ratsam, später noch einmal am Patienten zu überprüfen, ob die Situation des Modells auch die tatsächliche Okklusion im Mund wiedergibt. An den aktuellen Modellen können erforderliche Messungen durchgeführt und die Zahnbogenform kann festgelegt werden (Kapitel 6).

Röntgenaufnahmen

Die erforderlichen Röntgenaufnahmen müssen entsprechend den vorgeschriebenen Sicherheitsbestimmungen und mit großer Sorgfalt hergestellt werden, insbesondere ist auf die korrekte Belichtungszeit, Entwicklung und Archivierung zu achten. Der Behandler hat sicherzustellen, dass mit einer geringstmöglichen Strahlenbelastung eine maximale diagnostische Information erreicht wird. Röntgenbilder sollten erst im Anschluss an die Anamnese und klinische Untersuchung gemacht werden. Röntgenbilder dürfen nur angefertigt werden, wenn hierfür eine nachvollziehbare Indikation besteht. Sowohl negative als auch positive Befunde müssen in die Diagnose und in den Behandlungsplan einfließen. Der Behandler sollte sich der Gefahren ionisierender Strahlung, insbesondere bei kleinen Kindern, bewusst sein. Diese Gefahren müssen selbstverständlich abgewogen werden gegenüber den Risiken, die bestehen, wenn eine Behandlung ohne die notwendige Röntgendiagnostik durchgeführt wird. Das Orthopantomogramm (OPG) ist eine weit verbreitete Aufnahme. Diese Röntgenaufnahme liefert eine hervorragende Übersicht, sowohl über bereits durchgebrochene als auch über noch nicht durchgebrochene Zähne. Das OPG hat jedoch seine Schwächen in der Darstellung der Oberkieferfrontzahnregion. Die Oberkieferfrontzahnregion ist ein Bereich, in dem häufig Zahnfehlstellungen vorliegen und pathologische Prozesse ablaufen können. Daher ist es ratsam, als Ergänzung zum OPG, eine Einzelbildaufnahme der Oberkieferfrontregion anzufertigen. Steht kein Orthopantomograph zur Verfügung, müssen Einzelbilder von Front- und Seitenzähnen angefertigt werden. Auf den Röntgenbildern müssen alle dargestellten Bereiche befundet werden und gegebenenfalls weiterführende Röntgenuntersuchungen eingeleitet werden.

Hierbei ist folgende Vorgehensweise empfehlenswert:

- Zähle alle Zähne – sowohl die bereits durchgebrochenen als auch die noch nicht durchgebrochenen Zähne.
- Betrachte die Kronen der bereits durchgebrochenen und der noch nicht durchgebrochenen Zähne.
- Betrachte die Wurzeln – sowohl der durchgebrochenen als auch der noch nicht durchgebrochenen Zähne.
- Betrachte die dargestellten Weichteile und knöchernen Strukturen.

Weitere Röntgenuntersuchungen können notwendig sein bei Zähnen mit parodontaler Vorschädigung oder wenn Unklarheiten bezüglich der Prognose stark gefüllter Zähne bestehen.

Bei der zunehmenden Zahl von Erwachsenen, die kieferorthopädischen Rat suchen und bei denen auch parodontale und restaurative Behandlungen durchgeführt werden müssen, sollten geeignete Röntgenaufnahmen hergestellt werden, die sowohl die Wurzeln als auch die parodontale Situation darstellen.

Zähne, die ein mechanisches Trauma erlitten haben, besitzen ein erhöhtes Risiko während der kieferorthopädischen Behandlung, ihre Vitalität zu verlieren oder Wurzelresorptionen zu erleiden. Bei diesen Zähnen ist eine gründliche Röntgenuntersuchung vor Beginn der kieferorthopädischen Behandlung dringend geboten.

Seitliche Fernröntgenbilder sind erforderlich, wenn klinisch eine Diskrepanz der Zahnbögen zueinander in sagittaler oder vertikaler Richtung besteht. Diese Aufnahme gibt Auskunft über dentoalveoläre und skelettale Faktoren, die zur vorliegenden Zahn- und Kieferfehlstellung beitragen. Wie bei allen Röntgenbildern soll auch hier ein maximaler Informationsgehalt aus der Aufnahme gewonnen werden. Dazu ist es nötig, die abgebildeten Strukturen auf einer transparenten Folie entweder per Hand oder mithilfe eines Computers durchzuzeichnen.

Die standardisierte Herstellung und Reproduzierbarkeit dieser Röntgenbilder ermöglicht es, Wachstumsveränderungen oder durch die kieferorthopädische Therapie ausgelöste Veränderungen festzustellen. Es soll jedoch davor gewarnt werden, die Therapie ausschließlich aufgrund des Fernröntgenseitenbildes festzulegen.

Klinische Fotografie

Farbfotografien sollten so oft wie möglich angefertigt werden. Sie werden vor Beginn der Behandlung gemacht und gehören zu den diagnostischen Unterlagen. Es ist aber auch empfehlenswert, in entscheidenden Phasen der Behandlung zusätzliche Fotos herzustellen.

Von extraoral wird eine Frontalaufnahme, eine Profilaufnahme und eine Aufnahme, bei der das Gesicht zu drei Vierteln von frontal und zu einem Viertel von lateral zu erkennen ist, gemacht. In dieser Dreiviertelansicht wird der Patient meistens von seiner Umwelt gesehen.

Intraorale Fotos sollten alle Zähne in Okklusion zeigen. Dies wird am besten erreicht durch einzelne Bilder des frontalen und der beiden bukkalen Segmente. Zusätzliche Spiegelaufnahmen des Ober- und des Unterkieferzahnbogen sind teilweise nützlich, um Rotationen oder Durchbruchsstörungen zu dokumentieren. Detailaufnahmen von Einzelzähnen sind erforderlich bei morphologischen Veränderungen, Entkalkungen oder Verfärbungen. Diese nichtinvasiven Befundunterlagen stellen einen wichtigen Baustein der Diagnostik zu Beginn der Behandlung dar.

Umgang mit Patient und Eltern

Eine über lange Zeit dauernde kieferorthopädische Behandlung erfordert ein hohes Maß an Motivation und Kooperation vonseiten des Patienten und gegebenenfalls seiner Eltern. Auch die Eltern müssen einsehen, dass eine zufrieden stellende Behandlung nur erreicht werden kann, wenn Kontrolltermine regelmäßig eingehalten werden und die Mitarbeit des Patienten ausreichend ist.

Vorbereitung im Mund

Mundhygiene

Vor Beginn jeder kieferorthopädischen Behandlung, jedoch insbesondere wenn diese Behandlung mit festsitzenden Geräten erfolgt, ist eine gute Mundhygiene erforderlich. Es gibt Situationen, bei denen es für den Patienten schwer ist, die engstehenden Zähne ausreichend zu reinigen. Die Patienten müssen vorab über die Folgen aufgeklärt werden, die eintreten, wenn nach Eingliederung einer festsitzenden Apparatur keine ausreichende Mundhygiene betrieben wird. Der Patient sollte nach folgenden Richtlinien über die notwendige Mundhygiene unterwiesen werden:

- Zähne und Apparatur sollten mit einer Zahnbürste von geeigneter Größe nach jedem Essen und vor dem Schlafengehen gereinigt werden. Die Handhabung einer Interdentalbürste soll gezeigt werden.
- Noch nicht gereinigte Zahnflächen können mit Färbetabletten dargestellt werden.
- Süße Snacks sowie süße oder saure Getränke sollten vermieden werden.
- Täglich sollten eine fluoridhaltige Mundspüllösung sowie fluoridhaltige Zahnpasta verwendet werden.

Es ist ratsam, mit der kieferorthopädischen Behandlung erst dann zu beginnen, wenn über mehrere Monate eine gute Mundhygiene bestanden hat. Es ist unrealistisch zu hoffen, dass nach Eingliederung einer Apparatur sich die Mundhygiene noch verbessert. Patienten, die trotz erfolgter Mundhygieneunterweisungen keine ausreichende Zahnpflege betreiben, sind für kieferorthopädische Behandlungen nicht geeignet.

Allgemeine Zahngesundheit

Bevor eine festsitzende Apparatur eingesetzt wird, muss eine allgemeine Zahnuntersuchung erfolgen. Alle Zähne mit kariösen Läsionen müssen versorgt sein, bevor die Apparatur eingesetzt wird. Über vorhandene Kronen oder umfangreiche Restaurationen, die Probleme bei der Eingliederung oder Entfernung von Bändern oder Brackets machen können, sollte man sich eine schriftliche Notiz machen. Ebenso sollten Aufzeichnungen über wurzelkanalbehandelte Zähne und alle morphologischen Abweichungen, wie Schmelzhypoplasien, Mineralisationsstörungen, Zahnsprünge, Frakturen oder Verfärbungen, gemacht werden. Zähne, die ein Trauma erlitten haben, sollten auf ihre Vitalität überprüft werden.

Nach einiger Zeit kieferorthopädischer Behandlung vergessen Patienten oder deren Eltern zuweilen manche Details. Wenn dann Defekte, die bereits zu Beginn der Behandlung bestanden haben, nach Herausnahme der Apparatur sichtbar werden, wird nach deren Herkunft gefragt. Hinweise auf entsprechende Aufzeichnungen oder Fotografien vom Beginn der Behandlung können dann die Existenz der Defekte schon zum damaligen Zeitpunkt einleuchtend belegen.

Zunehmend mehr Erwachsene interessieren sich für kieferorthopädische Behandlungen, die dann häufig in Kombination mit einer parodontalen oder restaurativen Therapie durchgeführt werden. Parodontalerkrankungen können Knochenverlust oder Weichgewebsverlust beinhalten. Ein Parodontalstatus bei Erwachsenen ist daher vor Beginn der Behandlung unverzichtbar. Manchmal ist es auch ratsam, einen Spezialisten einer benachbarten zahnmedizinischen Disziplin zu Rate zu ziehen. Während einer kieferorthopädischen Therapie kann es zu Wurzelresorptionen oder zur Zunahme der Zahnbeweglichkeit kommen. Alle Abweichungen der Wurzellänge zu Beginn der Behandlung sollten festgestellt werden und sowohl Patient als auch Eltern darüber aufgeklärt werden. Bei der kieferorthopädischen Zahnbewegung sollten so leichte Kräfte wie nötig angewendet werden.

Behandlungsplanung

Obwohl die kieferorthopädische Diagnostik nicht Gegenstand dieses Buches ist, halten wir es doch für erforderlich, darauf hinzuweisen, dass vor Beginn einer kieferorthopädischen Therapie komplette Befundunterlagen vorliegen müssen. Es ist häufig sinnvoll, vor Beginn einer Behandlung zwei Termine auszumachen. Den ersten, um die diagnostischen Unterlagen herzustellen, und den zweiten, einige Wochen später, um mögliche Behandlungswege mit dem Patienten zu besprechen. Dieses Vorgehen gibt dem Behandler Zeit, den Behandlungsablauf festzulegen, und der Patient hat die Möglichkeit, über allgemeine Aspekte zur kieferorthopädischen Behandlung nachzudenken. An dem Termin, an dem der Behandlungsablauf besprochen wird, sollten auch an Hand der Modelle und der Röntgenbilder Einzelheiten der Behandlung erklärt werden. Bevor die Behandlung begonnen wird, sollten folgende Fragen geklärt sein:

- Ist der Behandlungszeitpunkt richtig und die Mundhygiene ausreichend?
- Hat der Behandler alle infrage kommenden ätiologischen Faktoren für die vorhandene Fehlstellung abgeklärt?
- Ist eine signifikante Verbesserung und ein stabiles Behandlungsresultat erzielbar?

Der Behandlungsplan sollte klar strukturiert sein und Antwort auf folgende Fragen geben:

- Was ist das Ziel der Behandlung?
- Was erwarten der Patient und seine Eltern von der Behandlung?
- Welche Zahnbewegungen sind nötig, um das Behandlungsziel zu erreichen?
- Welche Geräte sind für diese Zahnbewegung erforderlich?
- Sind Extraktionen nötig?
- Welche Retention ist erforderlich?
- Wie lange wird die Behandlung etwa dauern?

Besprechung der Behandlung

Ziele und Details des Behandlungsplanes sollten mit dem Patienten und, falls erforderlich, mit einem begleitenden Elternteil oder Erziehungsberechtigten besprochen werden. Die vorgesehenen Geräte sollen dem Patienten erklärt und anhand von Fotos von Patienten, die diese Geräte tragen, gezeigt werden. Dies fördert das Verständnis des Patienten dafür, dass seine Mitarbeit bei der Behandlung erforderlich ist.

In einigen Fällen ist die Extraktion bleibender Zähne nötig. Eltern, die immer gewissenhaft auf die Gesunderhaltung der Zähne ihrer Kinder geachtet haben, sträuben sich dann zuweilen gegen die Extraktion gesunder Zähne. Anhand der Modelle sollte die Notwendigkeit der geplanten Zahnextraktionen eingehend begründet werden.

Die Eingliederung und Kontrolle einer festsitzenden Apparatur nimmt viel Zeit in Anspruch und die Therapie sollte, wenn möglich, in der Hand nur eines Behandlers bleiben.

Der Patient muss wissen, dass über einen längeren Zeitraum regelmäßige Kontrollen erforderlich sind.

Einwilligung zur Behandlung

In der Vergangenheit wurde das Einholen der gezielten Zustimmung zur Behandlung häufig vernachlässigt. Die Tatsache, dass ein mündiger Patient behandelt wird und freiwillig zu den vereinbarten Terminen erscheint, hat zu der Annahme geführt, dass der Patient mit der an ihm durchgeführten Therapie einverstanden ist. In Großbritannien gab es bisher erst wenige Rechtsstreitigkeiten, die sich mit der kieferorthopädischen Behandlung befassen mussten. Die zunehmende Wahrnehmung von medizinischen oder chirurgischen Behandlungsmisserfolgen hat jedoch dazu geführt, dass eine größere Zahl von Patienten – durchaus berechtigt – die Behandlung und deren mögliche Folgen hinterfragt. Es ist die Aufgabe des Kieferorthopäden, den Patienten und seine Eltern vor Beginn der Behandlung über Risiken und Nutzen der kieferorthopädischen Behandlung aufzuklären. Es ist ebenso wichtig sicherzustellen, dass der Patient das ihm Erklärte verstanden hat. Eine Unterschrift zur Zustimmung der Behandlung ist ohne zusätzliche Erläuterungen nicht ausreichend. Die Mehrzahl der kieferorthopädischen Patienten ist minderjährig. Daher müssen die Eltern oder Erziehungsberechtigten der Behandlung zustimmen. Es versteht sich von selbst, dass auch ein Minderjähriger der Behandlung zustimmen muss, sofern er ausreichend reif ist, um die Folgen der Behandlung oder deren Unterlassung zu verstehen.

Man soll sich davor hüten, eine festsitzende Apparatur gegen den Willen des Patienten und nur auf Wunsch der Eltern einzugliedern. Dies ist ein Verstoss gegen das Selbstbestimmungsrecht des Patienten und es ist unwahrscheinlich, dass es bei einer solchen Behandlung zu einem befriedigenden klinischen Ergebnis kommt.

Eine Checkliste ist eine nützliche Hilfe, um sicherzustellen, dass beim Beratungsgespräch alle Aspekte angesprochen wurden. Selbstverständlich können bei der jeweiligen, individuellen Situation noch zusätzliche Punkte hinzukommen, die nicht in der folgenden Liste enthalten sind:

- Dauer der Behandlung
- Häufigkeit der Kontrolltermine
- Unannehmlichkeiten durch die Apparatur
- Ausgabe des Patienteninformationsblattes
- Notwendigkeit von Extraktionen
- Schädigung an Zähnen und Zahnhalteapparat bei unzureichender Mundhygiene
- Prognose von Risikozähnen
- Notwendigkeit der Retention
- Auftreten eines Rezidivs
- späterer Unterkieferengstand.

Nach der Besprechung des Behandlungsplanes mit dem Patienten und seinen Eltern sollte man sich eine Eintragung ins Patientenjournal über die geführte Aufklärung machen.

Falls sich die kieferorthopädische Behandlung verlängert und weitere Kosten anfallen, ist es ratsam, einen Brief an den Patienten oder seine Eltern zu schreiben. Dieser Brief sollte Einzelheiten über die noch erforderliche Behandlung, deren Risiken und die noch anfallenden Kosten enthalten. Der Patient bekommt dadurch eine klare Vorstellung, welche Maßnahmen noch anstehen. Der Behandler sollte sich die Einverständniserklärung zur Behandlung von einem Elternteil schriftlich geben lassen.

Beginn der Behandlung

Wenn Einigkeit über das geplante Vorgehen gewonnen wurde und alle Befundunterlagen vollständig sind, kann ein Termin für die Eingliederung der Apparatur und für gegebenenfalls erforderliche Zahnentfernungen vereinbart werden. Die Eingliederung der Apparatur wird in Kapitel 7 beschrieben, der zeitliche Ablauf der Behandlung in Kapitel 16.

Benötigte Unterlagen zu Beginn der Behandlung:

- Modelle
- Röntgenaufnahmen: OPG mit zusätzlichem Einzelbild der Front oder entsprechende Einzelzahnfilme
- Fotos
- Ziel der Behandlung
- Behandlungsplan
- ungefährer Zeitplan.

Weiterführende Literatur

Adams, P. and Kerr, J. (1990). *The Design and Construction of Removable Appliances*, 6th edn, Butterworth-Heinemann, London.
British Orthodontic Society (1994). *Guidelines for the use of Radiographs in Orthodontics.*
British Orthodontic Society (1995). *Consent to Orthodontic Treatment.*
British Postgraduate Medical Federation (1989). *Straight Talk.* Video.
British Postgraduate Medical Federation (1989). *ALARA.* Video.
General Dental Council (1993). *Professional Conduct and Fitness to Practise,* GDC, London.
HMSO (1988). The Ionising Radiation Regulations. *Protection of Persons Undergoing Medical Examination or Treatment.* HMSO, Statutory instruments No. 778.
Hobson, R. S. and Clark, J. D. (1995). Management of the orthodontic patient 'at risk' from infective endocarditis. *British Dental Journal,* 178, 289–95.
Maachen, D. E. (1991). Legal aspects of orthodontic practise: risk management concepts. Oral hygiene assessment, plaque accumulation, gingival inflammation, decalcification and caries. *American Journal of Orthodontics and Dentofacial Orthopedics.* 100, 93–4.
The Medical Protection Society (1992). *Dental Report,* 4, 20–3.
NRPB (1994) Guidelines on Radiology Standards for Primary Dental Care, Vol. 5, No. 3.
Proffit, W. R. (1993). *Contemporary Orthodontics,* 2nd edn, Mosby, St. Louis.
Wander, P. A. and Gordon, P. D. (1987). *Dental Photography.* BDJ, London.

6 Bogenform

Ein wichtiges Ziel der kieferorthopädischen Behandlung ist ein stabiles Endergebnis. Die Faktoren, die ein solches stabiles Resultat garantieren, sind vielfältig und in ihrer Einzelgewichtung nur schwer einschätzbar. Darüber hinaus verändern sie sich während des gesamten Lebens und sind in ihrer Gesamtheit nicht vorhersagbar. Es ist daher nicht möglich, eine stabile Zahnposition zu definieren, weder zum Zeitpunkt der Anfangsdiagnostik noch danach.

Trotz dieser Schwierigkeiten gibt es einige Zahnbewegungen, von denen man weiß, dass sie rezidivgefährdet sind. Der Behandler sollte diese Zahnbewegungen entweder vermeiden oder eine lebenslange Retention anstreben. Es existieren jedoch einige Schwierigkeiten, die mit einer lebenslangen Retention verbunden sind, und daher sollten sie, wenn möglich, vermieden werden. Eine Kompromissbehandlung geht häufig auf Kosten der Stabilität, und es ist die Pflicht des Kieferorthopäden, mit dem Patienten darüber vor Beginn der Behandlung zu sprechen. In diesem Sinne sollte auch der Patient in die Entscheidung über das Ende der Retentionszeit einbezogen werden.

In der Hoffnung auf ein stabiles Ergebnis sollte man keine willkürlichen Idealvorstellungen der Okklusion anstreben. Dies führt häufig zu Enttäuschungen.

Auf der anderen Seite ist es unklug, eine kieferorthopädische Behandlung ohne ein klar definiertes Behandlungsziel zu beginnen oder Geräte einzusetzen, ohne deren Wirkung zu kontrollieren. Es besteht die Gefahr, dass man Zähne in eine instabile Position bewegt, bei solch einer unkontrollierten kieferorthopädischen Therapie ist das Rezidiv vorprogrammiert.

Stehen zuverlässige Richtlinien zur Erzielung eines stabilen Ergebnisses zur Verfügung?

Die Aspekte diagnostischer Überlegungen, die eine stabile Zahnstellung zum Ziel haben, sind zwar nicht Inhalt dieses Buches, dennoch gibt es eine Reihe von Prinzipien, die man beherzigen sollte, wenn man mit einer festsitzenden Apparatur arbeitet. Eines davon ist die Bogenform.

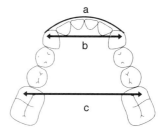

Abb. 6.1 Die Bogenform ist charakterisiert durch (a) die Krümmung des labialen Segments (a), die Eckzahndistanz (b), den Molarenabstand (c).

Allgemeine Bogenform

Der Begriff Bogenform beinhaltet die Gesamtkonfiguration des Zahnbogens. Die Bogenform ist durch folgende Charakteristika gekennzeichnet (Abb. 6.1):

- Durchmesser der Kurvatur des labialen Segmentes
- Eckzahnabstand
- Abstand zwischen den Molaren.

Die Bogenform, die wir zu Beginn der Behandlung sehen, liefert wertvolle Informationen über die Position, in die die Zähne im Laufe der Behandlung bewegt werden dürfen, um ein stabiles Endergebnis zu gewährleisten. Es gibt Situationen, in denen man von den drei charakteristischen Merkmalen der Bogenform abweichen darf und dennoch ein stabiles Ergebnis bekommt (siehe unten). Es passiert jedoch sehr leicht, dass man von der Bogenform abweicht, wenn man sich auf die Korrektur von einzelnen Zahnfehlstellungen konzentriert. Solche Abweichungen sind häufig sehr schwer und zeitaufwendig zu korrigieren. Die fehlerhafte Bogenform jedoch gar nicht zu korrigieren geht auf Kosten der Stabilität.

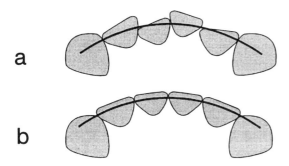

Abb. 6.2 Stellung der unteren Schneide- und Eckzähne: **a** vor der Behandlung, **b** nach der Behandlung. Die Eckzähne haben sich nach distal und lingual bewegt und die Schneidezähne stehen auf dem ursprünglichen Bogen.

Durchmesser des unteren Frontzahnbogens

Änderungen im Bereich der labiolingualen Position der Unterkieferschneidezahnkronen bleiben in der Regel nicht stabil. Ein großes Problem in der Behandlung des Unterkieferzahnbogens stellt die Labialbewegung unterer Schneidezähne dar. Es kommt bei der Korrektur von Fehlstellungen im Zahnbogen zuweilen vor, dass die unteren Schneidezähne, die wenig Widerstand gegen einwirkende Kräfte bieten, nach labial oder lingual kippen. Unerwünschte labiolinguale Bewegungen der unteren Schneidezahnkronen kommen auch vor, wenn der Radius der Frontzahnkurvatur nicht korrekt ist. Die vor Beginn der Behandlung bestehende Stellung der unteren Schneidezähne in labiolinguale Richtung sollte als Richtlinie gelten (Abb. 6.2).

Eckzahnabstand im Unterkiefer

Die Stellung, die die Eckzähne sowohl in mesiodistaler als auch in labiolingualer Richtung einnehmen, ist für die Stabilität von großer Bedeutung. In mesiodistaler Richtung müssen die Eckzähne so positioniert werden, dass ausreichend Platz bereit gestellt wird, um die Schneidezähne auszuformen. Wenn die unteren Schneidezähne im Engstand stehen, müssen die Eckzähne nach distal bewegt werden. Eckzähne stehen manchmal mesial und labial im Außenstand, bevor sie retrahiert werden. In einer solchen Situation darf auch der Eckzahnabstand verkleinert werden, aber die Krümmung des Unterkieferfrontzahnsegmentes und das Ausmaß der Divergenz der bukkalen Segmente zueinander sollten unverändert bleiben. Die Grundform des Unterkieferzahnbogens ist dergestalt, dass die Frontzahnkurvatur im Bereich der Mitte der Eckzahn-Brackets in ein gerades Seitenzahnsegment übergeht.

Transversaler Molarenabstand im Unterkiefer

Der zu Beginn der Behandlung bestehende Abstand der Molaren ist ein weiterer Aspekt, dem der Behandler Beachtung schenken sollte. Wenn die Molaren nach mesial oder distal bewegt werden, ist eine Veränderung des intermolaren Abstandes unvermeidlich, dennoch sollte die vor der Behandlung bestehende Divergenz der bukkalen Segmente beibehalten werden. Änderungen des intermolaren Abstandes im Unterkiefer sind selbstverständlich erforderlich, wenn ein bukkaler Kreuzbiss beseitigt wird.

Beziehung von Unterkiefer- und Oberkieferzahnbogen

Es ist ratsam, den Oberkieferzahnbogen nach dem Unterkieferzahnbogen auszurichten, den unteren Zahnbogen also quasi als Schablone für den oberen zu verwenden. Die obere Frontzahnkrümmung, der obere Eckzahnabstand und der Abstand der oberen Molaren korrespondieren mit entsprechenden Punkten im Unterkieferzahnbogen.

Bogensymmetrie

Eine perfekte bilaterale Symmetrie der Bogenform ist selten. Einige Patienten weisen sogar eine augenfällige Asymmetrie auf, die nicht mit kieferorthopädischen Mitteln korrigiert werden kann. Auf der anderen Seite können Zahnbögen, die zu Beginn der Behandlung annähernd symmetrisch waren, auch unter der Therapie asymmetrisch werden, wenn der Bogenform keine Beachtung geschenkt wird.

Bogenform bei der festsitzenden Apparatur

Wenn unerwünschte Veränderungen der Bogenform vermieden werden sollen, muss der Behandler diese frühzeitig registrieren. Aus diesem Grund ist es wichtig, bei jedem Behandlungsschritt die drei grundlegenden Merkmale der Bogenform zu beachten. Jeder einligierte Draht beeinflusst die Bogenform, daher ist ihre Beachtung von großer Bedeutung.

In frühen Phasen der Behandlung, wenn noch keine starren Bögen Verwendung finden, sondern beispielsweise relativ elastische Twistflex-Bögen zur Anwendung kommen, kann die Bogenform vernachlässigt werden. In späteren Phasen der Behandlung, wenn zunehmend stärkere Drähte Verwendung finden, muss die Bogenform genau beachtet werden. Ein großes Risiko birgt die Anwendung von nicht individuell angepassten, vorgefertigten Bögen. Die Verwendung dieser vorgefertigten Bögen macht vor dem Einligieren eine individuelle Adaptation an die individuelle Zahnbogenform erforderlich. Ziel ist, am Ende der Behandlung diejenige Zahnbogenform vorzufinden, die bereits zu Beginn der Behandlung festgelegt wurde, bzw. bestanden hat. Um der Beachtung der individuellen Bogenform in ausreichendem Maße Rechnung zu tragen, wird dem kieferorthopädisch Unerfahrenen geraten, für jeden Patienten eine individuelle Bogenform zu konstruieren.

Individuelle Bogenform

Die individuelle Bogenform ist eine unschätzbare Hilfe, insbesondere für die noch nicht so erfahrenen Behandler. Die vorgestellte Methode ermöglicht es, für jeden Patienten eine individuelle Bogenform zu konstruieren, und es wird empfohlen, diese für jeden Patienten vor Beginn der Behandlung festzulegen. Diese Form gilt dann für die gesamte Behandlung als Schablone für alle Bögen und verhindert so, dass Zähne unbeabsichtigt in eine unstabile Stellung bewegt werden. Es muss jedoch darauf hingewiesen werden, dass die Verwendung einer individuellen Bogenform nicht die sorgsame Überwachung aller eingetretenen Zahnbewegungen ersetzt. Die Abweichung von der Bogenform kann aber auch einmal im Laufe der Behandlung beabsichtigt sein (siehe weiter unten).

Das zur Behandlungsplanung erstellte Unterkiefermodell dient als Vorlage zur Konstruktion der Bogenschablone.

Konstruktion der Bogenschablone

Man benötigt das Anfangsmodell, Millimeterpapier, Schieblehre, Zirkel und Lineal (Abb. 6.3).

- Um die **Frontzahnkurvatur** zu erhalten, werden der untere mittlere Schneidezahn, der untere seitliche Schneidezahn und der untere Eckzahn mit der Schieblehre vermessen und die Werte addiert. Zu diesem Wert werden 3 mm hinzugezählt, und man

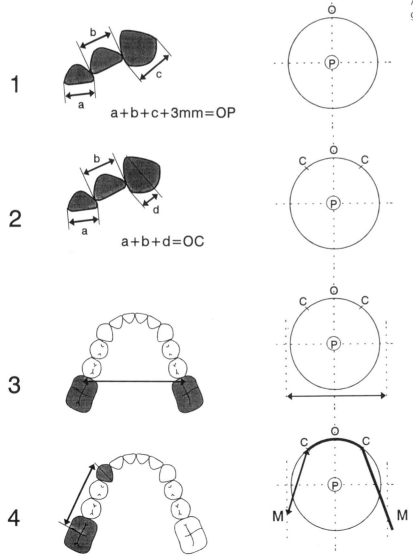

Abb. 6.3 Konstruktion der Bogenschablone (siehe Text).

erhält den Radius OP des Kreises, der mit einem Zirkel auf das Millimeterpapier gezeichnet wird. Man konstruiert den Kreis mit seinem Mittelpunkt P auf einer der Hauptlinien des Millimeterpapiers. Der Punkt O liegt im Schnittpunkt des Kreises mit einer der Hauptlinien des Millimeterpapiers.

- Die **Eckzahnpunkte** C und C liegen im Bereich der Mitte der Eckzahnkronen. Addiere die Breiten der beiden Schneidezähne der gleichen Seite und zähle die Hälfte der Eckzahnbreite hinzu. Stelle den Zirkel auf diese Länge ein, steche in Punkt O und markiere dann die Punkte C und C auf jeder Seite.
- **Intermolarenabstand.** Messe im Zahnbogen die Strecke zwischen den mesiobukkalen Höckerspitzen der unteren ersten Molaren und teile diese Strecke durch zwei. Zeichne mit dem so gewonnenen Wert eine parallele Linie zu jeder Seite der Strecke OP.
- **Eckzahn-Molaren-Abstand, CM.** Messe die Strecke zwischen der Eckzahnlängsachse und der bukkalen Querfissur des ersten Molaren der gleichen Seite. Greife diese Strecke mit dem Zirkel ab, steche in Punkt C ein und markiere den Punkt M im Schnittpunkt des Zirkelradius mit der Parallelen zur Strecke OP. Die so gewonnene Strecke CM wird etwas nach distal verlängert und stellt die Tangente an das Seitenzahnsegment dar.
- **Oberkieferbogenschablone.** Diese wird in gleicher Weise wie die Unterkieferschablone konstruiert, jedoch mit einem 3 mm größeren Radius für das Frontzahnsegment. Es wird wieder bei Punkt P begonnen. Die Oberkiefereckzahnpunkte werden durch die Summe eines oberen mittleren und eines oberen seitlichen Schneidezahns, sowie der halben Breite eines Oberkiefereckzahns, in gleicher Weise wie im Unterkiefer konstruiert. Die Seitenzahntangente CM wird jedoch parallel zur Unterkieferseitenzahntangente ausgerichtet.

Eventuell individuell nötige Molaren-, Eckzahn- und Schneidezahn-Offset-Biegungen sind in dieser Bogenform natürlich noch nicht enthalten.

Anwendung der individuellen Bogenform

Es empfiehlt sich, die so gewonnene Bogenform bei Stahlbögen zu verwenden. Bevor der Bogen einligiert wird, sollte seine Form noch einmal überprüft werden, insbesondere der Eckzahn- und Molarenabstand sowie die Krümmung des Frontzahnsegmentes. Abschließend wird überprüft, ob der Bogen symmetrisch ist und flach auf dem Tisch zu liegen kommt, um keine Niveauunterschiede in der Brackethöhe zu verursachen. Die exakte Übereinstimmung der einligierten Bögen mit der Schablone liefert noch keine Garantie gegen unerwünschte Zahnbewegungen, die Schablone stellt nur die Grundvoraussetzung hierfür dar. Es muss daran erinnert werden, dass besonders in frühen Behandlungsphasen die ausgeprägten Einzelzahnfehlstellungen einen erheblichen Einfluss auf die Bogenform haben. Daher ist es nicht möglich, die genauen Auswirkungen des einzelnen Bogens exakt vorauszusagen. Die Bogenform erleichtert dem Kieferorthopäden die Behandlung und richtet sein Augenmerk auf einzelne Zahnbewegungen. Die Bogenform hilft, eine stabile Zahnstellung am Ende der Behandlung zu erreichen.

Korrektur des seitlichen Kreuzbisses

Expansion oder Kontraktion des Bogens führen zu Bewegungen der Molaren. Es müssen jedoch ziemlich starre Bögen, beispielsweise 0,020-Inch-Stahl, hierfür verwendet werden, und es werden mehrere Sitzungen nötig sein, um die Korrektur zu erreichen. Für eine Bukkalbewegung der Molaren muss ein solcher Bogen um etwa 2 cm expandiert werden.

Wenn man mit einem Bogen beginnt, der der Schablone entspricht, so ist es wichtig, den Intermolarenabstand zu kontrollieren.

In Abb. 6.**4** ist die Bukkalbewegung der Molaren auf beiden Seiten dargestellt. Die in Abb. 6.**4a** dargestellte Bogenform ist dergestalt verändert, dass die Bukkalsegmente ausgehend von den Eckzähnen divergieren, die Frontzahnkurvatur ist jedoch unverändert. Wenn dieser Bogen einligiert wird, bewegen sich die Molaren nach bukkal, der Eckzahnabstand wird geringer und die Krümmung der Frontzahnkurvatur wird stärker. Wenn man bedenkt, dass die Molaren der dargestellten Expansion einen starken Widerstand entgegensetzen, so wird sich eine derartige Bogenveränderung, vor allem in einer Verkleinerung des Eckzahnabstandes und einer Labialkippung der Front, auswirken (Abb. 6.**4b**). Um diese unerwünschten Wirkungen zu verhindern, muss der Bogen wie in Abb. 6.**4c** modifiziert werden. Zusätzlich zur Verbreiterung des Molarenabstandes muss die Frontzahnkurvatur abgeflacht werden.

Es kann erforderlich sein, nicht beide Seiten zu erweitern, wie oben dargestellt, sondern nur eine Seite nach bukkal zu bewegen. Man neigt dazu, auch in solchen Fällen mit einer symmetrischen Bogenform zu beginnen, in der Hoffnung, das zu weit lingual stehende Seitenzahnsegment nach bukkal zu bewegen. Unglücklicherweise führt eine solche Herangehensweise aber zu einer unerwünschten Asymmetrie, denn es wirken gleichgerichtete Kräfte auf beide Bukkalsegmente. Die Korrektur eines einseitigen Kreuzbisses erfordert eine kunstvollere Mechanik (Näheres in Kapitel 14).

Details der Bogenform

Gegen Ende der Behandlung sind einige Detailbiegungen in horizontaler Ebene, wie in Abb. 6.**5** dargestellt, erforderlich. Die Eckzahnprominenz und das Molarenoffset müssen in den Unterkieferbogen eingearbeitet werden. Diese Biegungen sind jedoch nicht nötig, wenn vorprogrammierte Brackets Verwendung finden.

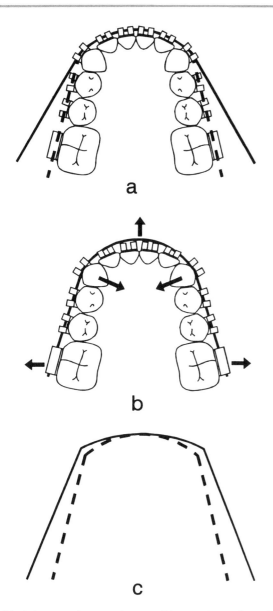

Abb. 6.4 Auswirkungen der Vergrößerung des Molarenabstandes. a Der Intermolarenabstand wird vergrößert durch Ausbiegungen im Bereich der Eckzähne. b Die dargestellte Molarenexpansion führt zu einer Verkleinerung des Eckzahnabstandes und zu einer Labialkippung der Schneidezähne. c Vergrößert man den Molarenabstand des Bogens, so muss auch die labiale Kurvatur abgeflacht werden, um eine Verschmälerung des Eckzahnabstandes und eine Labialkippung der Schneidezähne zu verhindern.

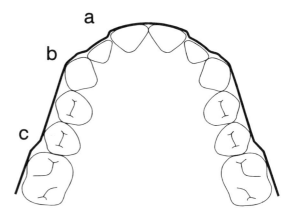

Abb. 6.5 Detailbiegungen im Oberkieferbogen: a Einwärtsbiegung für den seitlichen Schneidezahn; b Eckzahnausbiegung; c Molarenoffset.

Vorgeformte Bögen

Vorgeformte Bögen sind in einer großen Anzahl unterschiedlicher Drahtmaterialien und Formen erhältlich.

Sie haben den Vorteil, dass sie einfach zu verwenden sind, insbesondere in der Straight-Wire-Technik. Sie haben jedoch den Nachteil, dass sie zum Ende der Behandlung eine Zahnbogenform verursachen, die dem Konzept der Idealbogenform des Herstellers folgt und nicht demjenigen der Natur. Dieser Tatsache kommt umso mehr Bedeutung zu, je weiter die Behandlung fortgeschritten ist. In anfänglichen Phasen der Zahnausrichtung ist es legitim, vorgefertigte Bögen von geringer Steifheit, beispielsweise Nickel-Titan oder Twistflex-Bögen, zu verwenden, weil diese keinen signifikanten Einfluss auf die Bogenform haben. In späteren Phasen der Behandlung ist es aber erforderlich, die vorgefertigten Bögen – wie beschrieben – individuell anzupassen.

Weiterführende Literatur

Andrés De La Cruz, R., et al. (1995). Long-term changes in arch form orthodontic treatment and retention. *American Journal of Orthodontics and Dentofacial Orthopedics,* 107, 518–30.

Felton, J. M., Sinclair, P. M., Jones, D. L. and Alexander, R. G. (1987). A computerised analysis of shape and stability of mandibular arch form. *American Journal of Orthodontics,* 92, 478–83.

Little, R. M. (1990). Stability and relapse of dental arch alignment. *British Journal of Orthodontics,* 17, 235–41.

7 Eingliederung der Apparatur

Es ist erforderlich, sich ausreichend Zeit für die Eingliederung der Apparatur zu nehmen. Große Aufmerksamkeit muss der präzisen und gründlichen Anpassung der Apparatur gewidmet werden, um mögliche Fehler in der Positionierung der Bänder und Brackets zu vermeiden, die die Behandlung unnötig in die Länge ziehen oder zu einem unbefriedigenden Ergebnis führen würden. Die Apparatur sollte innerhalb von ein oder zwei Sitzungen eingegliedert werden, je nachdem ob Zähne separiert werden müssen oder nicht.

Folgende relativ zeitaufwendige Aufgaben sind bei diesen Terminen zu erledigen:

- Platzierung der Brackets und Bänder
- Eingliederung der Bögen
- Unterweisung des Patienten.

Bracketplatzierung

Durch Brackets werden die einwirkenden Kräfte auf die Zähne übertragen. Sie ermöglichen die Eingliederung eines Bogens und anderer Hilfsteile, die die gewünschte Zahnbewegung bewirken. Die exakte Positionierung der Brackets auf den Zähnen ist von großer Wichtigkeit und wird im Verlauf dieses Kapitels detailliert beschrieben. Die Brackets sind entweder auf einem Metallband befestigt oder werden direkt geklebt.

Direktes Kleben

Die Entwicklung der Schmelzätztechnik ermöglicht es, Brackets direkt auf die Zahnoberfläche zu kleben. Die Technik des direkten Klebens ist in der Kieferorthopädie weit verbreitet und hat die Bebänderung von Frontzähnen abgelöst. Dennoch bieten beide Methoden Vor- und Nachteile, die später diskutiert werden sollen.

Erfolgreiches Kleben hängt von drei Faktoren ab:

- Bracketbasis
- Kleber
- Zahnoberfläche.

Bracketbasis

Kieferorthopädische Brackets werden mit einer speziellen Bracketbasis hergestellt (Tafel **8**), die eine mechanische Retention des Adhäsivs ermöglicht. Wenn Metallbrackets Verwendung finden, kommt es zu einem mechanischen Verbund mit dem Adhäsiv. Glasionomerzement stellt zusätzlich noch einen chemischen Verbund zum Metall her und auch Kunststoffbrackets bilden einen chemischen Verbund zum Adhäsiv. Einige Keramikbrackets werden mit einem chemischen Haftvermittler auf der Basis angeboten, die meisten haften aber über einen mechanischen Verbund mit dem Adhäsiv.

Es gibt zahlreiche unterschiedliche Arten von Bracketbasen. Allen gemeinsam ist, dass das Adhäsiv in die Basis hineinfließt und so die Retention bewirkt. Brackets, Molarenröhrchen und linguale Attachments können alle auf die gleiche Weise geklebt werden.

Es ist wichtig, dass die Bracketbasis völlig sauber gehalten wird. Das Bracket sollte möglichst mit einer Pinzette angefasst werden, Berührungen der Bracketbasis mit dem Finger oder mit Latexhandschuhen sollten vermieden werden.

Kleber

Eine Vielzahl von Klebematerialien steht zur Verfügung. Die weiteste Verbreitung für kieferorthopädische Zwecke haben Komposits. Die meisten von ihnen werden chemisch aktiviert, indem zwei Komponenten vermischt werden. Zunehmende Verbreitung finden die so genannten No-Mix-Systeme, die aus zwei Komponenten bestehen: einer Flüssigkeit und einer Paste. Nach dem Ätzen des Zahns wird die flüssige Komponente auf Zahn und Bracketbasis aufgebracht. Die pastenförmige Konsistenz wird dann auf die Bracketbasis aufgebracht und das Bracket auf die Zahnfläche gedrückt. Leichte Drehbewegungen des Brackets beim Aufsetzen auf den Zahn verursachen eine ausreichende Durchmischung beider Komponenten. Speziell gestaltete Bracketplatzierungspinzetten sind hilfreich, wenn man diese Technik verwendet. Der Begriff No-Mix-System ist missverständlich, da ja in der Tat durchaus eine Durchmischung der Komponenten, nämlich auf der Zahnoberfläche, stattfindet. Aus diesen Gründen ist es wichtig, das Bracket fest auf den Zahn zu pressen und die Dicke des Klebers möglichst gering zu halten. Um die Brackets beim Kleben möglichst gut an den Zahn anpassen zu können, werden Brackets mit unterschiedlich konturierten Bracketbasen angeboten: flache Basen für Schneidezähne und gewölbte Basen für Eckzähne und Prämolaren. Einige der hoch entwickelten Bracketsysteme besitzen eine zusammengesetzte, konturierte Basis, die eine individuelle Anpassung des Brackets an den Zahn ermöglicht.

Ein Nachteil der No-Mix-Systeme ist der kurze Verarbeitungszeitraum von nur etwa 30 s. Als Alternative bieten sich lichtaktivierbare Komposits an, die dem Behandler beliebig viel Zeit lassen, um die Brackets korrekt zu positionieren. Lichtaktivierbare Systeme haben jedoch den Nachteil, dass ihre Verarbeitung insgesamt mehr Zeit in Anspruch nimmt.

Eine weitere Alternative stellt die so genannte indirekte Klebetechnik dar. Hierbei werden im Labor die Brackets auf einem Modell positioniert und über eine Schiene fixiert. Die Brackets werden dann mit Hilfe der Übertragungsschiene im Mund platziert und die Schiene dann später entfernt. Geklebt werden die Brackets mit einem lichthärtenden Komposit. Diese Technik hat den Vorteil, dass hierbei die genaueste Platzierung der Brackets möglich ist. Die Schwierigkeit bei dieser Technik ist die Trockenhaltung im Mund, man benötigt außerdem einen zusätzlichen Termin für die Abdrücke beim Patienten und die Arbeit im Labor verursacht zusätzliche Kosten. Diese Technik findet ihre größte Anwendung in Situationen, wo die Bracketplatzierung sehr schwierig ist, beispielsweise in der Lingualtechnik, in der speziell konstruierte Brackets auf die Lingualflächen der Zähne geklebt werden.

In der Absicht, mögliche Entkalkungen im Bereich der Bracketränder zu vermeiden, werden von einigen Behandlern auch Fluorid abgebende Glasionomerzemente als Kleber favorisiert. Bei diesem Material liegt der Vorteil darin, dass eine Schmelzätzung vor dem Kleben nicht erforderlich ist, die geringe Klebekraft führt jedoch im Laufe der Behandlung zu einer großen Zahl von Bracketverlusten. Dennoch wäre es wünschenswert, Fluorid freisetzende Kleber zu verwenden, es gibt jedoch auch schon Fluorid freisetzende Komposits.

Zahnoberfläche

Um eine geeignete Zahnoberfläche zum Kleben zu erhalten, muss man den Zahn zunächst mit einer Prophylaxepaste reinigen.

Neuere Studien zeigen übrigens keine Reduktion der Haftung, wenn öl- oder fluoridhaltige Pasten verwendet werden. Eine gute Trockenhaltung ist jedoch erforderlich, sodass Lippenhalter und Speichelsauger kontrolliert und die Watterollen ausgetauscht werden sollten. Je weiter distal im Zahnbogen geklebt wird, umso schwieriger wird es, daher passieren die meisten Klebefehler auch im Bereich der Prämolaren und Molaren. Zusätzliche Schwierigkeiten bestehen, wenn Prämolaren eine atypische Schmelzmorphologie haben, die die Haftung reduziert. In solchen Situationen kann es besser sein, die entsprechenden Zähne zu bebändern.

Nach Reinigung und Trockenlegung wird der Schmelz bis zu einer Tiefe von 25 µm mit Phosphorsäure geätzt. Das Ätzmittel steht in flüssiger Form oder als Gel zur Verfügung. Eine Ätzzeit von 30 s ist bei jugendlichen Zähnen ausreichend, das Ätzen von Zähnen Erwachsener benötigt etwas mehr Zeit. Nach dem Ätzen muss die Säure von der Zahnoberfläche abgesprüht und der Schmelz getrocknet werden. Viele Behandler verwenden ein Warmluftgebläse, um die Zahnoberfläche öl- und feuchtigkeitsfrei zu bekommen. Vor dem Kleben sollte überprüft werden, ob die richtigen Brackets für die entsprechenden Zähne bereitgelegt wurden und ob sie richtig herum liegen. Dies ist um so wichtiger bei vorprogrammierten Brackets, da hier in der Regel jedes Bracket anders ist. Wenn das Bracket auf den Zahn gesetzt wurde, sollte seine Position von bukkal und okklusal in direkter Sicht oder mit dem Spiegel überprüft werden, um Klebefehler bezüglich der Rotation und der horizontalen Positionierung zu vermeiden. Wenn das Bracket korrekt sitzt, darf es bis zum Aushärten des Klebers nicht mehr berührt werden. Störungen in der Abbindephase führen meist zu Bracketverlusten.

Bracketposition

Die Positionierung des Brackets auf der Zahnkrone ist von größter Wichtigkeit. Ziel ist, die Brackets so zu positionieren, dass am Ende der Behandlung die Kronen aller Zähne in korrekter Position zueinander stehen. Die ideale Positionierung der Brackets ist schwierig, insbesondere dann, wenn starke Zahnfehlstellungen vorliegen. Wenn ein Bracket falsch positioniert wurde, ist ein späteres Umkleben erforderlich oder es kommt zu einer fehlerhaften Zahnposition am Ende der Behandlung. Dies kann auch verhindert werden, indem entsprechende Korrekturbiegungen in die Bögen gearbeitet werden.

Erfahrene Behandler können die Brackets nach Augenmaß setzen, für den Anfänger ist es jedoch besser, sich Hilfsmarkierungen zur Bracketplatzierung auf das Modell zu machen. Die Zähne selbst sollten nicht markiert werden, da dauerhafte Striche verbleiben könnten. Alternativ dazu stehen eine Reihe von Messlehren zur Bracketplatzierung zur Verfügung. Einige Brackets sind auch mit farbigen Platzierungshilfen versehen, die die Positionierung auf dem Zahn erleichtern.

Die folgenden vier Aspekte sollten bei der Bracketplatzierung Berücksichtigung finden:

- mesiodistale Position
- vertikale Positionierung auf der Zahnkrone
- Angulation des Brackets
- labiolinguale Position.

Mesiodistale Position

Der Mittelpunkt des Brackets sollte in gleichem Abstand von der mesialen und distalen Kante des Zahns zu liegen kommen. In der Regel ist die Verwendung eines Spiegels erforderlich, um die korrekte Positionierung zu überprüfen. Ausgeprägter Engstand oder stark rotierte Zähne können eine korrekte Bracketplatzierung unmöglich machen. In diesen Fällen sollte man sich in das Patientenjournal eine Notiz machen, dass das entsprechende Bracket noch umgesetzt werden muss.

Vertikale Positionierung auf der Zahnkrone

Die vertikale Positionierung des Brackets bestimmt das spätere Niveau der Schneidekanten und hat somit großen Einfluss auf die Ästhetik. Der augenfälligste Referenzpunkt für die Positionierung der Brackets in vertikaler Höhe sind die Schneidekanten der Schneidezähne und die Höckerspitzen der übrigen Zähne.

Bei der Verwendung von Standard-Edgewise-Brackets sind 4 mm zwischen Schneidekante und der Mitte des Bracketslots empfehlenswert. Für die oberen seitlichen Schneidezähne beträgt diese Distanz einen halben Millimeter weniger, also 3,5 mm. Alle übrigen Brackets werden in einem Abstand von 4 mm zwischen Schneidekante, bzw. Höckerspitze und Bracketslot geklebt.

Prinzipiell sollte eine gleichmäßige Bracketpositionierung im Zahnbogen erreicht werden, um Unregelmäßigkeiten in der Kronenhöhe zu vermeiden. Während des Platzierens sollte stets die Brackethöhe der benachbarten Zähne und die Brackethöhe der Zähne der Gegenseite beachtet werden.

Wenn die Kante eines Schneidezahns fakturiert oder abradiert ist, muss der Behandler den Zahn gedanklich rekonstruieren und das Bracket entsprechend kleben.

Wenn der Zahn erst teilweise durchgebrochen ist, kann man das Bracket oft nicht gleich an seine richtige Stelle kleben, es muss dann später umgeklebt werden.

Bei der Verwendung von Straight-Wire-Brackets ist die vertikale Positionierung des Bracketslots besonders wichtig, damit die programmierten Informationen sich richtig auswirken können. Das Straight-Wire-Bracket, bei dem der Torque in die Basis eingearbeitet ist, muss in der Vertikalen präzise gesetzt werden, das heißt, auf den Mittelpunkt des Zahns in okklusal-gingivaler bzw. inzisalgingivaler Richtung.

Begg-Brackets sind weniger anfällig für Positionierungsfehler, bei der Tip-Edge-Variante ist, ähnlich wie beim Edgewise-System, jedoch eine präzise Positionierung erforderlich.

Angulation des Brackets

Die Angulation des Brackets in Relation zur Zahnkrone bestimmt die Neigung des Zahns und beeinflusst die Position der Wurzelspitze. Auch hier ist die korrekte Positionierung entscheidend, insbesondere dann, wenn breite Brackets (Edgewise-Brackets) Verwendung finden. Aus Gründen der Ästhetik ist die Angulation der oberen Schneidezähne besonders wichtig. Die Bracketplatzierung sollte hier in erster Linie in Relation zur Krone und nicht zur Zahnlängsachse erfolgen.

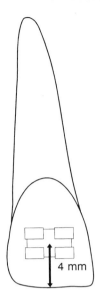

Abb. 7.1 Korrekte Positionierung eines Standard-Edgewise-Brackets auf Zahn 11.

Wenn Standard-Edgewise-Brackets Verwendung finden, wird das Bracket so gesetzt, dass das Bracketslot parallel zur Schneidekante verläuft (Abb. 7.1). Bei den Eckzähnen, Prämolaren und Molaren wird das Bracket so gesetzt, dass das Bracketslot im rechten Winkel zur Vertikalachse der Krone verläuft.

Abrasionen oder Frakturen der Schneidekanten können eine korrekte Bracketangulation erschweren. Auch hier muss der Behandler die Morphologie des Zahns gedanklich rekonstruieren, bevor das Bracket gesetzt wird.

Straight-Wire-Brackets erfordern wiederum ein anderes Vorgehen als Standard-Edgewise-Brackets, weil die Angulation bereits ins Bracket eingearbeitet ist. Anders als bei Standard-Edgewise-Brackets muss das Bracketslot nicht parallel zur Schneidekante verlaufen. Im vorprogrammierten System wird das Bracket meist so ausgerichtet, dass die vertikale Achse der Bracketflügel parallel zur Kronenlängsachse verläuft. Das unterschiedliche Design dieser Brackets bestimmt das Vorgehen bei der Positionierung bezüglich der Angulation.

Gelegentlich kommt es vor, dass ein Zahn eine beträchtliche Wurzelabknickung aufweist. Dies kann dazu führen, dass, wenn die Krone ideal anguliert wird, die Wurzel bereits die Wurzeln der Nachbarzähne berührt. In dieser Situation ist es erforderlich, die eintretende Wurzelveränderung genau zu beobachten und die Zahnbewegung zu stoppen, wenn man Gefahr läuft, dass es zu Wurzelresorptionen kommt.

Labiolinguale Position

Während des Klebens müssen die Brackets fest an den Zahn gedrückt werden. Wenn dies nicht geschieht, hat der eingesetzte Bogen einen zu großen Abstand zur Zahnoberfläche und es kommt zu einer In-out-Diskrepanz bezüglich der Position des Zahns. Wenn das Bracket auf den

Zahn gepresst wurde, wird die In-out-Information der Straight-Wire-Brackets richtig übertragen.

Ziel ist, dass am Ende der Behandlung die Bracketslots korrekt ausgerichtet sind. Wenn sie nicht korrekt liegen, kommt es zu einer Zahnfehlstellung, die durch Kompensationsbiegungen ausgeglichen werden muss. Bei der Verwendung von vorprogrammierten Brackets ist die korrekte Positionierung der Brackets das Entscheidende. Die Einarbeitung von Kompensationsbiegungen in den Bogen erfordert zusätzliche Zeit, und darüber hinaus wird die Gleitmechanik erschwert, wenn Zähne entlang des Bogens geführt werden (Kapitel 13).

Fehler in der Bracketpositionierung führen zu unterschiedlichen Problemen der Zahnstellung. Diese sollen im Einzelnen nachfolgend dargestellt werden:

Mesiodistale Fehler. Gelegentlich wird ein Bracket absichtlich weiter mesial oder distal von der Zahnlängsachse der Krone gesetzt, um eine Rotation zu korrigieren oder sogar um eine Überkorrektur durchzuführen (Abb. 7.**2**). Unbeabsichtigte Fehlplatzierung des Brackets in dieser Richtung führen zu einer unbeabsichtigten Rotation des Zahns. Dieser Effekt verstärkt sich, wenn der Zahn eine ausgeprägte Konvexität der Bukkalfläche aufweist, wie dies bei Prämolaren und Eckzähnen der Fall ist. Mesiodistale Klebefehler können am besten aus okklusaler oder inzisaler Sicht festgestellt werden.

Vertikale Fehler. Klebefehler in der vertikalen Ebene führen am Ende der Behandlung zu einer fehlerhaften vertikalen Zahnstellung in Relation zur Okklusionsebene. Eine derartige vertikale Fehlplatzierung kann wiederum beabsichtigt sein, um einen Zahn zu extrudieren oder zu intrudieren. Meist kommen diese Klebefehler jedoch unbeabsichtigt vor und müssen durch entsprechende Ausgleichsbiegungen im Bogen kompensiert werden.

In-out-Fehler. Diese kommen häufig vor, wenn eine zu dicke Adhäsivschicht unter der Bracketbasis verbleibt. Aus diesem Grund muss das Bracket während des Klebens an den Zahn gepresst werden, damit das Adhäsiv so dünn wie möglich ausfließt. Klebefehler in dieser Ebene werden häufig erst zum Ende der Behandlung festgestellt und sollten dann durch so genannte Kompensationsbiegungen erster Ordnung ausgeglichen werde.

Fehler der Angulation. Bei Standard-Edgewise-Brackets werden so genannte Biegungen zweiter Ordnung angewandt, um eine Zahnkippung zu erreichen. Wenn vorprogrammierte Brackets Verwendung finden und korrekt positioniert werden, ist die richtige Angulation des Zahns bereits durch das Bracketslot vorgegeben.

Fehler in der Bracketangulation führen zu einer fehlerhaften Neigung des Zahns in Relation zur Okklusionsebene. Dies kann gewünscht sein, wenn Brackets einen nicht ausreichenden Tip haben, wie dies bei Standard-Edgewise-Brackets für die oberen Eckzähne der Fall ist. Die Drehung des Brackets mit seiner konkaven Basis auf dem konvexen Zahn führt jedoch dazu, dass das Bracket auf der Zahnoberfläche schlecht sitzt und einen zu weiten Abstand zur Schmelzoberfläche hat.

Es ist wichtig, auf Feinheiten der Bracketpositionierung zu achten, da jede fehlerhafte Positionierung zu einer fehlerhaften Zahnstellung führt. Fehler in der Bracketpositionierung sollten so früh wie möglich und möglichst durch Umsetzen des Brackets behoben werden.

Positionierung der Molarenröhrchen

Molarenröhrchen werden in der Regel auf die Molarenbänder geschweißt, können aber auch direkt geklebt werden. Die Röhrchen sollten parallel zur Okklusionsebene des Molaren positioniert sein, dies führt automatisch zur korrekten Ausrichtung des Zahns (Abb. 7.3).

Indikation zur Bebänderung

Auch wenn das direkte Kleben von Brackets weit verbreitet ist, gibt es doch eine Reihe von Situationen, in denen Bänder vorteilhafter sind:

- Es ist erwiesen, dass auf Frontzähnen direkt geklebte Brackets besser halten als Bänder. Im Bereich der Seitenzähne sind Bänder jedoch zuverlässiger als

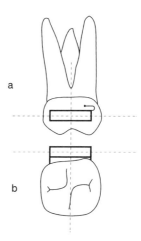

Abb. 7.**3** Positionierung des Molarenröhrchens. Das Headgear-Röhrchen wurde aus Gründen der Übersichtlichkeit weggelassen. **a** Das Röhrchen verläuft parallel zur Okklusionsfläche des Zahns. **b** Vorprogrammiertes Molarenröhrchen mit einem distalen Offset.

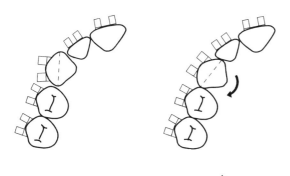

Abb. 7.**2** Ein zu weit distal gesetztes Bracket auf einem rotierten Eckzahn (**a**) führt zur Überkorrektur der Rotation am Ende der Behandlung (**b**).

geklebte Brackets. Dies kann daran liegen, dass es schwerer ist, die Seitenzähne während des Klebevorgangs trocken zu halten, und dass Bänder widerstandsfähiger gegen okklusale Kräfte sind als geklebte Brackets. Einige Behandler ziehen es vor, Prämolaren generell zu bebändern. Die okklusale Kante des Bandes erleichtert die Festlegung der idealen Position des Bracketslots zur Okklusionsebene.

- Wenn extraorale Kräfte angewendet werden, sollten die Attachments nicht geklebt werden, da ein Band einer starken Kraft größeren Widerstand entgegensetzen kann. Fehlerhaft geklebte Molarenröhrchen führen beim Tragen eines Headgear zu Schmerzen.
- Bänder sind ebenfalls indiziert, wenn zusätzlich zum bukkalen Attachment noch ein linguales Attachment benötigt wird. Ein Band mit zwei Attachments ist schneller gesetzt, als zwei separate Attachments geklebt sind.
- Obwohl es möglich ist, mit speziellen Adhäsivsystemen Brackets auf Keramikrestaurationen zu kleben, bevorzugen viele Kieferorthopäden die Bebänderung solcher Zähne. Große Gold- oder Amalgamrestaurationen können ebenfalls die Anwendung vorgefertigter Bänder erforderlich machen. Sollte das Bracket an einem Zahn häufig abgehen, ist es ratsam, den entsprechenden Zahn zu bebändern.

Bandanpassung

Es sollten nahtlose Bänder aus rostfreiem Stahl verwendet werden. Diese können mit etwas Spannung über den Zahn gebracht werden und bieten dadurch gute Retention. Das Bandmaterial sollte nicht bis in den Okklusalbereich gehen oder mit den Zähnen des Gegenkiefers okkludieren. Neben der Position des Bandmaterials ist die Position des Brackets oder Röhrchens zum Zahn von großer Wichtigkeit. Die Richtlinien für die Platzierung in der Vertikalen und bezüglich der Angulation sind bei Bändern und Brackets identisch.

Separation

Häufig ist aufgrund enger Kontaktpunkte die Bandanpassung schwierig. Wenn die Kontaktpunkte sehr eng sind, sollte das Band nicht mit Kraft durch den Kontaktpunkt gedrückt werden, hierbei kann sich das Band verbiegen und es ist schmerzhaft für den Patienten. Darüber hinaus täuscht ein strammer Kontaktpunkt ein gut sitzendes Band vor. In solchen Fällen sollte vor der Bebänderung separiert werden.

Das Separieren ist meist bei Prämolaren und Molaren erforderlich. Separieren kann man mit elastischen Gummiringen, die mit Hilfe von zwei Arterienklemmen, Zahnseide oder einer speziellen Separierzange um den Kontaktpunkt gespannt werden (Tafel **9**). Bei einigen Kontaktpunkten, beispielsweise an impaktierten Zähnen oder an Zähnen mit großen approximalen Restaurationen, ist

dieses nicht möglich. Hierbei verwendet man einen weichen Messingdraht mit einem Durchmesser von 0,5 oder 0,6 mm und legt diesen um den Kontaktpunkt. Die beiden Enden des Messingdrahtes werden dann verdrillt und so eingedreht, dass das Ende die Weichteile nicht irritiert. Eine weitere Methode ist es, mit Separierfedern zu arbeiten. Allen Methoden gemeinsam ist, dass sie die Zähne im Bereich des Kontaktpunktes auseinanderdrücken. Die Separatoren sollten in etwa sieben Tage in situ bleiben, dies kann für den Patienten etwas unangenehm sein. Unmittelbar nach Entfernung der Separatoren ist dann ausreichend Platz zwischen den Zähnen, um die Bänder eingliedern zu können.

Auswahl der Bänder

Vorgefertigte Bänder mit aufgeschweißten Brackets oder Attachments sind in vielen Größen erhältlich. Nur selten ist es erforderlich, ein Band aus einem Metallstreifen selber herzustellen.

Zu Beginn ist es hilfreich, bei der Auswahl der Bandgröße die Modelle zu Hilfe zu nehmen. Im Mund anprobierte und nicht passende Bänder müssen sterilisiert und rekonturiert werden, bevor sie in den Bandkasten zurücksortiert werden. Die passende Bandgröße sollte im Patientenjournal notiert werden. Dies ist hilfreich, falls später einmal das Band verloren oder kaputt geht. Bänder werden mit speziellen Bandsetzinstrumenten angepasst, diese Instrumente setzt man auf die okklusale Kante des Bandes auf. Auch wenn nach mehrmaligem Einpassen Dellen an dieser Kante entstehen, sollte man sich davor hüten, die Bandsetzinstrumente auf den Brackets oder Röhrchen der Bänder aufzusetzen, da diese verbiegen können. Das führt dann später zu Problemen, wenn ein großformatiger Bogen einligiert werden soll. Bei der Bandanprobe muss behutsam vorgegangen werden, damit die Bandsetzinstrumente nicht abrutschen und zu Weichteilverletzungen führen.

Für die Positionierung des Bandes gilt Entsprechendes, wie zuvor bei den Brackets beschrieben. Die Bänder werden meist so gesetzt, dass sie leicht unter dem Zahnfleischrand zu liegen kommen, ohne dass aber die Gingiva anämisch wird. Um dies zu erreichen, ist es zuweilen nötig, das Band von gingival noch etwas zu kürzen. Bei Erwachsenen, bei denen die klinische Krone länger ist als bei Kindern, ist es manchmal nicht möglich, das Band bis zum Gingivalrand zu setzen. In diesen Fällen sollte der Bereich zwischen Band und Gingiva nicht zu schmal sein, damit sich dort keine Plaque ansiedeln kann. Ebenso darf das Band nicht allzu weit nach okklusal extendiert sein, damit okklusal einwirkende Kräfte nicht zur Lockerung des Bandes führen.

Zementieren der Bänder

Das Zementieren der Bänder muss sorgfältig vorgenommen werden, um das Risiko von Entmineralisationen möglichst gering zu halten. Die Anzahl der Bänder, die mit einer einmal angemischten Portion Zement befestigt werden kann, ist begrenzt, auch wenn die Verarbeitungszeit durch die Verwendung einer gekühlten Anmischplatte verlängert werden kann. Wenn man Bänder auf benachbarten Zähnen befestigt, sollte man die Bänder abwechselnd weiter heruntersetzen und nicht erst das eine Band vollständig befestigen und dann das andere.

Vorbereitend müssen die zu bebändernden Zähne mit einer Prophylaxepaste von Plaque gereinigt und getrocknet werden. Wenn Watterollen zur Trockenhaltung verwendet werden, muss darauf geachtet werden, dass die Watte nicht unter den Gingivarand des Bandes kommt.

Es versteht sich von selbst, dass auf dem Band ausreichend Zement sein muss, um den Spalt zwischen Zahn und Band komplett auszufüllen. Manche Behandler legen das Band auf ein Klebeband und füllen dann die komplette Innenfläche des Bandes mit Zement aus; auf die aufgeschweißten Brackets und Röhrchen darf hingegen kein Zement kommen. Einige Brackets werden schon mit einem entsprechenden Schutzfilm angeboten. Als Alternative können die Brackets aber auch mit einem weichen Wachs abgedeckt werden. Hierbei ist darauf zu achten, dass kein Wachs an die Bandinnenfläche gelangt. Große Zementüberschüsse können mit einer Watterolle abgewischt werden, noch bevor das Band vollständig in seiner endgültigen Position ist. Eine andere Methode ist, den überschüssigen Zement nach dem Abbinden mit einem Handinstrument zu entfernen.

Hauptvorteil des Glasinomerzementes ist seine Eigenschaft, während der Behandlung Fluorid abzugeben. Durch die Verwendung von Glasionomerzement wird die Wahrscheinlichkeit einer Entmineralisation weiter reduziert. Als weitere Vorteile dieses Materials sind seine Fähigkeit zur chemischen Haftung an Schmelz und Bandmaterial sowie seine geringe Löslichkeit im Mund zu nennen. Wenn ein Band sich löst, verbleibt meist eine Zementschicht auf dem Zahn, die diesen vor eingedrungener Plaque schützt.

Eingliederung des Bogens

Wenn das Bekleben und Bebändern erfolgt ist wird ein Bogen ausgesucht, soweit erforderlich angepasst und in die Brackets eingegliedert. Von wenigen Ausnahmen abgesehen wird der Bogen in allen Brackets mit Stahl- oder Gummiligaturen befestigt. Die Auswahl und Anwendung verschiedener Ligaturen wird später beschrieben (Kapitel 10). Bevor der Patient die Praxis verlässt, müssen geeignete Hinweise zur Handhabung und Pflege der Apparatur gegeben werden (Kapitel 16).

Weiterführende Literatur

Maijer, R. and Smith, D. C. (1988). A comparison between zinc phosphate and glass ionomer cement in orthodontics. *American Journal of Orthodontics and Dentofacial Orthopedics*, 93, 273–9.

Read, M. J. F. (1984). The bonding of orthodontic attachments using a visible light cured adhesive. *British Journal of Orthodontics*, 11, 16–20.

Read, M. J. F. (1987). Indirect bonding using a visible light cured adhesive. *British Journal of Orthodontics*, 14, 137–41.

Reynolds, I. R. (1976). A review of direct orthodontic bonding. *British Journal of Orthodontics*, 2, 171–8.

Stirrups, D. R. (1991). A comparative clinical trial of a glass ionomer and a zinc phosphate cement for securing orthodontic bands. *British Journal of Orthodontics*, 18, 15–20.

Taylor, N. G. and Cook, P. A. (1992). The reliability of positioning pre-adjusted brackets: an in vitro study. *British Journal of Orthodontics*, 19, 25–34.

White, L. W. (1986). Glass ionomer cement. *Journal of Clinical Orthodontics*. 20, 387–R91.

8 Intraorale Verankerung

Der Erfolg einer kieferorthopädischen Behandlung ist unter anderem abhängig von der Qualität der verwendeten Verankerung. Die Prinzipien der Verankerung wurden bereits in Kapitel 2 besprochen. Das vorliegende Kapitel widmet sich den klinischen Aspekten der intraoralen Verankerung. Der Behandler muss festlegen, welche Zähne bewegt und welche Zähne zur Verankerung herangezogen werden sollen. Das Entscheidende bei der Verankerung ist der gezielte Einsatz der in diesem System wirkenden Kräfte, die zu der gewünschten Zahnbewegung führen sollen.

In der Praxis muss der Kieferorthopäde festlegen, wie der Widerstand gegen die reziprok wirkenden Kräfte zu erreichen ist. Dies nennt man Verankerungsplanung. Während einer kieferorthopädischen Behandlung müssen alle eintretenden Zahnbewegungen sorgsam überwacht werden. Dies gilt sowohl für die zu bewegenden Zähne als auch für mögliche Bewegungen in der Gruppe der Zähne, die die Verankerungseinheit darstellen.

Widerstand gegen einwirkende Kräfte kann ausgehen von:

- Zähnen des gleichen Kiefers: intramaxilläre Verankerung
- Zähnen des Gegenkiefers: intermaxilläre Verankerung
- Weichgeweben: Lippe, Wange und Gaumen
- Kräften außerhalb des Mundes: extraorale Verankerung (Kapitel 9).

Verankerungsmanagement: Praktische Überlegungen

Bei der Planung der Verankerung müssen folgende Fragen beantwortet werden:

- Welche Zähne sollen bewegt werden?
- Welche Art von Zahnbewegung soll durchgeführt werden – Kippung, Aufrichtung oder Torquebewegung?
- Wohin sollen die Zähne bewegt werden?
- Ist ausreichend Platz, um sie dorthin zu bewegen?
- Liegt ein Platzüberangebot vor?

Ein wirksames Verankerungsmanagement setzt die Kenntnis der Tatsache voraus, dass die in eine Richtung ausgeübte Kraft eine gleich große und entgegengesetzt wirkende Kraft auf die Strukturen, die die Verankerung darstellen, ausübt. Es muss daran erinnert werden, dass in Fällen einer rein intraoralen Verankerung mit möglichen Zahnbewegungen in allen Zahngruppen gerechnet werden muss.

Es ist unumgänglich, vor Beginn der Behandlung den Verankerungsbedarf festzulegen, dies gilt insbesondere für Extraktionsfälle. In einigen Fällen ist es erforderlich, jede Bewegung der Verankerungseinheit zu verhindern, in anderen Fällen wiederum ist es zulässig oder sogar erwünscht, dass sich auch die Zähne, die die Verankerung darstellen, bewegen. Dieses nennt man Verankerungsverlust.

Extraktionen sollten im Zusammenhang mit dem Platzangebot und der Art der erforderlichen Zahnbewegung geplant werden. Zahnkippungen in den Bereich der Extraktionslücke stellen keine großen, körperliche Zahnbewegungen hingegen höhere Anforderungen an die Verankerung. In der Praxis hängt die Art der Verankerung davon ab, wie weit sich die Verankerungseinheit bewegen darf. Verankerungsprobleme können auftreten, wenn kein Platz vorhanden ist, in den sich die Verankerungseinheit bewegen darf oder wenn eine sehr große Lücke vorhanden ist, die geschlossen werden muss.

Intramaxilläre Verankerung

Wenn nur Kräfte innerhalb eines Zahnbogens verwendet werden, handelt es sich um eine intramaxilläre Verankerung. Sowohl ein einzelner Zahn als auch eine Zahngruppe kann hierbei zur Verankerung herangezogen werden, wenn andere Zähne bewegt werden.

Das Prinzip der intraoralen Verankerung soll am Beispiel einer Situation mit Unterkieferengstand dargestellt werden. Die Faktoren, die die erforderliche Größe der Zahnbewegung sowie die dafür erforderliche Kraft bestimmen, sind im Folgenden genannt:

- Wurzeloberfläche der Verankerungseinheit
- Extraktionsentscheidung und Gleichgewicht der Verankerung

- Vermeidung von Kippungen
- Torquekontrolle
- Palatinal- und Lingualbogen.

Wurzeloberfläche der Verankerungseinheit

Betrachten wir zunächst die Retraktion eines unteren Eckzahns (Abb. 8.1). Wir gehen davon aus, dass die Phase der initialen Ausrichtung und Nivellierung abgeschlossen ist, die Zähne können entlang eines starren Bogens gleiten. Die Wurzeloberfläche des ersten Molaren und des zweiten Prämolaren ist zusammen erheblich größer als die des Eckzahns, daher wird sich der Eckzahn stärker bewegen als die Verankerungseinheit. Es wird jedoch auch zu einer geringen, mesial gerichteten Kraft auf die Verankerungseinheit kommen. Will man dies verhindern, so ist es ratsam, den zweiten Molaren zu bebändern und in die Verankerung einzubeziehen, um somit die Wurzeloberfläche der Verankerung noch weiter zu vergrößern (Abb. 8.2). Hierbei muss der zweite Molar mit einer Ligatur mit dem ersten Molaren verbunden werden oder man lässt die Gummizüge direkt an das Häkchen des zweiten Molaren einhängen.

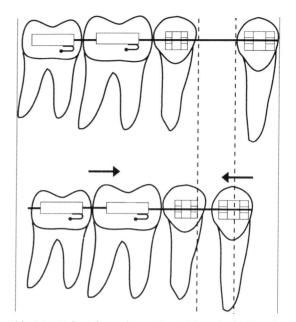

Abb. 8.2 Einbeziehung des zweiten Molaren in die Verankerungseinheit in Fällen, in denen Züge vom Eckzahn zum zweiten Molaren eingehängt werden oder der zweite mit dem ersten Molaren und dem zweiten Prämolaren verblockt wird.

Extraktionsentscheidung und Gleichgewicht der Verankerung

Wenn der zweite Prämolar an Stelle des ersten extrahiert wurde, verändert sich die Balance der Verankerung. Sowohl der erste Prämolar als auch der Eckzahn müssen dann retrahiert werden, was größere Anforderungen an die Verankerung stellt.

Es gibt nun zwei mögliche Vorgehensweisen: Entweder retrahiert man den ersten Prämolaren und den Eckzahn gemeinsam oder aber nacheinander.

Zwei Aspekte müssen beachtet werden: Erstens die Größe der Zähne, die gegen die Verankerungseinheit retrahiert werden müssen, und zweitens die Zeit, die hierfür benötigt wird.

Die gemeinsame Retraktion von Prämolar und Eckzahn benötigt eine höhere Kraft und stellt somit höhere Anforderungen an die Verankerung als die isolierte Retraktion beider Zähne. Die Wurzeloberfläche von zwei Zähnen und die Friktion von zwei Brackets sind größer als bei einem Zahn allein (Abb. 8.3). Die Alternative ist, die Zähne nacheinander zu retrahieren, was aber mehr Zeit erfordert. In der Praxis ist es meist ratsam, unter Anwendung leichter Kräfte die Zähne nacheinander zu retrahieren (Abb. 8.4).

Vermeidung von Kippungen

Wenn der gewonnene Platz nach Extraktion eines Prämolaren für die Auflösung des Engstandes der Frontzähne benötigt wird, muss die Vorwanderung von Molaren vermieden werden. Es besteht eine natürliche Tendenz zur Mesialwanderung eines Molaren in eine Extraktionslücke. Verankerungsbiegungen können diese Mesialkippung verhindern (Abb. 8.5). Eine Biegung von 30° kippt den Molaren leicht nach distal, verhindert so seine Vorwanderung und erhöht dadurch den Verankerungswert des Zahns. Das Prinzip, Kippungen an einigen Zähnen zuzulassen und an anderen zu verhindern, ist eine häufig angewendete Methode im Verankerungsmanagement.

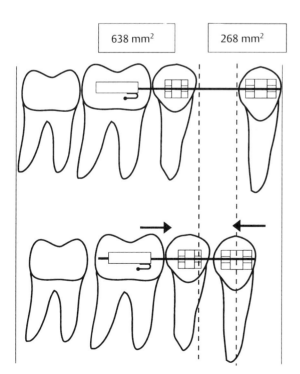

Abb. 8.1 Eckzahnretraktion gegen einen posterioren Verankerungsblock.

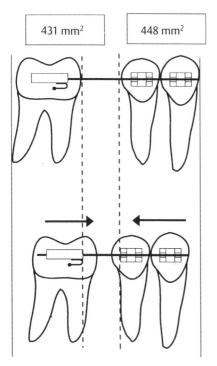

Abb. 8.3 Die gemeinsame Retraktion eines Prämolaren und eines Eckzahns führt zu einer starken Vorwanderung des posterioren Segments.

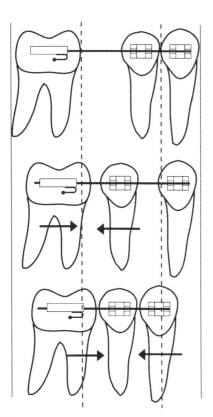

Abb. 8.4 Getrennte Retraktion eines ersten Prämolaren und eines Eckzahns.

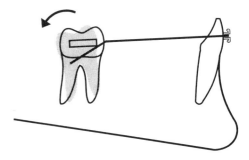

Abb. 8.5 Die Verankerungsbiegung führt zu einer Kippung des Molaren nach distal – die Auswirkungen auf die Frontzähne sind hier nicht dargestellt.

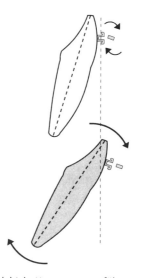

Abb. 8.6 Der labiale Kronentorque führt zu einer Labialbewegung der Krone und einer Lingualbewegung der Wurzelspitze.

Torquekontrolle

Der Verankerungswert des labialen Segmentes kann durch die Anwendung von Torquekräften so vergrößert werden, dass diese Zähne nicht so leicht nach palatinal oder lingual kippen. Diese Torquewirkung kann erzielt werden, indem ein großformatiger Vierkantbogen Verwendung findet, der das Bracketslot weitgehend ausfüllt (Abb. 8.6). Im dargestellten Beispiel kippen die Schneidezähne dann nach labial, was dann der nach lingual gerichteten Zugkraft beim Lückenschluss entgegenwirkt. Es soll darauf hingewiesen werden, dass untere Schneidezähne weniger Verankerungswert besitzen als Molaren und Eckzähne, auch wenn deren Kippung vermieden wird.

Palatinal- und Lingualbogen

Die Verankerung kann verstärkt werden durch Anwendung eines starren Palatinal- oder Lingualbogens, der an den Molarenbändern befestigt ist (Abb. 8.7). Die

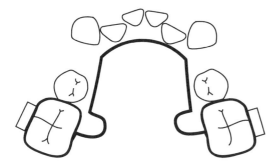

Abb. 8.7 Gelöteter Lingualbogen im Unterkiefer.

Handhabung des Palatinal- oder Lingualbogens wird weiter hinten in diesem Kapitel beschrieben.

Intermaxilläre Verankerung

Die Verankerung wird verstärkt durch die Einbeziehung möglichst vieler Zähne in den Verankerungsblock. Die Zahl der Zähne, die hierzu herangezogen werden kann, ist begrenzt, aber es besteht die Möglichkeit, zur Verstärkung der Verankerung auch Zähne des Gegenkiefers zu verwenden. In dieser Weise können Unterkieferzähne zur Verstärkung der Verankerung im Oberkiefer herangezogen werden und umgekehrt. Die Kraftübertragung von Zähnen des einen Zahnbogens auf den anderen geschieht durch sogenannte intermaxilläre Züge. Die Kraftrichtung dieser Züge kann variieren und ist abhängig von den jeweiligen klinischen Erfordernissen.

Klasse-II-Züge

Der Begriff Klasse-II-Züge erklärt sich dadurch, dass sie häufig Verwendung finden, um eine Klasse-II-Fehlstellung zu korrigieren. Diese Züge verlaufen vom Unterkieferzahnbogen distal zum Oberkieferzahnbogen mesial und finden in der Regel Verwendung, um bei der Korrektur eines vergrößerten Overjets die Verankerung zu verstärken (Abb. 8.8). Die Züge finden am besten Verwendung, wenn mesial der unteren ersten Molaren noch Platz ist. Finden Züge von geeigneter Kraftgröße Verwendung, um die oberen Schneidezähne zu retrahieren, und ist im Unterkiefer ein bracketausfüllender Bogen einligiert, so muss nur eine minimale mesial gerichtete Krafteinwirkung auf den Unterkieferzahnbogen erwartet werden.

Im Beispiel wurde dargestellt, wie Unterkieferzähne herangezogen werden können, um für Zahnbewegungen im Oberkiefer die Verankerung zu verstärken. In gleicher Weise kann ein kompletter Oberkieferzahnbogen zur Verankerung herangezogen werden, um die unteren Molaren nach mesial zu bewegen.

In beiden Beispielen finden intermaxilläre Klasse-II-Züge Verwendung (Abb. 8.8 und 8.9).

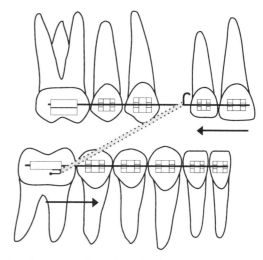

Abb. 8.8 Intermaxilläre Klasse-II-Züge.

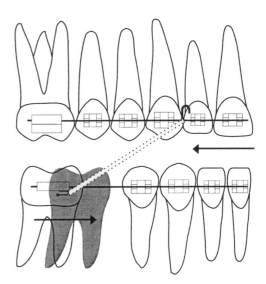

Abb. 8.9 Mesialbewegung eines unteren Molaren mit Klasse-II-Zügen.

Klasse-III-Züge

Züge, die vom Oberkiefer distal zum Unterkiefer mesial verlaufen, nennt man Klasse-III-Züge. Der Oberkieferzahnbogen stellt in diesem Fall die Verankerung für die Retraktion der unteren Frontzähne dar (Abb. 8.10). Umgekehrt kann auch der Unterkieferzahnbogen herangezogen werden, um das Bukkalsegment im Oberkiefer nach anterior zu bewegen.

Einzelne Zähne oder Zahngruppen, sowohl im Seitenzahn- wie auch im Frontzahnsegment, können so vorbereitet sein, dass sie den Klasse-II- oder Klasse-III-Zügen mehr oder weniger Widerstand entgegensetzen. Die Methoden, wie sie zur Verstärkung der intramaxillären Verankerung beschrieben wurden, beispielsweise Kippung und Torquekontrolle, gelten entsprechend auch für die Verstärkung der intermaxillären Verankerung. Dem Kieferorthopäden stehen also zahlreiche Möglichkeiten zur Verfügung, die Verankerung auch intraoral zu verstärken.

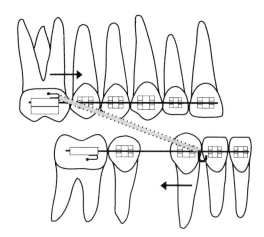

Abb. 8.10 Intermaxilläre Klasse-III-Züge.

Praktische Aspekte bei der Verwendung intermaxillärer Züge

Für intermaxilläre Züge finden elastische Latexringe Verwendung, die in verschiedenen Größen erhältlich sind. Der Patient wird über die Tragedauer informiert und darauf hingewiesen, dass die Gummis täglich zu wechseln sind. Im Idealfall sollten Elastics eine kontinuierliche Kraft übertragen, aber in der Regel werden sie zum Essen und Zähneputzen entfernt und stellen daher eine intermittierende Kraft dar. Für eine gute Wirkungsweise ist eine entsprechende Kooperation nötig. Die erforderliche Kraftgröße ist abhängig von der gewünschten Art der Zahnbewegung und von dem Bogen, der einligiert ist. Für kippende Zahnbewegungen ist eine Kraftgröße von 60–100 g in der Regel ausreichend. Wenn der verwendete Bogen, beispielsweise ein Vierkantbogen, Kippbewegungen verhindern soll, ist eine Kraft in der Grössenordnung von 150–200 g erforderlich. Die eingesetzte Kraft sollte mit einer Federwaage gemessen werden.

Man soll sich vergegenwärtigen, dass intermaxilläre Züge sowohl eine vertikale als auch eine sagittale Kraftkomponente besitzen. Die vertikale Komponente führt zur Extrusion der Molaren, kann aber auch durch Extrusion der Schneidezähne den Overbite verstärken. Die Molarenextrusion in einem Klasse-II-Fall kann zu einer posterioren Rotation der Mandibula führen.

Aufgrund der extrusiven Kraftkomponente intermaxillärer Züge dürfen diese erst angewendet werden, wenn wenigstens ein 0,016-Inch-Stahlbogen einligiert ist. Starre Bögen können in gewissem Maße die vertikale Kraftkomponente abfangen, flexible Bögen würden zu einer unkontrollierten Zahnbewegung führen.

Intermaxilläre Gummizüge finden darüber hinaus Verwendung zur Beseitigung eines Kreuzbisses und zur Mittellinienkorrektur.

Palatinal- und Lingualbogen

Wenn der Platz knapp ist, sind die oben beschriebenen intraoralen Methoden der Verankerungskontrolle nicht ausreichend; eine zusätzliche Verstärkung der Verankerung ist dann erforderlich. Die Verankerung kann verstärkt werden durch einen starren Palatinal- oder Lingualbogen sowie im Unterkiefer zusätzlich durch die Verwendung eines Lip-Bumper.

Palatinal- und Lingualbögen sind starre, passive Bögen, die an den Molarenbändern befestigt werden. Es ist in erster Linie die Starrheit der Bögen, die zur Verstärkung der Verankerung an den Zähnen führt, an denen die Bögen befestigt sind. Die Eigenschaften dieser Bögen können wie folgt zusammengefasst werden:

- Sie halten den Intermolarenabstand aufrecht.
- Palatinal- und Lingualbögen halten aufgrund ihrer starren Konstruktion den Intermolarenabstand konstant und verhindern somit die Vorwanderung der Molaren in den schmaleren anterioren Bereich des Zahnbogens.
- Sie verhindern Zahnkippungen.
- Wenn ausreichend Platz zur Verfügung steht, neigen Molaren dazu nach mesial zu kippen, dies ist insbesondere im Unterkiefer der Fall. An Molarenbänder geschweißte Palatinal- oder Lingualbögen verhindern diese Kippung. Wenn eine Kraft auf die betreffenden Zähne einwirkt, ist es nur möglich, dass beide Zähne sich gemeinsam bewegen. Dadurch erhöht sich ihr Verankerungswert. Im Oberkiefer berührt der anteriore Bereich des Palatinalbogens die Gaumenschleimhaut. Bereits eine leichte Mesialkippung des Molaren würde zu einem Eindrücken des Bogens in die palatinale Schleimhaut führen. Ein Kunststoffknopf kann in diesem Bereich angebracht werden, um den Druck auf eine größere Fläche zu verteilen, und somit einen besseren Widerstand gegen mesial gerichtete Kräfte bieten.
- Sie halten die Zahnbogenlänge aufrecht.
- Vorwanderungen der Molaren werden verhindert, weil der Bogen im Oberkiefer an der Schleimhaut und im Unterkiefer an den unteren Schneidezähnen anliegt. Diese Vorwanderungen können jedoch nicht immer vollständig verhindert werden. Insbesondere im Unterkiefer können starke mesial gerichtete Kräfte dazu führen, dass die Molaren nach mesial kippen und mit dem an ihnen befestigten Lingualbogen auch die Schneidezähne protrudieren. Obwohl Lingual- und Palatinalbögen die Zahnbogenlänge weitgehend aufrechterhalten können, verhindern sie nicht völlig die Bewegung der Molaren.
- Sie verhindern Rotationen und Kippungen der Molaren.
- Wenn ein Molar nach mesial kippen kann, so tut er dies zeitgleich mit einer Rotationsbewegung. Obere Molaren rotieren um ihre palatinale Wurzel in mesiopalatinale Richtung. Untere Molaren kippen nach lingual, weil der Weg des geringsten Widerstandes hier durch den lingualen Knochen geht. Starre Pala-

tinal- und Lingualbögen sind in der Lage, Rotationen von Oberkiefermolaren und Kippungen von Unterkiefermolaren zu vermeiden und verhindern dadurch die Vorwanderung dieser Zähne.

Verwendung von Palatinal- und Lingualbögen

Platzhalter

Palatinal- und Lingualbögen können in Fällen, in denen Zähne extrahiert wurden, um einen anterioren Engstand aufzulösen, die Molaren an Ort und Stelle halten. Wenn die Molaren an der Vorwanderung gehindert werden, kann sich der Frontengstand in den Bereich der extrahierten Zähne bereits etwas auflösen.

Verstärkung der Verankerung

Die Verblockung der Molaren durch einen starren Palatinal- oder Lingualbogen verstärkt die Verankerung. Es muss jedoch daran erinnert werden, dass hierdurch eine geringe Vorwanderung der Molaren nicht verhindert werden kann. Palatinal- und Lingualbögen sind aber eine sinnvolle Ergänzung zur Verstärkung der intraoralen Verankerung.

Anbringung von Hilfsteilen

Aufgrund ihrer Starrheit sind Palatinal- oder Lingualbögen zur Aufnahme von zusätzlichen Attachments oder elastischen Zügen besonders geeignet. Dies ist nützlich bei der Behandlung von ausgeprägten Einzelzahnfehlstellungen, beispielsweise bei palatinal verlagerten oberen Eckzähnen. Auf solche Zähne klebt man gerne während oder kurz nach deren Durchbruch ein Attachment, um diese dann frühzeitig nach distal zu bewegen, damit die Wurzel des seitlichen Schneidezahns nicht geschädigt wird (Abb. 8.11). Wenn derartig verlagerte Eckzähne bewegt werden müssen, stellt dies hohe Anforderungen an die Verankerung. Palatinalbögen können hier zwei Probleme lösen: Erstens verstärken sie die Verankerung und zweitens liefern sie eine Befestigung für den Gummizug.

Modifikationen des Palatinalbogens stellen der transpalatinale Bogen und die Quadhelix dar. Die Quadhelix wird in Kapitel 14 beschrieben. Der Transpalatinalbogen (Abb. 8.12) besteht gewöhnlich aus 0,9 mm hartem Edelstahldraht und wird an die Molarenbänder gelötet oder in angeschweißte Attachments gesteckt. Dieser Bogen überquert den Gaumen und enthält ein Loop, das auf Kontraktion oder Expansion aktiviert werden kann, der starre Bogen verläuft in einem Abstand von etwa 2 mm parallel zur Gaumenschleimhaut. Der Bogen ist in der Regel so gestaltet, dass das Loop nach distal zeigt, damit er nicht in die Schleimhaut drückt, falls die Molaren nach mesial kippen.

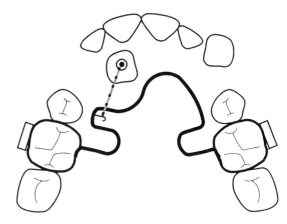

Abb. 8.11 Palatinalbogen mit Häkchen und elastischer Kette, um einen palatinal verlagerten Eckzahn von den Schneidezahnwurzeln weg nach distal zu bewegen.

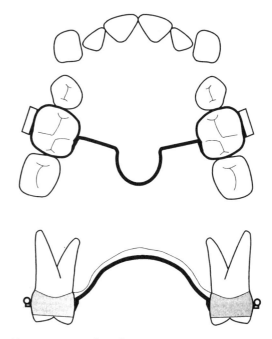

Abb. 8.12 Transpalatinalbogen.

Konstruktion des Palatinal- und Lingualbogens

Palatinal- und Lingualbögen werden in der Regel an die Molarenbänder gelötet. Sie werden für jeden Patienten individuell hergestellt und benötigen sowohl am Behandlungsstuhl als auch im Labor Zeit für die Herstellung und Eingliederung. Hierfür sind mindestens zwei, häufig jedoch drei Termine erforderlich. Beim ersten Termin werden die Zähne separiert, beim zweiten Termin die Bänder angepasst und ein Abdruck über die Bänder im Mund genommen, ohne dass diese zementiert werden. Anschließend werden die Bänder aus dem Mund wieder entfernt und an die entsprechende Stelle in den Abdruck gesetzt, der jetzt mit den Bändern zur Weiterverarbeitung ins Labor gegeben wird. Die Separiergummis werden wieder zwischen die Zähne gesetzt, damit diese nicht zusammenrutschen. Beim dritten Termin wird dann der angelötete Bogen mit den Bändern zementiert.

Palatinal- oder Lingualbögen sollten aus 0,9 mm hartem Stahldraht hergestellt werden. Ist eine maximale Verankerung notwendig, sollte der Bogen an die Bänder gelötet werden. Solche Bögen sind starr genug, um Zahnrotationen zu verhindern sowie die Zahnbogenbreite und -länge zu erhalten.

Wenn es erforderlich ist, Veränderungen im Zahnbogen vorzunehmen, können die Palatinal- oder Lingualbögen auch herausnehmbar gestaltet werden. Hierfür werden zahlreiche Attachments angeboten, die es ermöglichen, den Bogen herauszunehmen, ohne die zementierten Bänder zu entfernen. Solche Attachments sind hilfreich, wenn beispielsweise noch eine Expansion im Molarenbereich vorgesehen ist.

Lip-Bumper

Lip-Bumper sind herausnehmbare Bögen, die in die Hilfsröhrchen der unteren ersten Molaren gesteckt werden. Im anterioren Bereich des Bogens auf Höhe der unteren Schneidezähne befindet sich ein Kunststoffschild. Der Lip-Bumper übt eine distal gerichtete Kraft auf die Molaren aus (Tafel **10**). Der Bogen wird im Labor aus 1,45 mm hartem Draht hergestellt. Wenn der Bogen in die Molarenröhrchen gesteckt wird, reicht das Schild in einem Abstand von 2–3 mm von den Schneidezähnen bis in den Bereich der Umschlagfalte. Ein Loop vor den Molarenröhrchen ermöglicht die sagittale und vertikale Justierung des Lip-Bumpers.

Lip-Bumper haben nur einen begrenzten Anwendungsbereich, sind aber nützlich in der Erhaltung der Zahnbogenlänge und sind in der Lage, die Verankerung der unteren Molaren zu verstärken. Die unteren Schneidezähne können nach labial kippen, da der Lip-Bumper die Lippe von den Unterkieferschneidezähnen abhält. In Situationen mit durch Habits oder einer anormalen Weichteilfunktion bedingten retroinkliniert stehenden Unterkieferfront ist diese Labialkippung durchaus gewünscht. Lip-Bumper werden nicht an die Molarenbänder geschweißt sondern sind für die Patienten herausnehmbar. Das Gerät soll aber immer getragen werden.

Klinische Handhabung

Palatinal- und Lingualbögen sowie ihre Modifikationen werden gut von Patienten toleriert. Palatinalbögen, insbesondere solche mit einer anterioren Kunststoffauflage, können in die palatinale Schleimhaut drücken, wenn die Molaren stark kippen. Dies ist aber nur der Fall, wenn die Molaren als unadäquate Verankerung Verwendung finden oder sehr starke Kräfte angewendet werden.

Wenn Palatinal- und Lingualbögen gemeinsam mit vestibulären Bögen verwendet werden, müssen sie zum Ende der Behandlung entfernt werden, um einen eventuell erforderlichen Restlückenschluss und die Feineinstellung der Okklusion zu ermöglichen. Dies geht am besten, wenn Bogen und Bänder aus dem Mund genommen werden, der Bogen abgeschnitten wird, die Bänder geglättet, poliert und anschließend rezementiert werden.

Intraorales Verankerungsmanagement bei verschiedenen Fehlstellungen

Klasse-I-Fehlstellung mit Engstand

Bei ausgeprägtem Engstand ist in der Regel eine Extraktion erforderlich. Wenn die Extraktion im Bereich des Engstandes erfolgen kann, sind weniger Zahnbewegungen nötig. Wenn Prämolaren extrahiert werden und die Eckzähne mesial inkliniert stehen, sollen diese sich zunächst spontan aufrichten. Dies hat den Vorteil, dass die Verankerung nicht belastet wird. Falls der Platz knapp ist, sind zusätzliche intraorale Verankerungen, wie etwa Palatinal- oder Lingualbögen, erforderlich.

Um die Verankerung möglichst wenig zu belasten, ist es ratsam die Zähne nacheinander und nicht gemeinsam zu retrahieren. Es sollten so viele Zähne wie möglich in die Verankerungseinheit einbezogen werden. Die Bebänderung zweiter Molaren kommt diesem Aspekt entgegen, in Fällen von starkem Engstand ist eine rein intraorale Verankerung nicht ausreichend, hier sind extraorale Kräfte nötig, um die Verankerung zu verstärken.

Palatinal- und Lingualbögen sind darüber hinaus auch im Wechselgebiss hilfreich, um den Platz für die bleibenden Zähne zu halten.

Zahnunterzahl bei Klasse-I-Fehlstellung ohne Engstand

Die Behandlung von Fehlstellungen, bei denen eine große Lücke geschlossen werden soll, beispielsweise bei Nichtanlagen bleibender Zähne, stellen besondere Anforderungen an die Behandlungsplanung und das Verankerungsmanagement. Wenn der prothetische Ersatz des nicht angelegten Zahns erwogen wird, ist es ratsam, vor Behandlungsbeginn das Vorgehen mit dem prothetisch tätigen Kollegen abzusprechen. In einigen Fällen entscheidet man sich auch dafür, die Lücke zu schließen, um die prothetische Versorgung zu vermeiden. In Klasse-II,1-Fällen wird dieser Platz im Oberkiefer genutzt, um den Overjet zu reduzieren, gewöhnlich müssen für den vollständigen Lückenschluss aber auch noch die Seitenzähne nach mesial bewegt werden. Diese Mesialbewegung der Seitenzähne stellt erhebliche Anforderungen an die Verankerung. Falls die Frontzähne zur Verankerung herangezogen werden, besteht die Gefahr, dass sie zu weit nach lingual bewegt werden. In solchen Fällen ist eine separate Mesialisierung der einzelnen Seitenzähne erforderlich, zusätzlich sollte über intermaxilläre Züge der Unterkiefer zur Verankerung herangezogen werden.

Elastische Fäden oder Federn können verwendet werden, um Zähne entlang des Zahnbogens aufeinander zu zu bewegen, in der ersten Phase wird hierbei die Lücke zwischen den Schneidezähnen und den Eckzähnen geschlossen. Besonders muss hierbei die Mittellinie beachtet werden, deren Korrektur in asymmetrischen Fällen besonders schwierig ist. Wenn die Frontzahnlücken geschlossen sind, werden zuerst Schneide- und Eckzähne mit einer Ligatur verblockt und dann die Seitenzähne nach mesial bewegt. Wenn alle Lücken geschlossen sind, müssen auch die der Lücke angrenzenden Zähne miteinander verblockt werden. Abschließend wird mit großformatigen Bögen die Feineinstellung der Okklusion durchgeführt.

In einigen Fällen mit angestrebtem Lückenschluss kann es erforderlich sein, einen extraoralen Protraktionsheadgear zu verwenden, um die Verankerung zu verstärken.

Aus Gründen der Stabilität ist es wichtig, alle Lücken im Zahnbogen zu schließen. Nach erfolgtem Lückenschluss besteht jedoch eine hohe Rezidivgefahr, daher muss die erreichte Zahnposition über einen langen Zeitraum retiniert werden (Kapitel 15).

Klasse-II,1-Fehlstellung

Bei Klasse-II-Fällen mit Engstand, bei denen ein vergrößerter Overjet zu korrigieren ist, hängt die Verankerung von der Entscheidung über eventuell notwendige Extraktionen und das Ausmaß erforderlicher Zahnbewegungen ab.

In Extraktionsfällen werden zunächst die Eckzähne retrahiert und unterstützen somit die Verankerung. In einigen Edgewise-Techniken werden Eckzähne und Schneidezähne gemeinsam retrahiert; dies stellt höchste Anforderungen an die Verankerung, sodass hier meist eine extraorale Verstärkung erforderlich ist.

Die Achsenneigung der Eckzähne hat ebenfalls Einfluss auf die Verankerung. Während sich mesial gekippte Eckzähne bei der Retraktion spontan aufrichten, stellt die Retraktion distal gekippter Zähne so hohe Anforderungen an die Verankerung, dass intraorale Mechaniken allein meist nicht ausreichen.

Labial gekippte obere Schneidezähne können mit runden Bögen zunächst im Sinne einer kippenden Zahnbewegung nach distal bewegt werden, dadurch wird die Verankerung nur wenig belastet. Die Reduzierung der sagittalen Frontzahnstufe bei regelrecht oder palatinal gekippt stehenden Schneidezähnen macht vor allem die Bewegung der Wurzelspitze nach distal notwendig. Wurzelbewegungen werden mit einem slotausfüllenden Vierkantbogen entweder durch einen eingearbeiteten Torque im Bogen oder durch einen in die Bracketbasis eingearbeiteten Torque erreicht, wie dies etwa bei vorprogrammierten Brackets der Fall ist. Im Bracketslot ist also ein Kraftpaar wirksam.

Eine Wurzelbewegung mit Rundbögen kann nur durch Kippung des Zahns mit anschließender Aufrichtung bewirkt werden. Dies wird in der Begg-Technik dadurch gemacht, dass ein Kraftpaar in Form einer zusätzlichen Torquefeder an der Labialfläche des Zahns angreift (Kapitel 13).

Die Technik der Kippung und Aufrichtung stellt weniger Anforderung an die Verankerung, als dies bei der körperlichen Zahnbewegung mit Vierkantbögen in der Edgewise-Technik der Fall ist.

Klasse-II-Züge helfen, die sagittale Stufe zu reduzieren, bewirken jedoch auch eine mesial gerichtete Kraft auf den Unterkieferzahnbogen. Man muss dafür Sorge tragen, dass diese Kraft nicht auf die unteren Schneidezähne übertragen wird, um deren Labialkippung zu verhindern. Hierzu kann man intramaxilläre Züge im Unterkiefer verwenden, die von einem Häckchen am Bogen distal der Schneidezähne zum Häckchen des Molarenbandes verlaufen.

Als weitere Möglichkeit, die Vorwanderung der unteren Seitenzähne zu verhindern, kann man eine Verankerungsbiegung mesial der Molaren anbringen oder einen starren Lingualbogen einsetzen. Wenn kein Platzüberschuss im Unterkieferzahnbogen besteht und alle Zähne beklebt sind, kann die Gefahr der Mesialwanderung der unteren Zähne durch die verwendeten Klasse-II-Züge dadurch verhindert werden, dass ein slotausfüllender Vierkantbogen einligiert wird, der Kippungen nahezu verhindert.

Wenn noch Lücken zum Ende der Behandlung geschlossen werden müssen, sollte ein Vierkantbogen von 0,019 Inch okklusogingivaler Dimensionierung verwendet werden, um unerwünschte Kippungen zu verhindern. Es muss dabei eine ausreichend große Kraft angewendet werden, um die Friktion zu überwinden. Es hat sich gezeigt, dass kontinuierliche Kräfte zum Lückenschluss effektiver sind als intermittierende Kräfte. Nickel-Titan-Federn sind hier effektiver als elastische Züge.

Klasse-II,2-Fehlstellung

Bei der Behandlung der Klasse-II,2 kommt der Reduzierung des Overbites eine zentrale Bedeutung zu (Kapitel 12). Die Reduzierung des tiefen Bisses ist oft schwer zu erreichen und stellt hohe Anforderungen an die Verankerung. Die Behandlung mit einer Oberkieferplatte mit frontalem Plateau zu beginnen, hat zwei Vorteile: Zum einen hilft der Aufbiss bei der Reduzierung des tiefen Bisses und zum anderen ermöglicht der Aufbiss die Anbringung von Brackets auf der unteren Front.

Zunächst wird der Unterkiefer so weit ausgeformt, dass ein Stahlbogen verwendet werden kann. Der Stahlbogen wird mit einer Verankerungsbiegung versehen (Abb. 8.5), die eine Intrusion der Schneidezähne und eine Extrusion des Molaren bewirkt. Die Extrusion des unteren Molaren unterstützt die Reduzierung des Overbites. Viele Klasse-II,2-Malokklusionen werden insbesondere im Unterkiefer ohne Extraktion behandelt, denn eine gewisse kompensatorische Protrusion der unteren Schneidezähne ist durchaus erwünscht. Falls die untere Front retroinkliniert steht, hilft ein entsprechend aktivierter Lingualbogen, die Zahnbogenlänge zu erhalten und die Front aufzurichten.

In Klasse-II,2-Fällen ist der Engstand des Oberkieferbogens meist im Bereich des Frontsegmentes lokalisiert. Es wird daher Platz benötigt, um die engstehenden seitlichen Schneidezähne auszurichten. Die Distalführung der Seitenzähne ist hierbei das Mittel der Wahl, um diesen Platz zu bekommen. Obwohl herausnehmbare Geräte verwendet werden können, um einzelne Zähne zu bewegen, muss doch bedacht werden, dass hier die Anforderungen an die Verankerung erheblich sind, sodass zur Distalisierung meist extraorale Kräfte Verwendung finden müssen.

Klasse-III-Fehlstellung

Bei Patienten mit Klasse-III-Fehlstellungen ist es in der Regel gewünscht, die oberen Schneidezähne zu protrudieren, während die unteren Schneidezähne retrudiert werden. Dies wird am einfachsten erreicht, indem die Schneidezähne an einem Rundbogen kippen. Damit die korrigierte Schneidezahnstellung stabil bleibt, muss ein ausreichend tiefer vertikaler Überbiss erreicht werden. Die Einarbeitung von Verankerungsbiegungen ist daher weniger geeignet zur Korrektur von Klasse-III-Frontzahnstellungen. Falls ein Lückenschluss im Oberkieferzahnbogen nötig ist, dürfen die oberen Schneidezähne nicht nach palatinal kippen. Intramaxilläre Kräfte im Oberkieferzahnbogen bewirken eine Vorwanderung der Seitenzähne, bergen aber auch das Risiko einer unerwünschten Palatinalbewegung der Schneidezähne. Aus diesem Grund sollten intramaxilläre Züge mit Vorsicht angewendet werden. Im Unterkieferzahnbogen führen intramaxilläre Züge hingegen zu einer tendenziell erwünschten Lingualkippung des Frontsegmentes.

Intermaxilläre Klasse-III-Züge bewirken die gewünschte Lingualbewegung der unteren Front und die reziproke Mesialbewegung der oberen Seitenzahnsegmente. Um eine Mesialisierung der oberen Schneidezähne zu erreichen, sollte ein geeigneter Bogen mit Stopp verwendet werden (Abb. 8.**13**). Wenn die Molaren nach mesial vorwandern, führt dies auch zu einer Anteriorbewegung der Schneidezähne mit dem Bogen.

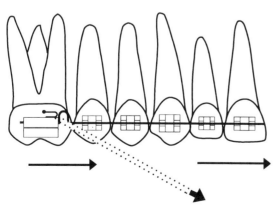

Abb. 8.**13** Bei Verwendung eines Stoppbogens bewirken Klasse-III-Züge eine Mesialbewegung der Molaren und des Bogens.

Mittellinienkorrektur

Wenn man eine korrekte Interkuspidation der Zähne erreichen will, ist eine Übereinstimmung der Mittellinien erforderlich. Darüber hinaus ist eine erhebliche Abweichung der Mittellinie, insbesondere im Oberkiefer, ästhetisch wenig befriedigend.

Eine korrekte Einstellung der Mittellinien kann schwierig zu erreichen sein und erfordert bereits in der Phase der Behandlungsplanung entsprechende Überlegungen. In manchen Fällen ist nur die Korrektur der Mittellinie in einem Kiefer erforderlich, in anderen Fällen wiederum müssen beide Mittellinien verändert werden, zuweilen in unterschiedlichem Ausmaß. Ausgeprägte Asymmetrien sind schwierig zu behandeln, sie erfordern asymmetrische Kräfte und eine damit einhergehende asymmetrische Verankerung.

Bevor die Mittellinie korrigiert wird, sollte in der Regel die korrekte mesiodistale Angulation der Zähne im Frontsegment bereits erreicht sein.

Zuweilen kippen Zähne jedoch bereits in Richtung der erwünschten Mittellinienkorrektur. In solchen Fällen muss zunächst Platz geschaffen werden, und die gekippten Zähne müssen dann unter Beibehaltung der Position der Schneidekante durch die Bewegung der Wurzel aufgerichtet werden. Dieser Mechanismus kann nur mit einer festsitzenden Apparatur angewandt werden.

Es muss also zunächst ausreichend Platz geschaffen werden, sodass dann, wenn die Angulation der Frontzähne korrekt ist, die Mittellinie eingestellt wird. In anderen Fällen ist eine Mittellinienkorrektur nicht allein durch Kippung und Aufrichtung der Frontzähne zu bewirken. In solchen Fällen ist eine Mittenausrichtung schwer zu erreichen, erfordert eine ausführliche Platzanalyse und stellt hohe Anforderungen an die Verankerung. Mittellinienkorrekturen sind eng verbunden mit der Platzbilanz im Zahnbogen. Um die gewünschte Korrektur zu erreichen, muss zunächst eine korrekte Angulation der Zähne geschaffen werden ohne den Platz vollständig aufzubrauchen. Die Zahnbogenmitten müssen im Verlaufe jeder Behandlung beachtet werden, da ungleichmäßige Mechaniken leicht zu einer Mittenverschiebung führen können.

Die oben beschriebene Frontzahnangulierung ist mit Edgewise-Brackets nur schwer zu erreichen. Bei Engstand übt der Bogen in der initialen Behandlungsphase bereits Kräfte aus, die eine Aufrichtung der Frontzähne bewirken. Hierbei muss die Aufrichtung der Frontzähne nicht zur Korrektur der Mittellinie beitragen, wenn kein Platz dafür vorhanden ist. In einer solchen Situation kann es ratsam sein, zunächst die Eckzähne asymmetrisch zu retrahieren, um so Platz für die Mitteneinstellung zu gewinnen und erst dann die Schneidezähne in den Bogen einzubeziehen. Es gibt eine Reihe von Möglichkeiten, eine Mittellinienkorrektur zu erreichen:

- *Korrektur der oberen und unteren Mittellinie durch schräge frontale Gummizüge* (Abb. 8.**14**): Dies ist eine brauchbare Methode, wenn beide Mittellinien korrigiert werden müssen. Hierbei ist jedoch eine

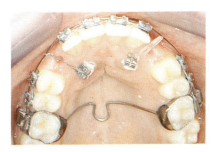

Tafel 1   Klebebrackets auf palatinal verlagerten Eckzähnen zur Einordnung dieser Zähne in den Zahnbogen (vgl. S. 4).

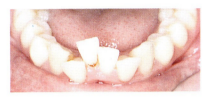

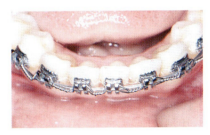

Tafel 2   Ausformung eines Unterkiefer-Frontsegmentes mit einer festsitzenden Apparatur nach Extraktion eines lingual stehenden Schneidezahns (vgl. S. 4).

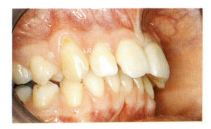

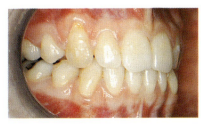

Tafel 3   Reduzierung des Overjets. Die festsitzende Apparatur wurde verwendet, um die Schneidezähne körperlich zu retrahieren (vgl. S. 5).

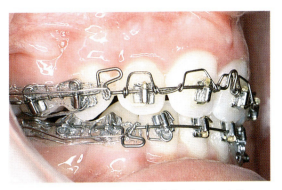

Tafel 4   Begg-Apparatur mit Aufrichtefedern für die Eckzähne und Torqueelementen für die Schneidezähne (vgl. S. 17).

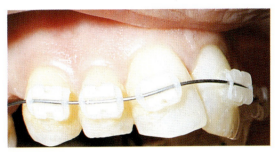

Tafel 5   Keramikbrackets (vgl. S. 17).

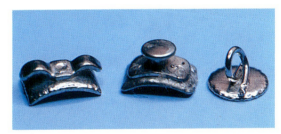

Tafel 6   Attachments zur Befestigung an verlagerten Zähnen: Cleat, Knöpfchen und Öse (vgl. S. 17).

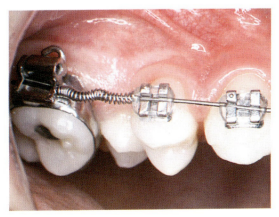

Tafel 7   Zusammengedrückte Spiralfeder zur Lückenöffnung (vgl. S. 29).

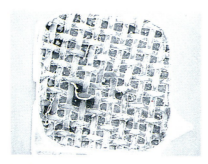

Tafel **8** Netzbasis eines Brackets (vgl. S. 40).

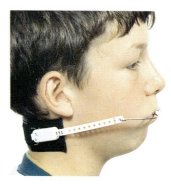

Tafel **12** Zervikaler Nackenzug mit Ausklinkmechanismus (vgl. S. 58).

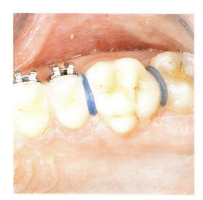

Tafel **9** Separation mit elastischen Gummis (vgl. S. 44).

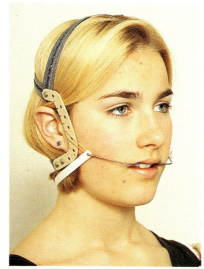

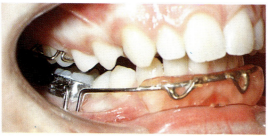

Tafel **10** Lip-Bumper im Unterkiefer zur Verhinderung von Vorwanderungen der Molaren (vgl. S. 52).

Tafel **13** Interlandi-Headgear mit Masel-Sicherheitsband (vgl. S. 59, 61, 63).

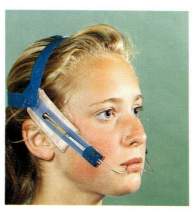

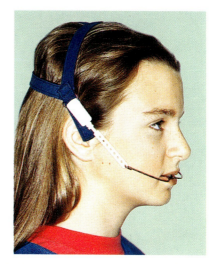

Tafel **11** High-Pull-Headgear mit J-Haken (vgl. S. 57).

Tafel **14** High-Pull-Headgear mit Ausklink-Sicherheitsmodul (vgl. S. 59).

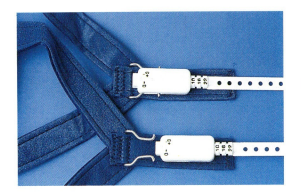

Tafel 15 Headgear-Federzugmechanismus (vgl. S. 61, 64).

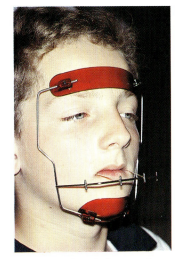

Tafel 16 Protraktions-Headgear (vgl. S. 63, 99).

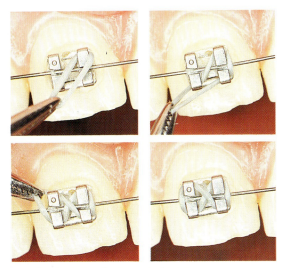

Tafel 17 Elastische Achterligatur (vgl. S. 67).

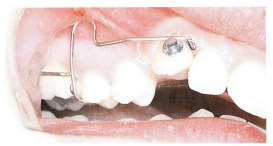

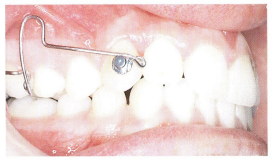

Tafel 18 Herausnehmbare Oberkieferapparatur mit geklebtem Attachment zur Einordnung eines Eckzahns in den Zahnbogen (vgl. S. 71).

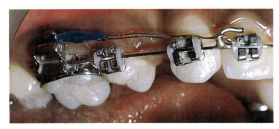

Tafel 19 Ligatur zur Übertragung einer Kraft vom Häkchen des Bogens auf den Molaren (vgl. S. 73).

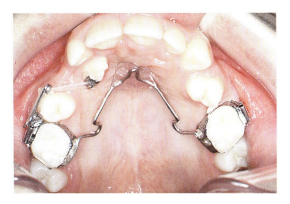

Tafel 20 Bukkaler Teilbogen mit Loop zur Aufnahme eines elastischen Fadens zur Bukkalbewegung des Eckzahns (vgl. S. 77).

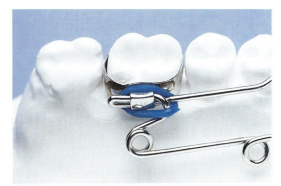

Tafel 21   Palatinalschloss zur Aufnahme eines herausnehmbaren Palatinalbogens (vgl. S. 97).

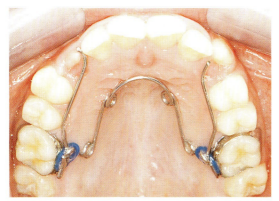

Tafel 22   Quadhelix (vgl. S. 97).

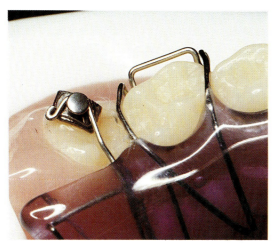

Tafel 23   Herausnehmbare Apparatur zur Einordnung eines impaktierten oberen ersten Molaren (vgl. S. 101).

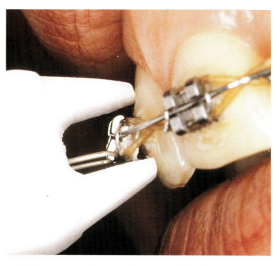

Tafel 24   Zange zur Bracketentfernung (vgl. S. 107).

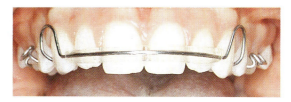

Tafel 25   Retainer mit labialem Kunststoffschild (vgl. S. 109).

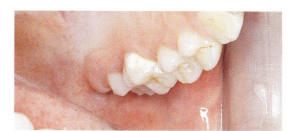

Tafel 26   Demineralisierter Zahnschmelz unter einem gelösten Molarenband (vgl. S. 108, 113).

Mittellinienkorrektur

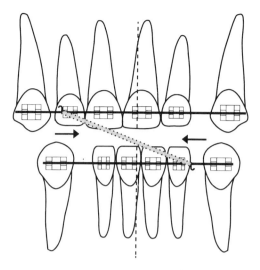

Abb. 8.14 Mittellinienkorrektur mit schrägen, anterioren Gummizügen.

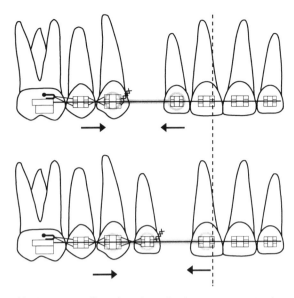

Abb. 8.16 Mittellinienkorrektur durch Bewegung einzelner Zähne mit elastischen Elementen. Die Zähne der Verankerungseinheit sind miteinander verblockt.

sorgsame Überwachung der angewendeten Kraft erforderlich, weil es unwahrscheinlich ist, dass die Balance der Verankerung so ist, dass es zu einer korrekten Einstellung der Frontmitten der jeweiligen Einzelkiefer zur Gesichtsmitte kommt, obwohl die Mitten am Ende der Behandlung zueinander deckungsgleich sind. Die vertikale Komponente dieser schrägen elastischen Züge kann zu einer asymmetrischen Kippung der Okklusionsebene führen. Aus diesem Grund müssen Bögen von geeigneter Größe verwendet werden, die dieses verhindern.

- *Bewegung der Frontzähne entlang des Bogens:* Abb. 8.15 zeigt die Verwendung einer zusammengedrückten Feder zur Korrektur der Mittellinie. Im dargestellten Beispiel birgt die reziproke Kraft der Feder die Gefahr einer unerwünschten Bewegung des Eckzahns. Daher sollten geeignete Biegungen eingearbeitet werden, die die Bukkal- und Distalbewegung des Eckzahns verhindern. Darüber hinaus muss der Bogen von ausreichender Stärke sein, um Kippungen der Schneidezähne während ihrer Bewegung entlang des Bogens zu verhindern. In Abb. 8.16 ist dargestellt, wie Schneidezähne einzeln mit Gummiketten oder elastischen Federn entlang des Bogens bewegt werden.

- Asymmetrische intramaxilläre und/oder intermaxilläre Züge können verwendet werden, um unterschiedliche Kräfte auf jeder Seite des Zahnbogens auszuüben. Diese Züge alleine stellen meist jedoch keine geeignete Methode dar, eine Mittelliniendiskrepanz zu korrigieren, sondern dienen eher der Unterstützung einer der oben vorgestellten Methoden.

Begg-Brackets ermöglichen Kippungen und relativ schnelle Bewegungen der Frontzähne, deshalb stellen sich Mittellinienkorrekturen häufig schon durch die Aufrichtung der Frontzähne ein.

Durch die Anwendung von Aufrichtefedern sind Begg-Brackets vielseitig verwendbar. Aufrichtefedern können an einzelnen Zähnen angebracht werden, um die Mittellinie zu korrigieren, es ist jedoch schwierig, die so korrigierte Zahnangulation zu halten. Die Tip-Edge-Variante der Begg-Brackets wurde entworfen, um diese Schwierigkeit bei dem sonst brauchbaren System auszuräumen.

Weiterführende Literatur

Grossen, S. and Ingervall, B. (1995). The effect of a Lip-bumper on lower dental arch dimensions and tooth positions. *European Journal of Orthodontics*. 17, 129–34.

Osbourne, W. S., Nanda, R. S. and Frans Currier, G. (1991). Mandibular arch perimeter changes with Lip-bumper treatment. *American Journal of Orthodontics and Dentofacial Orthopedics*. 99, 527–32.

Samuels, R. H. A., Rudge, S. J. and Mair, L. H. (1993). A comparison of the rate of space closure using a nickel-titanium spring and an elastic module: a clinical study. *American Journal of Orthodontics and Dentofacial Orthopedics,* 103, 464–7.

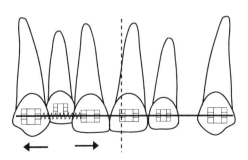

Abb. 8.15 Mittellinienkorrektur mit einer zusammengedrückten Feder.

9 Extraorale Verankerung

Kräfte, die Zahnbewegungen auslösen, bedürfen einer intraoralen oder extraoralen Verankerung. In vielen Fällen findet beides zeitgleich Anwendung. Zweck einer extraoralen Verankerung ist, die intraorale Verankerungssituation zu verstärken, wenn diese für die Erzielung der gewünschten Zahnbewegung allein nicht ausreicht. Die aus einer extraoralen Verankerung gewonnene Kraft kann verwendet werden, um:

- eine erreichte Zahnposition zu stabilisieren
- eine Mesialwanderung von oberen ersten Molaren zu verhindern
- mesiodistale, vertikale und anguläre Veränderungen der Zahnstellung zu bewirken
- eine orthopädische Veränderung zu erreichen.

Werden extraorale Kräfte verwendet, um eine Zahnstellung zu stabilisieren, verwendet man der Begriff extraorale Verankerung (EOV), sollen Zahnbewegungen durchgeführt werden, wird der Begriff extraorale Züge (EOZ) verwendet.

Bei zahlreichen Malokklusionen ist eine intraorale Verankerung ausreichend, um die gewünschte Zahnbewegung durchzuführen. Fälle mit ausgeprägten Engständen oder einer großen sagittalen Frontzahnstufe, für deren Korrektur eine körperliche Zahnbewegung erforderlich ist, benötigen meist eine extraorale Verankerung. Wenn nicht genug Platz zur Verfügung steht, muss er zuweilen durch die Distalisierung der Seitenzähne gewonnen werden. Dies kann erreicht werden durch Verwendung einer extraoralen Apparatur. Extraorale Apparaturen finden auch Verwendung bei geringen Fehlstellungen und mäßigem Platzmangel, um die Extraktion von Zähnen zu vermeiden.

Der Vorteil von extraoralen Kräften besteht darin, dass ihr Verankerungspotential theoretisch unbegrenzt ist und sowohl Größe als auch Richtung der Kraft in Abhängigkeit von der jeweiligen klinischen Notwendigkeit eingesetzt werden kann, der limitierende Faktor ist die Kooperation des Patienten. Die Kraftquelle besteht aus einer Kopfkappe oder einem Nackenband mit einem elastischen Zug, Federn oder einem elastischen Textilgewebe. Die Kraft wird mit einem Gesichtsbogen auf die Zähne übertragen, dieser Gesichtsbogen wird in die Röhrchen der Molarenbänder gesteckt. Abhängig vom Design und der Einstellung des Gesichtsbogens können verschiedene Zahnbewegungen durchgeführt werden. Die Molaren, an denen der Gesichtsbogen angreift, können distalisiert, intrudiert, extrudiert und rotiert werden.

Methoden der Übertragung extraoraler Kräfte

Gesichtsbogen

Die Verwendung eines Gesichtsbogens ist die am meisten verbreitete Methode, um extraorale Kräfte auf die Zähne zu übertragen. Er besteht aus einem Innenbogen, der in die Röhrchen der Molarenbänder gesteckt und an dem der Kopfzug befestigt wird. Um das Durchrutschen des Gesichtsbogens im Molarenröhrchen zu verhindern, muss vor dem Röhrchen ein Stopp angebracht werden. Viele Gesichtsbögen haben ein eingearbeitetes Loop, das als Stopp fungiert (Abb. 9.1). Andere Hersteller produzie-

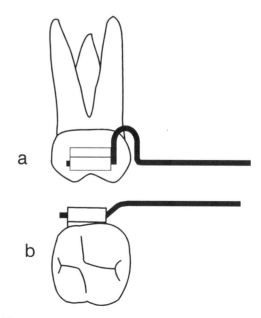

Abb. 9.1 Stopps am Gesichtsbogen: **a** Gesichtsbogen mit U-Schlaufe; **b** Gesichtsbogen mit Bajonettbiegung.

ren Molarenröhrchen, die distal verschlossen sind. In solchen Röhrchen kann der Gesichtsbogen nicht durchrutschen und es ist kein zusätzlicher Stopp oder Loop im Bogen erforderlich. Dennoch ist ein eingearbeiteter Loop hilfreich, um den Bogen zu verlängern, wenn in fortgeschrittenem Stadium der Behandlung Molaren sich bereits nach distal bewegt haben.

J-Haken

Eine andere Methode, um extraorale Kräfte auf eine festsitzende Apparatur zu übertragen, ist, einen Gesichtsbogen mit Haken zu verwenden (Tafel **11**). Diese Haken werden aufgrund ihrer Form J-Haken genannt und, in der Regel im Frontbereich, direkt in den Bogen eingehängt (Abb. 9.**2**).

Die nach distal gerichteten extraoralen Kräfte können zur Reduzierung des Overjets und zur Intrusion der Schneidezähne verwendet werden.

Kraftrichtung extraoraler Züge

Die Wirkung von extraoralen Kräften ist abhängig von ihrer Kraftrichtung, -größe und -dauer. Die große Vielzahl ihrer Einstellungsmöglichkeiten, verbunden mit unterschiedlichen Designs extraoraler Apparaturen, machen das Verständnis ihrer mechanischen Wirkung schwer.

Die Auswirkung der Zugrichtung auf die Dentition ist komplex, muss aber verstanden werden, um die Apparatur gezielt einsetzen zu können.

Anhand einer extraoralen Kraft, die mittels eines Gesichtsbogens an den oberen Molaren befestigt ist, sollen die grundlegenden Prinzipien erläutert werden.

Kippung, Translation und Widerstandszentrum

Betrachten wir zunächst das theoretische Modell eines Molaren, der um eine Achse im Bereich der Trifurkation kippen kann. Wenn eine Kraft auf den Zahn einwirkt, kippt der Zahn in Abhängigkeit vom Kraftangriffspunkt entweder im Uhrzeigersinn (Abb. 9.**3a**) oder gegen den Uhrzeigersinn (Abb. 9.**3b**) um diese Achse. Die angenommene Achse stellt das Zentrum der Kippung dar. Wenn eine Kraft exakt auf diese Rotationsachse trifft, kommt es zu keiner Zahnkippung.

Die klinische Situation unterscheidet sich von dem beschriebenen Modell dadurch, dass in ihr keine exakte transversale Kippachse existiert. In Abb. 9.**3c** bewegt sich der ganze Zahn in Richtung der einwirkenden Kraft. Mit anderen Worten: Der Zahn führt eine translatorische Bewegung aus, ohne seine Neigung zu verändern. Der Widerstand, den der Zahn sowohl der translatorischen als auch der kippenden Bewegung entgegensetzt, bündelt sich in einem Punkt, dem so genannten Widerstandszentrum. In der klinischen Situation ist es nicht möglich, dieses Widerstandszentrum exakt zu bestimmen, man nimmt es jedoch im Bereich der Trifurkation an.

Wenn die Kraftlinie durch das Widerstandszentrum verläuft, bewegt der Zahn sich translatorisch ohne seine Neigung zu ändern (Abb. 9.**4**). Zusätzlich kommt es zu einer Vertikalbewegung des Zahns, wenn die Kraftrichtung nicht exakt parallel zur Okklusionsebene verläuft.

Verläuft die Kraftrichtung nicht durch das Widerstandszentrum, so kommt es sowohl zu einer Änderung der Neigung als auch zu einer Translation. Das Ausmaß der Neigungsänderung ist abhängig von der Größe der Entfernung des Abstandes der Kraftlinie zum Widerstandszentrum. Ist diese Entfernung groß (Abb. 9.**5a**), wird der Zahn stark kippen und sich wenig körperlich bewegen. Ist die Entfernung gering (Abb. 9.**5b**), kommt es zu einer relativ starken körperlichen Bewegung mit einer geringen Kippung.

Richtung der extraoralen Kraft und Bewegung des oberen Molaren

Folgende Faktoren beeinflussen die Bewegungsrichtung des Molaren:

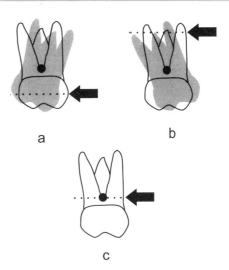

Abb. 9.**3** Theoretisches Modell eines Molaren, der um eine angenommene Achse kippt. Der Zahn kippt im Uhrzeigersinn (**a**) oder entgegen dem Uhrzeigersinn (**b**) in Abhängigkeit vom Kraftangriffspunkt. In **c** wirkt die Kraft im Bereich des Rotationszentrums und es kommt zu keiner Rotation.

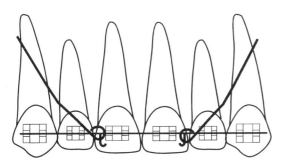

Abb. 9.**2** J-Haken-Züge werden an auf den Bogen gelöteten oder geklemmten Häkchen eingehängt.

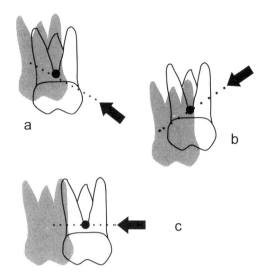

Abb. 9.4 Krafteinwirkung durch das Widerstandszentrum. In jedem Fall kommt es zu einer translatorischen Zahnbewegung ohne Änderung der Neigung des entsprechenden Zahns. **a** Der Zahn intrudiert, **b** der Zahn extrudiert, **c** die Kraftrichtung verläuft parallel zur Okklusionsebene.

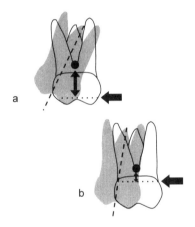

Abb. 9.5 Die Auswirkung der Entfernung zwischen dem Widerstandszentrum und der Kraftlinie. In **a** ist diese Entfernung groß und die Zahnkippung größer als in **b**, wo ein geringer Abstand des Widerstandszentrums zur Kraftlinie besteht.

- die Richtung der extraoralen Kraft
- die Länge der Außenarme des Gesichtsbogens
- die Angulation der Außenarme in Relation zu den Innenarmen in horizontaler Dimension.

Anstatt nun alle möglichen Kombinationen zu betrachten, sollen die Auswirkungen auf die Molarenbewegung anhand klinischer Beispiele für den zervikalen Headgear, den okzipitalen Headgear und den High-Pull-Headgear dargestellt werden. Dennoch soll der Leser die dargestellten Prinzipien auch auf alle anderen Headgearkombinationen übertragen können. Das Entscheidende ist die Beziehung zwischen der Richtung der extraoralen Kraft und dem Widerstandszentrum des Molaren.

Für die nachfolgenden Beispiele wird vorausgesetzt, dass der Innenbogen passiv in den Molarenröhrchen sitzt und der Gesichtsbogen ausreichend starr ist und sich nicht verbiegt.

Headgear

Headgeartypen werden meist eingeteilt durch ihre Lagebeziehung zur Okklusionsebene. Sie kann in einer Ebene zu ihr verlaufen (okzipital), oberhalb der Okklusionsebene (high-pull) oder unterhalb der Okklusionsebene (zervikal).

Der **Zervikal-Headgear** besitzt ein Nackenband (Tafel **12**) und übt eine extrudierende Kraft auf die Molaren aus. In Abb. 9.6a ist der Außenarm des Gesichtsbogens nach oben anguliert und reicht nicht bis zum Widerstandszentrum. Der Molar wird sich nach distal bewegen ohne zu kippen. Ist der Außenarm länger (Abb. 9.6b), bewegt sich der Molar nach distal und rotiert entgegen dem Uhrzeigersinn. Sind die Außenarme kürzer (Abb. 9.6c) bewegt sich der Molar nach distal und rotiert im Uhrzeigersinn. In allen Fällen wirkt eine extrudierende Kraft auf den Molaren. Findet ein Nackenzug Verwendung, dann ist

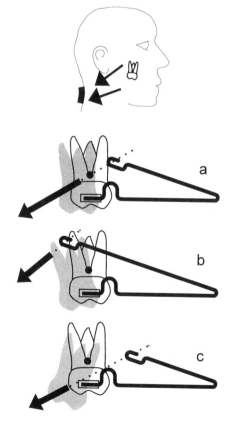

Abb. 9.6 Zervikal-Headgear. **a** Der Kraftvektor verläuft durch das Widerstandszentrum, der Molar bewegt sich körperlich ohne zu kippen. **b** Der Kraftvektor verläuft oberhalb des Widerstandszentrums, der Zahn kippt entgegen dem Uhrzeigersinn. **c** Der Kraftvektor verläuft unterhalb des Widerstandszentrums und der Zahn rotiert im Uhrzeigersinn. In allen Fällen kommt es zu einer Extrusion des Zahns.

es nicht möglich, eine Kraft parallel zur Okklusionsebene auszuüben. Die Extrusion von Molaren kann erwünscht sein bei Patienten mit einem kleinen Interbasiswinkel, ist jedoch unerwünscht bei Patienten mit einem vergrößerten Interbasiswinkel oder einem verkleinerten Overbite. Der Zervikal-Headgear kann auch zur Verstärkung der Verankerung verwendet werden.

Der **Okzipital-Headgear** bietet die meisten Möglichkeiten bezüglich der Kraftrichtung. Aufgrund seiner guten Passform stellt der so genannte Interlandi-Headgear (Tafel **13**) ein relativ komfortables Gerät für den Patienten dar.

In Abb. 9.7 a verläuft der Kraftvektor parallel zur Okklusionsebene. Der Außenarm ist nach oben anguliert und der Kraftvektor verläuft durch das Widerstandszentrum. Der Molar bewegt sich paraxial nach distal ohne seine Neigung oder vertikale Position zu verändern.

Auch wenn der Molar sich nicht verlängert, so vergrößert sich auch bei einer reinen Distalbewegung des Zahns der Interbasiswinkel. Wenn eine Vergrößerung des Interbasiswinkels vermieden werden soll, muss eine Intrusionskraft auf den Molaren wirken. Dies kann erreicht werden indem der Außenarm nach unten abgewinkelt wird, sodass der Kraftvektor durch das Widerstandszentrum verläuft. Verläuft er nicht durch das Widerstandszentrum, sondern unterhalb davon, so kommt es zu einer Distalkippung (Abb. 9.**7c**).

Ein leicht nach schräg oben verlaufender Kraftvektor ist geeignet, wenn der Molar nach distal kippen soll (Abb. 9.**7c**). Diese Kraftrichtung ist insbesondere von Vorteil, wenn der Molar vor Beginn der Distalisierung nach mesial geneigt war und die Veränderungen des Interbasiswinkels möglichst gering gehalten werden sollen.

Der **High-Pull-Headgear** (Tafel **14**) bewirkt eine Intrusion des Molaren und hat die Tendenz, den Interbasiswinkel zu verkleinern. Dieser Effekt ist gewünscht bei Patienten mit einem vergrößerten Interbasiswinkel, jedoch unerwünscht bei einem tiefen Biss oder einem kleinen Interbasiswinkel.

Der Kraftvektor verläuft durch das Widerstandszentrum (Abb. 9.**8a**), der Molar bewegt sich paraxial nach distal und cranial. Wenn der Kraftvektor nicht durch das Widerstandszentrum verläuft, bewegt sich zwar der Zahn nach distal und intrudiert, kippt jedoch (Abb. 9.**8b** und **c**).

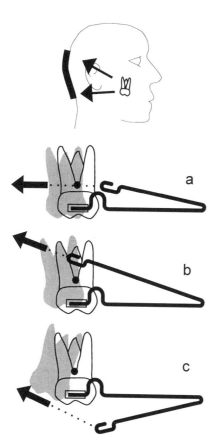

Abb. 9.**7** Okzipital-Headgear. **a** Der Kraftvektor verläuft durch das Widerstandszentrum und parallel zur Okklusionsebene. **b** Der Kraftvektor verläuft oberhalb des Widerstandszentrums, der Zahn intrudiert und kippt entgegen dem Uhrzeigersinn. **c** Der Kraftvektor verläuft unterhalb des Widerstandszentrums, der Zahn intrudiert und kippt im Uhrzeigersinn.

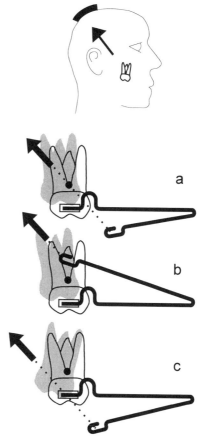

Abb. 9.**8** High-Pull-Headgear. **a** Der Kraftvektor verläuft durch das Widerstandszentrum und der Zahn bewegt sich, ohne seine Neigung zu verändern. **b** Der Kraftvektor verläuft oberhalb des Widerstandszentrums und der Zahn rotiert entgegen dem Uhrzeigersinn. **c** Der Kraftvektor verläuft unterhalb des Widerstandszentrums und der Zahn rotiert im Uhrzeigersinn. In jedem Fall kommt es zu einer Intrusion des Molaren.

Kraftgröße

Die angewendete Kraft muss sorgsam kontrolliert werden. Eine Kraft von 300–500 g pro Seite ist in der Regel ausreichend, um eine Distalbewegung des Molaren zu bewirken. Um die korrekte Kraftgröße zu ermitteln, sollte eine Federwaage Anwendung finden. Einige Headgear-Typen besitzen eine Kraftmessvorrichtung in der Zugfeder, eine Federwaage ist jedoch ausreichend. Bei Verwendung höherer Kräfte ist der Zug schwer einzuhängen und der Patient wird sich über die unbequeme Handhabung beklagen.

Kraftdauer

Eine Tragedauer von 10 Stunden innerhalb eines 24-Stunden-Zyklus ist ausreichend, um die Vorwanderung der Molaren zu verhindern. Soll eine aktive Bewegung der Molaren erreicht werden, ist eine höhere Tragezeit erforderlich; der Patient muss dann zu einer Tragedauer von mindestens 14 Stunden aufgefordert werden.

Praktische Aspekte

Anpassung des Gesichtsbogens

Der Gesichtsbogen wird in die großen Röhrchen der oberen Molarenbänder eingesetzt. Aufgrund der starken Krafteinwirkung ist es erforderlich, dass die Molarenbänder gut sitzen. Die Anwendung eines Headgear bei nur geklebten Molarenröhrchen anstelle von Bändern wird von den Autoren als zu gefährlich abgelehnt. Die Anpassung des Gesichtsbogens muss in der lateralen, vertikalen und horizontalen Dimension erfolgen.

Innenbogen

Der Innenbogen kann als eine separate Apparatur betrachtet werden. Er kann für geringe Zahnbewegungen verwendet werden. Ein nicht korrekt angepasster Innenbogen führt dagegen zu unerwünschten Zahnbewegungen. Zu Beginn sollte der Gesichtsbogen passiv in den Molarenröhrchen sitzen. Gesichtsbögen sind in einer Anzahl unterschiedlicher Größen und Typen erhältlich, diejenigen mit einer U-Schlaufe sind zu bevorzugen. Eine ungefähre Abschätzung der Gesichtsbogengröße kann anhand des Oberkiefermodells vorgenommen werden.

Im Mund sollte ein Ende des Gesichtsbogens in das Molarenröhrchen gesteckt werden, um Größe und Form des Bogens einzuschätzen. Zunächst wird der Bogen in der Transversalen dem Abstand der Molarenröhrchen angepasst. Diese Anpassung erfolgt am besten mit zwei Flachzangen, hierzu kann es nötig sein, dass der Bogen einige Male in den Mund gesetzt werden muss, bis er passiv liegt. Zur Kontrolle wird abschließend der Bogen zuerst in das andere Röhrchen gesteckt. Die Anpassung sollte jetzt soweit erfolgt sein, dass keine Rotations-, Kipp-, Expansi-

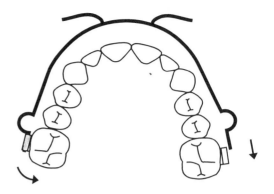

Abb. 9.**9** Der Innenbogen muss so angepasst werden, dass er passiv liegt.

ons-, oder Kontraktionskräfte auf die Molaren wirken (Abb. 9.**9**). Der Bogen berührt auch keine anderen Zähne.

Der vordere Teil des Bogens sollte bei entspannter Mundhaltung in der Mitte der Lippen liegen. Ein Bogen, der gegen die Ober- oder Unterlippe drückt, ist unbequem. Anpassungen in vertikaler Richtung werden am besten im Bereich der U-Schlaufe des Innenbogens vorgenommen. Bereits kleine Biegungen in diesem Bereich führen zu einer deutlichen Veränderung im anterioren Bogenbereich.

Die abschließende Einstellung des Bogens in vertikaler Richtung kann erst vorgenommen werden, wenn der Zug eingehängt wurde.

Findet ein Gesichtsbogen Verwendung, der keinen Loop enthält, sondern gerade ist, so muss hier zunächst die Länge festgelegt, das distale Ende abgeknipst und eine Bajonettbiegung eingebracht oder eine Stoppröhrchen mesial des Molaren aufgebracht werden. Eine Veränderung in der Länge des Gesichtsbogens ist nur bei dem U-Schlaufenmodell möglich. Findet ein Gesichtsbogen ohne U-Schlaufe Verwendung, so muss dieser durch einen größeren ersetzt werden, wenn die Molaren bereits distalisiert wurden und der Bogen an die Schneidezähne stößt.

Die Enden des Innenbogens müssen abgerundet und geglättet werden, um die Verletzungsgefahr beim Herausnehmen zu reduzieren.

Außenbogen

Gesichtsbögen werden mit unterschiedlich langen Außenarmen hergestellt. In der Regel findet ein relativ kurzer Außenarm Verwendung, der etwa die gleiche Länge hat wie der Innenarm.

Die Länge des Außenarmes kann reduziert werden, für die Einbiegung einer neuen Schlaufe benötigt man aber besonders stabile Zangen. In der Regel kommen die Schlaufen der Außenarme bei Verwendung eines Okzipital-Headgears anterior der oberen ersten Molaren zu liegen. Der Außenbogen sollte so angepasst werden, dass er nahe der Wange zu liegen kommt, ohne sie zu berühren. Die Enden der Häkchen müssen glatt sein, sodass sie nicht die Bettwäsche zerreißen oder Verletzungen verursachen können.

Einsetzen des Headgears

Zunächst sollte eine geeignete Headgeargröße ausgewählt werden. Gegebenenfalls sind zusätzliche Anpassungen am Bogen erforderlich, um einen guten und bequemen Sitz zu gewährleisten, die Nackenzüge sind jedoch nur in einer Einheitsgröße erhältlich.

Die Kräfte des Gesichtsbogens werden entweder mit einer Feder mit Ausklinkmechanismus (Tafel **15**), mit einem elastischen Nackenzug oder mit Gummizügen wie bei dem Interlandi-Headgear (Tafel **13**) übertragen.

Finden Gummis Verwendung, muss eine geeignete Größe gefunden werden und der Patienten muss entsprechend instruiert werden. Die Gummis sollten täglich gewechselt werden. Bei elastischen Textilbändern können Gleitclips verwendet werden.

Die Verwendung eines Sicherheitsmechanismus ist eine Conditio sine qua non. Ernsthafte Verletzungen können unter folgenden Umständen eintreten:

- Wenn der Gesichtsbogen nach vorn gezogen und dann losgelassen wird. Bei einer derartigen Handhabung katapultiert der Bogen zurück; insbesondere wenn der Innenbogen bereits aus dem Mund genommen wurde, können beträchtliche Verletzungen im Gesicht und an den Augen die Folge sein. Ein korrekt funktionierender Ausklinkmechanismus am Kopf- oder Nackenband kann diese schwerwiegenden Verletzungen verhindern.
- Löst sich der Gesichtsbogen aus dem Mund, beispielsweise im Schlaf, kann es durch einen im Bett liegenden Gesichtsbogen zu Verletzungen kommen, wenn der Patient seinen Kopf im Schlaf bewegt; auch ein Ausklinkmechanismus schützt nicht vor dieser Gefahr. Ein nichtelastisches Sicherheitsband, das um den Nacken läuft und an beiden Enden der Außenarme befestigt wird, kann dieses unerwünschte Herausfallen des Gesichtsbogens verhindern. Diese Sicherheitsmaßnahme wird von den Autoren empfohlen. Der Patient muss in der Lage sein, dieses Sicherheitsband einzuhängen; auf die Notwendigkeit seiner Verwendung muss mit Nachdruck hingewiesen werden.

Anwendung der extraoralen Verankerung

Verankerungsverstärkung

Oberkieferzahnbogen. Extraorale Kräfte finden häufig Verwendung um die intraorale Verankerung zu verstärken. Dies wird gewöhnlich dadurch erreicht, dass die Vorwanderung der Molaren verhindert wird. Eine etwa zehnstündige Trageweise bei einer Kraft von 300 g pro Seite ist hierfür ausreichend.

Unterkieferzahnbogen. Zuweilen ist es auch erforderlich, im Unterkiefer die Verankerung zu verstärken. Die Anwendung von extraoralen Zügen im Unterkiefer ist schwierig und wird von den Patienten schlecht toleriert.

Als Alternative bietet sich an, extraorale Kräfte über Klasse-III-Züge auf den Unterkieferzahnbogen zu übertragen. Diese intraoralen Gummizüge werden nur getragen, wenn auch der Headgear eingesetzt ist. Der Headgear fängt die mesial gerichteten Kräfte auf die oberen Molaren ab, die durch die Klasse-III-Züge entstehen. Es muss daran erinnert werden, dass zusätzlich zu der mesial gerichteten Kraft auf die oberen Molaren auch eine extrusive Kraft wirkt. Aus diesem Grund muss ein Headgear angewendet werden, der dieser extrusiven Kraft entgegenwirkt.

Platzhaltefunktion

Da extraorale Kräfte eine Vorwanderung von Molaren verhindern können, stellen sie auch eine geeignete Methode dar, die sagittale Zahnbogenlänge aufrecht zu halten. Dies kann erforderlich sein, um ausreichend Platz zur Auflösung eines Engstandes zu bekommen. In solchen Fällen ist es ausreichend, wenn die extraorale Apparatur für 8 Stunden pro Tag getragen wird. Der Vorteil, den benötigten Platz mit einer extraoralen Verankerung aufrecht zu halten, liegt darin, dass mit dem gleichen Gerät später noch zusätzliche Verankerung bereitgestellt werden kann, wenn aktive Zahnbewegungen nötig sind.

Distalbewegung

Obere Molaren

Die Gründe für die Distalbewegung oberer Molaren sind folgende:

- Bereitstellung von Platz zur Auflösung eines mäßigen Engstandes oder zur Reduzierung einer geringfügig vergrößerten sagittalen Frontzahnstufe. Bei nur geringfügigem Platzbedarf im Zahnbogen kann es sinnvoller sein, die Molaren zu distalisieren als Prämolaren zu entfernen.
- Bereits verlorengegangenen Platz wieder zurückzugewinnen. Vorzeitiger Milchzahnverlust bewirkt Rotation des oberen ersten Molaren nach mesial. Dies kann zu Engstand im bleibenden Gebiss, insbesondere im Bereich der zweiten Prämolaren führen.
- Wenn die Extraktion von Prämolaren nicht ausreichend Platz liefert um einen Engstand aufzulösen oder eine vergrößerte sagittale Stufe zu korrigieren, kann eine Distalisierung oberer Molaren erforderlich sein, um eine Klasse-1-Molarenrelation zu erreichen. Hierbei ist wichtig zu bedenken, dass für eine wirksame Distalbewegung relativ hohe Kräfte erforderlich sind und die Apparatur mindestens 14 Stunden pro Tag getragen werden muss.

Da die Seitenzahnsegmente zueinander divergieren, müssen bei der Distalisierung der Molaren die Innenarme auf Expansion gestellt werden, um einen Kreuzbiss zu verhindern. Hierfür ist eine Expansion von 2–5 mm pro Seite ausreichend. Falls die Molaren bereits im Kreuzbiss stehen, kann eine größere Expansion von bis zu 10 mm nötig sein. Zur Beseitigung eines Kreuzbisses stehen jedoch bessere Möglichkeiten zur Verfügung als extraorale Züge (siehe hierzu auch Kapitel 14).

Im Oberkieferzahnbogen kann eine mesiale Durchbruchsrichtung der dritten Molaren eine Entfernung der zweiten Molaren sinnvoll erscheinen lassen, zumal dann die Distalführung der ersten Molaren erheblich erleichtert wird.

Einseitige Distalbewegung

Einseitige Distalbewegungen sind mit extraoralen Kräften allein schwer zu erreichen. Ist eine solche Bewegung erforderlich, empfiehlt es sich, die extraorale Apparatur mit einer herausnehmbaren Platte zu kombinieren. Die Molaren werden bebändert und ein extraoraler Zug mittels Gesichtsbogen und Headgear eingesetzt. Zusätzlich wird eine herausnehmbare Apparatur eingegliedert, die eine Distalfeder für den zu bewegenden Molaren besitzt. Diese Feder sollte aus 0,7 mm Stahl gefertigt werden. Die Platte wird im Bereich der Prämolaren und Schneidezähne verankert. Die herausnehmbare Apparatur muss ständig getragen werden (Abb. 9.10).

Rotation von Molaren

Nicht selten findet man nach frühzeitigem Verlust von Milchzähnen mesial rotierte obere Molaren. Um den hierbei verlorengegangenen Platz wieder zu gewinnen, müssen diese Molaren derotiert und distalisiert werden. Um dies zu erreichen, muss das Band auf den Molaren etwas nach distal versetzt geklebt werden und wird dann später nach erfolgter Derotation in seine korrekte Position umgeklebt (Abb. 9.11).

Geringfügige Rotationen können durch geeignete Anpassung des Gesichtsbogens gemeinsam mit der Distalisierung durchgeführt werden. Der Innenarm des Gesichtsbogens hat einen Durchmesser von 1,15 mm. Bereits kleine Änderungen am distalen Ende des Bogens führen zu einer deutlichen Kraftübertragung auf den Zahn. Die Anpassung des Innenbogens muss so vorgenommen werden, dass sich der Winkel zum Molarenröhrchen leicht ändert.

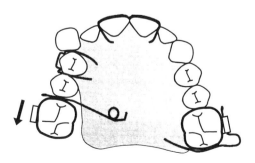

Abb. 9.10 Herausnehmbare Platte für den Oberkiefer zur einseitigen Distalbewegung. Die extraorale Apparatur wird an den Bändern der ersten Molaren befestigt.

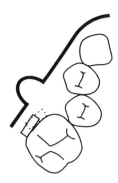

Abb. 9.11 Bei rotierten Molaren kann es erforderlich sein, das Molarenband versetzt zu kleben, um den Headgear einsetzen zu können. Ist der Molar dann derotiert, wird das Band in seine korrekte Position umgeklebt (gestrichelte Linie).

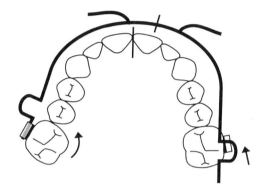

Abb. 9.12 Eingegliederter Gesichtsbogen führt zur Derotation des rechten Molaren.

Setzt man nun den Gesichtsbogen in das Röhrchen des rotierten Molaren, so liegt das andere Ende des Bogens distal des Molaren, hierdurch kommt es zu einer Derotation des Molaren (Abb. 9.12). Sind bei diesem Vorgehen die gedrehten Molaren derotiert worden, muss das Band dann korrekt geklebt und zusätzliche Biegungen aus dem Innenbogen herausgenommen werden.

Orthopädischer Effekt

Um das nach anterior und caudal gerichtete Wachstum des Mittelgesichtes zu hemmen, müssen Kräfte auf die Suturen der Maxilla übertragen werden. In gleicher Weise wie bei der Distalisierung eines Molaren muss auch hier die Kraft durch das Widerstandszentrum verlaufen. Das Widerstandszentrum der Maxilla ist nicht eindeutig festzulegen, liegt aber im Bereich zwischen den Wurzelspitzen der oberen Prämolaren. Verwendet man eine in dieser Weise nach kranial und dorsal gerichtete Kraft, so hat man auch eine Wirkung auf die Dentition.

Um eine Hemmung des Wachstums der Maxilla zu erreichen, benötigt man größere Kräfte als für Zahnbewegungen. Proffit schlägt eine Kraft von 350–450 g pro Seite über einen Zeitraum von 12–14 Stunden pro Tag vor. Übt man extraorale Kräfte auf die Molaren aus, kommt es zu einer Rotationswirkung auf die Maxilla. Effektiver ist es, eine Kraft im Bereich des gesamten oberen Zahnbogens einwirken zu lassen, um das maxilläre Wachstum zu hemmen. Dies kann erreicht werden durch Verwendung einer herausnehmbaren Apparatur, die mit dem Kunststoff auf den Okklusalflächen aller oberen Zähne liegt. Der Gesichtsbogen wird in der Regel durch ein einpolymerisiertes Röhrchen fest mit der Apparatur verbunden.

Orthopädische Wirkungen durch extraorale Apparaturen sind schwer zu erreichen, sollten aber vor Beginn der Pubertät in Angriff genommen werden.

Praktische Anwendung

Die Sicherheitshinweise bei der Anwendung des Headgear sollten stets beachtet werden. Wenn der Gesichtsbogen das erste Mal eingesetzt wird, sollte das Einsetzen und Herausnehmen dem Patienten gezeigt werden; gegebenenfalls sollten auch die Eltern mit der Handhabung und dem Headgear vertraut gemacht werden. Eine Verbesserung der Motivation kann erreicht werden, wenn der Patient angehalten wird, die Tragezeiten täglich in einem Kalender zu notieren. Bei jeder Kontrolle bringt der Patient Headgear und Tragekalender mit. Erforderliche Anpassungen am Gerät werden bei diesen Terminen vorgenommen und der Patient wird aufgefordert, das Einsetzen und Herausnehmen des Gesichtsbogens zu demonstrieren. Schwierigkeiten des Patienten dabei können ein Hinweis auf unzureichende Trageweise sein.

Bei den Kontrollen muss die Kopfkappe untersucht werden, um sicherzustellen dass sie intakt ist. Der Außenbogen darf nicht gegen die Wange drücken, der Innenbogen muss in vertikaler und horizontaler Richtung so eingestellt sein, dass er bequem zwischen den Lippen zu liegen kommt und die Schneidezähne nicht berührt.

Die Länge des Innenbogens muss so eingestellt sein, dass dieser nur die Molaren berührt. Insbesondere wenn bereits eine Distalisierung der Molaren erfolgt ist, kommt der Innenbogen näher an die Labialfläche der Schneidezähne. Entsprechende Anpassungen in Form einer Öffnung des Loops sind dann gegebenenfalls erforderlich. Weitere Anpassungen können im Sinne einer Expansion der Innenarme erforderlich sein, wenn die Molaren sich bei ihrer Distalisierung im Sinne einer Kreuzbisssituation einstellen. Beschädigte oder lockere Elemente müssen ausgetauscht werden. Durchgeführte Maßnahmen zur Kontrolle und Anpassung des Headgear sollten in der Patientenkarte notiert werden. Die Okklusion muss mit dem Anfangsmodell verglichen werden, um zu prüfen, ob die gewünschte Zahnbewegung eingetreten ist.

Protraktions-Headgear

Die meisten Headgeartypen werden verwendet, um die posteriore Verankerung zu verstärken oder eine Distalbewegung von Zähnen durchzuführen. Dennoch gibt es auch Situationen, in denen eine nach anterior gerichtete Kraft erforderlich ist; so ist beipielsweise in Klasse-III-Fällen eine Anteriororientierung des oberen Zahnbogens gewünscht. Auch bei der Behandlung von Zahnunterzahlen kann eine Mesialbewegung von Seitenzähnen zum Lückenschluss erforderlich sein. In solchen Fällen findet der Protraktions-Headgear Verwendung (Tafel **16**). Obwohl vorgefertigte Protraktions-Headgeartypen zur Verfügung stehen, bevorzugen viele Behandler die individuelle Konstruktion dieser Apparatur für den jeweiligen Patienten. Der Aufbau eines Protraktions-Headgear besteht in einem Drahtgerüst und Auflagen im Bereich von Stirn und Kinn. Ferner werden am Drahtgerüst Häkchen benötigt, an die von intraoral kommende Gummizüge gehängt werden. Mit diesen Zügen können nur Zahnbewegungen ausgeführt werden, es gibt bis heute keine nachhaltigen Beweise dafür, dass ein Protraktions-Headgear einen signifikanten orthopädischen Effekt hat.

Motivation des Patienten

Es wurde in diesem Kapitel bereits angedeutet, dass das Tragen eines Headgear ein hohes Maß an Kooperation von Seiten des Patienten erfordert. Es ist Aufgabe des Kieferorthopäden, den Patienten zum Tragen des Gerätes zu ermutigen und zu motivieren. Wenn eine extraorale Apparatur zur Behandlung erforderlich ist, so ist es am besten, diese gleich zu Beginn der Behandlung einzusetzen. Es ist erfahrungsgemäß schwierig, den Patienten erst in späteren Behandlungsphasen zum Tragen eines Headgear zu motivieren. Falls sich herausstellt, dass eine intraorale Verankerung ausreichend ist, kann der Headgear weggelassen werden. Die Motivation kann oft durch einen täglich zu führenden Tragekalender verbessert werden. Die regelmäßige Kontrolle des Kalenders motiviert den Patienten zur Einhaltung der verabredeten Tragezeiten. Wenn es offensichtlich ist, dass der Patient seinen Headgear nicht ausreichend trägt, ist es am besten, ihn mit einer offenen Frage zu konfrontieren. Dies macht es dem Patienten schwer, seine mangelnde Mitarbeit zu verschleiern.

Gefahren und Sicherheitshinweise

Fälle von schweren Verletzungen des Gesichtes, der Augen und des Mundes sind aufgrund fehlerhafter Handhabung des Gesichtsbogens beschrieben worden. Sowohl Patienten als auch Eltern müssen über die Sicherheitshinweise beim Tragen des Headgear unterrichtet werden. Es ist generell ratsam, den Headgear nicht in der Schule, sondern nur zu Hause tragen zu lassen. Gewarnt werden muss vor dem Herumtoben mit anderen Kindern bei eingesetztem Gerät. Die Verwendung geeigneter Sicherheitsvorrichtungen, um entsprechende Verletzungen zu verhindern, ist obligatorisch. Wenn aus irgendeinem Grund der Gesichtsbogen während des Schlafes herausrutscht, sollte der Headgear nicht weiter getragen und schnellstmöglich ein Kontrolltermin vereinbart werden.

Für das Ende des Innenbogens wurden zahlreiche Modifikationen vorgeschlagen, die das Ziel haben, das freie Ende in einer Schlaufe zu verstecken, um Verletzungen zu vermeiden. Durch diese Modifikationen wird jedoch das Einsetzen des Headgear erschwert. Auch sind Plastikkäppchen erhältlich, die das Ende des Innenbogens abpolstern sollen. Das Häkchen des Außenarms kann so gebogen werden, dass es nicht absteht.

Zahlreiche Ausschnappmechanismen wurden konstruiert, mittels derer sich bei Anwendung von zu großen Kräften der Zug vom Gesichtsbogen löst (Tafel **15**). Diese Ausschnappmechanismen wurden konstruiert, um Verletzungen durch einen zurückkatapultierten Gesichtsbogen zu verhindern. Sie schützen jedoch nicht vor Verletzungen, die auftreten können, wenn der Gesichtsbogen während des Schlafes herausfällt und der Patient sich daran verletzt. Ein Sicherheitsband, das das Herausgleiten des Gesichtsbogens aus dem Mund verhindert, erhöht die Sicherheit. Wird dieses Sicherheitsband gemeinsam mit einem geeignet gestalteten Gesichtsbogen verwendet, ist für die bestmögliche Sicherheit gesorgt (Tafel **13**).

Spezielle schriftliche und mündliche Hinweise müssen an Patienten und gegebenenfalls auch an deren Eltern gegeben werden:

- Halte den Bogen im Mund fest, wenn du die Züge ein- oder aushängst.
- Halte den Bogen fest, wenn er sich löst.
- Mache keine ruckartigen Bewegungen, während du den Headgear trägst.
- Melde so schnell wie möglich alle Schäden an der Apparatur.
- Verwende den Headgear nicht anders als in den beigefügten Sicherheitshinweisen erklärt.
- Trage den Headgear nicht weiter, wenn er nachts herausfällt, und verständige deinen Kieferorthopäden.

Ein Beispiel für eine schriftliche Patienteninformation ist in Anhang 2 zu finden.

Literatur

Proffit, W. (1993). *Contemporary Orthodontics.* 2nd edn, Mosby, St. Louis.

Weiterführende Literatur

Bowden, D. E. J. (1978). Theoretical considerations of headgear therapy: a literature review. *British Journal of Orthodontics*, 5, 145–52 and 5, 173–81.

Nanda, R. (1980). Biomechanical and clinical considerations of a modified protraction headgear. *American Journal of Orthodontics*, 78, 125–39.

Postlethwaite, K. M. (1990). Safety headgear products. *British Journal of Orthodontics*, 17, 329–31.

Turner, P. J. (1991). Extra-oral traction appliances. *Dental Update*, 18, 197–203.

10 Initiale Ausrichtung

Die erste Phase der Zahnbewegung ist gekennzeichnet durch die Korrektur von ausgeprägten Fehlstellungen einzelner Zähne. Bevor der erste Bogen ausgewählt wird, muss der Behandler die Auswirkungen dieser ersten aktiven Komponente bedenken.

Falls die Verankerung verstärkt werden muss, sollte eine extraorale Apparatur bereits vor Beginn der initialen Zahnausrichtung eingegliedert sein. Die Anfangsphase der Zahnausrichtung stellt oft hohe Anforderungen an die Verankerung. Hinzu kommt, dass die Kooperation des Patienten zu Beginn der Behandlung in der Regel am größten ist, sodass es in dieser Phase am günstigsten ist, den Patienten zum Tragen eines Headgear zu bewegen. Selbstverständlich sollte der Behandler sich über die erforderlichen Zahnbewegungen im Klaren sein. Der Behandlungsplan wird zu diesem Zeitpunkt feststehen. Es mag jedoch noch im Einzelnen erforderlich sein, festzulegen, mit welchen Mechaniken die im Plan angestrebten Ziele zu erreichen sind. Das erste Ziel wird sein, alle Zähne mit Ausnahme stark verlagerter Zähne in den Zahnbogen einzuordnen. Wenn dieses Ziel erreicht ist, können weitere Zahnbewegungen in Angriff genommen werden, beispielsweise die Retraktion der Eckzähne oder die Reduzierung des Overjets. Ein grundlegendes Verständnis für die Planung einer solchen mechanischen Herangehensweise ist insbesondere für den kieferorthopädischen Anfänger erforderlich. Eine genaue Festlegung der einzelnen Schritte der anzuwendenden Mechanik gibt dem Behandler eine klare Leitlinie, um die Behandlungsziele zu erreichen. Die initiale Ausrichtung ist der erste Schritt in jeder festsitzenden Behandlungstechnik, sie beinhaltet die Nivellierung der Brackets, Zahnaufrichtungen, Rotationen sowie die Korrektur labiolingualer Fehlstellungen von Einzelzähnen.

Dies wird im Folgenden besprochen. Aus didaktischen Gründen werden verschiedene Arten der Zahnbewegung einzeln besprochen, klinisch passieren diese Zahnbewegungen aber häufig zeitgleich.

Bracketnivellierung

Die Ausrichtung der Brackets auf gleiche Höhe erfolgt bereits in einer frühen Phase der Behandlung. Dies darf nicht verwechselt werden mit der Behandlung eines vergrößerten Overbites. Die Behandlung des vergrößerten Overbites wird in Kapitel 12 dargestellt.

Die Bracketausrichtung auf gleiche Höhe kann nur erfolgen, wenn ein planer Bogen einligiert wird. Der Bogen sollte daher vor dem Einligieren geprüft werden. Eine korrekte Bracketausrichtung in vertikaler Dimension setzt voraus, dass die Brackets auf die richtige Höhe geklebt wurden. Fehlerhaft geklebte Brackets führen zu einer fehlerhaften Zahnstellung. Sollte ein Bracket in falscher Höhe geklebt sein, so muss dieses umgesetzt werden bevor die Phase der Nivellierung abgeschlossen wird. Diese Behandlungsphase beginnt man mit leichten runden Bögen, beispielsweise 0,015-Inch-Twistbögen oder 0,012-Inch-Nickel-Titan-Bögen. Alle Zähne, die noch nicht voll in den Bogen einligiert werden können, werden mit einer Stahlligatur zunächst nur teilweise angebunden. Wenn ein einzelner Zahn einen starken Fehlstand aufweist, geht man am besten in der Weise vor, dass man zunächst nur die übrigen Brackets einligiert, und nivelliert den Zahnbogen soweit, dass mindestens ein 0,018-Inch-Stahlbogen in situ ist. Dann kann man den fehlstehenden Zahn mit einer Gummikette oder einem elastischen Faden an den starren Bogen ziehen. Wenn der fehlstehende Zahn nahe an den Bogen gebracht wurde, kann man auf einen flexibleren Bogen zurückgehen und auch diesen Zahn einbinden. Erst wenn diese Ausrichtung der Brackets abgeschlossen ist, sollte man sich weiteren Behandlungsaufgaben zuwenden.

Es kann nicht oft genug wiederholt werden, dass erst dann ein neuer stärkerer Bogen einligiert werden soll, wenn alle Brackets vollständig durch den vorhergehenden Bogen nivelliert wurden. Falls Twistflex-Bögen Verwendung finden, solte man diese bei jedem Termin austauschen. Der Vorteil von Nickel-Titan-Bögen besteht darin, dass diese nicht plastisch deformieren, daher ist es auch nicht nötig, sie bei jedem Kontrolltermin auszutauschen, sondern man kann häufig einzelne Zähne noch fester in den bestehenden Bogen einligieren. Dennoch ist es für den Anfänger sinnvoll, bei jedem Kontrolltermin die Bögen herauszunehmen und Bogen und Attachment zu überprüfen.

Initiale Zahnausrichtung

Die oben beschriebenen Zahnbewegungen betreffen nur die Bracketausrichtung in der vertikalen Richtung. Die Bracketausrichtung beinhaltet aber auch die Derotation, Aufrichtung und labiolinguale Bewegung der Zähne. Bevor erläutert wird wie diese Bewegungen erreicht werden, muss erneut auf die Bedeutung der Bogenform und der labiolingualen Position der unteren Schneidezähne hingewiesen werden. Wenn die ursprüngliche Zahnbogenform keine Berücksichtigung findet, führt dies leicht zu einer Vergrößerung des Eckzahnabstandes.

Mittelliniendiskrepanz

Die Korrektur einer Mittellinienabweichung sollte wenn möglich bereits in dieser frühen Phase begonnen werden. Die Korrektur einer Mittenabweichung ist oft schwierig, und man muss sich bereits im vorhinein überlegt haben, auf welche Weise diese Abweichung korrigiert werden soll.

Zuweilen wird die Mittenabweichung lediglich durch eine Kippung der Frontzähne zur betreffenden Seite verursacht. Sofern Platz vorhanden ist, kann die Korrektur einer solchen Mittenabweichung bereits zu Beginn der Behandlung durch die Aufrichtung der Zähne erfolgen.

Ebenso hat die Angulation der Eckzähne Einfluss auf die Mittellinie. Richtet man einen nach distal geneigten Eckzahn auf, so kommt seine Krone nach mesial. Dies kann verhindert werden, indem der Eckzahn an einen Molaren des gleichen Quadranten ligiert wird. Die Verwendung eines solchen „lace-back" auf nur einer Seite des Zahnbogens führt zu einer Verschiebung der Mittellinie. Ist die Mittelliniendiskrepanz jedoch nicht nur durch Kippung der Zähne verursacht, sondern durch paraxial verschobene Zähne bedingt, so ist die Therapie ungleich schwieriger. Es ist selten möglich, eine solche Mittenabweichung in der initialen Behandlungsphase zu korrigieren. Mittelliniendiskrepanzen dieser Art werden nach der Phase der initialen Ausrichtung mit einem Arbeitsbogen korrigiert. Dies geschieht beispielsweise durch Anwendung von asymmetrischen Gummizügen, intermaxillären Klasse-II-Zügen auf der einen und Klasse-III-Zügen auf der anderen Seite, weiterhin finden intermaxilläre Gummizüge im Frontbereich Verwendung. Ausgeprägte Mittellinienabweichungen können schwierig zu behandeln sein.

Labiolinguale Fehlstände

Wenn nicht genügend Platz für die initiale Ausrichtung des Frontsegmentes zur Verfügung steht, kippen die Schneidezähne nach labial (Abb. 10.1 a und b).

Dies kann unter Umständen im Behandlungsplan vorgesehen sein, beispielsweise wenn die oberen Schnei-

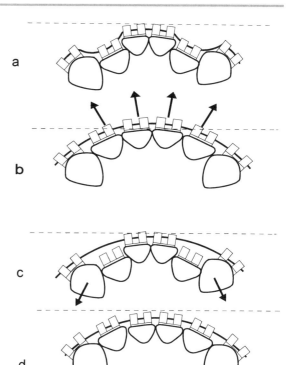

Abb. 10.1 Initiale Ausrichtung der unteren Schneidezähne. Wenn der Platz nicht ausreicht, führt die Einbindung des Bogens in alle Brackets (a) zur Protrusion der Schneidezähne (b). Retrahiert man zuerst die Eckzähne (c), kann das Frontsegment ohne nennenswerte Protrusion ausgeformt werden (d).

dezähne im Fall einer Klasse III protrudiert werden sollen. Dennoch ist diese Zahnkippung meist unerwünscht, insbesondere im Unterkiefer. Aus diesem Grund sollte der Platz für die Ausrichtung der Schneidezähne zunächst durch die Retraktion der Eckzähne bereitgestellt werden (Abb. 10.1 c und d). Es ist also ratsam, im Fall eines unteren Engstandes die Schneidezähne nicht gleich zu Beginn der Behandlung einzuligieren. Grundsätzlich sollte die Zahnausrichtung erst dann erfolgen, wenn hierfür ausreichend Platz zur Verfügung steht. In der Praxis bedeutet das, dass zunächst die Eckzähne retrahiert werden müssen, um Platz für die Ausrichtung der Schneidezähne bereitzustellen. Wenn man alle Frontzähne in den Bogen einbindet, ohne zuvor die Eckzähne zu retrahieren, so führt dies zur unerwünschten Protrusion des Frontzahnsegmentes.

Aufrichtung

Zahnaufrichtungen lassen sich am besten mit leichten Bögen und Zwillingsbrackets erreichen. Zähne neigen dazu, sich in den Bereich des geringsten Widerstandes zu bewegen. Wenn die Krone eines Zahns sich bereits in der richtigen Position befindet, jedoch noch die Aufrichtung der Wurzel erforderlich ist, so muss die Krone an die benachbarten Zähne ligiert werden, um eine unerwünschte Bewegung der Krone zu verhindern. Unterlässt man dieses, so bildet sich neben dem aufzurichtenden Zahn eine Lücke. Eine solche Situation findet man häufig bei der

Aufrichtung von Eckzähnen. Vorprogrammierte Eckzahnbrackets haben bereits eine Mesialangulation eingearbeitet. Wenn die Eckzähne nicht bereits mesial geneigt stehen, kippen sie während der initialen Ausrichtung nach mesial. Eine solche Mesialangulation des Eckzahns wird eher dadurch passieren, dass die Krone nach mesial kippt, als dadurch dass die Wurzel sich nach distal bewegt. Eine derartige Bewegung führt zu einer Zunahme des frontalen Engstandes und kann eine Mesialbewegung der Seitenzähne bewirken. Diese unerwünschte Mesialbewegung der Eckzahnkrone kann verhindert werden, indem der Eckzahn an den ersten, besser noch an den ersten und zweiten Molaren ligiert wird. Verwendet man eine solche Ligatur nur auf einer Seite, so kann sie bei der Korrektur einer Mittellinienabweichung helfen. Diese „lace-backs" müssen nicht besonders stark angezogen werden, um die Mesialbewegung der Krone zu verhindern. „lace-backs" finden auch in der Standard-Edgewise-Technik Verwendung, wenn die Eckzähne nach distal geneigt stehen (Abb. 10.**2**).

Wie bereits erwähnt, weisen vorprogrammierte Eckzahnbrackets eine Mesialangulation auf. Wenn bei Verwendung der vorprogrammierten Apparatur der Eckzahn distal geneigt steht und ein Bogen in das Eckzahnbracket einligiert wird, so kommt der durchgehende Bogen im anterioren Bereich inzisal der Schneidezahnbrackets zu liegen (Abb. 10.**3**). Wenn der Bogen nun in die Schneidezahnbrackets einligiert wird, so führt dies zu einer Extrusion der Schneidezähne mit einer entsprechenden Zunahme des Overbites. Diese Verstärkung des Overbites ist in der vorprogrammierten Technik ein bekanntes Problem. Die Verstärkung des Overbites ist meist nicht erwünscht und kann dadurch verhindert werden, dass der Bogen in die Schneidezähne erst einligiert wird, wenn der Eckzahn aufgerichtet ist. Die Auswirkung der Eckzahnbracket-Angulation auf den Overbite sollte auch dadurch abgemildert werden, dass nicht zu starre Bögen verwendet werden und dem Eckzahn ausreichend Zeit zur Aufrichtung gegeben wird.

Korrektur von Rotationen

Ebenso wie andere Fehlstellungen sollten auch Rotationen erst dann beseitigt werden, wenn ausreichend Platz hierfür zur Verfügung steht. Jeder Versuch, einen fehlstehenden Zahn in den Zahnbogen zu zwängen, führt zu der in Abb. 10.**1** gezeigten unerwünschten Bewegung benachbarter Zähne. Aus diesem Grund muss zunächst ausreichend Platz geschaffen werden, um einen rotierten Zahn einzuordnen. Dies kann bedeuten, dass zuerst ein Eckzahn an einem starren Bogen retrahiert wird, bevor man zur Korrektur von Rotationen auf einen dünneren Bogen zurückgehen kann. Wenn einmal ausreichend Platz geschaffen wurde, ist es mit breiten Brackets relativ einfach, Rotationen zu beseitigen. Wichtig ist hierbei, einen Bogen zu verwenden, der ausreichend flexibel ist, um in das Bracketslot einligiert werden zu können.

Einligieren

Bögen können in Edgewise-Brackets sowohl mit Stahlligaturen als auch mit Gummiligaturen eingebunden werden. Wenn der Bogen passiv im Bracketslot liegt, hat die Ligatur die Aufgabe, den Bogen am Ort zu halten. Wenn der Bogen jedoch nicht ganz im Bracketslot liegt, muss die Ligatur ausreichend kräftig sein, um den Bogen aktiv in das Bracketslot zu bringen. Bei Stahlligaturen sollte man eine spezielle Ligaturenzange verwenden, mit der man die Ligatur fest um das Bracket ligieren kann. Diese Zangen, die zunächst schwierig zu handhaben sind, ermöglichen es, den Bogen vollständig in das Bracketslot einzubinden. Verwendet man eine elastische Gummiligatur, so ist es sinnvoll, diese Ligatur in Form einer Acht um die Bracketflügel zu ligieren, um den Bogen fest einzubinden (Tafel **17**). Eine Stahlligatur kann man auch als Rotationsligatur verwenden. Hierbei wird die Ligatur auf der Seite, auf der der Zahn vom Bogen weg rotieren soll, unter den Bogen gelegt und auf der Seite, die zum Bogen hin rotieren soll, über den Bogen ligiert. Ebenso kann man einen Rotationskeil benutzen, um den Zahn entsprechend zu rotieren. Diese Rotationskeile können nur an einem starren Bogen verwendet werden und werden häufig für die Überkorrektur rotierter Zähne eingesetzt. Rotationskeile sind relativ sperrig und erschweren die Reinigung des Zahns.

Die Ausrichtung eines rotierten Prämolaren kann in der oben beschriebenen Weise vorgenommen werden. Dennoch ist es auch möglich, auf die Palatinalseite des Zahns ein Attachment zu kleben, um die Rotation des Zahns durch eine zusätzliche palatinal angreifende Kraft zu erreichen. Auf diese Weise kann man von dem lingualen

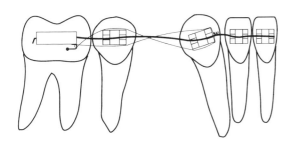

Abb. 10.**2** Distal geneigte Eckzähne mit „lace-back", um eine Mesialbewegung der Krone während der Aufrichtung zu verhindern.

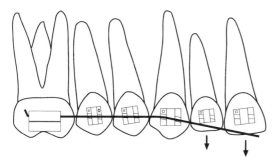

Abb. 10.**3** Die Angulation eines vorprogrammierten Eckzahnbrackets führt zur Extrusion der Schneidezähne und zur Vertiefung des Überbisses.

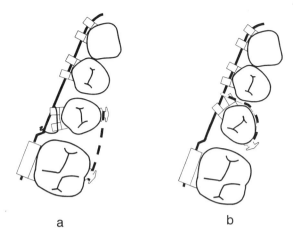

Abb. 10.4 Korrektur eines rotierten Prämolaren: **a** Verwendung einer elastischen Kette oder eines Fadens zum palatinalen Attachment des Molaren; **b** Verwendung einer elastischen Kette oder eines Fadens direkt zum Bogen.

Cleat oder Knöpfchen eine elastische Ligatur zum Bogen oder zu einem benachbarten Zahn verlaufen lassen (Abb. 10.4). Wenn so ein elastisches Element direkt am Bogen angreift, muss dieser eine Stärke von mindestens 0,016 Inch haben, um nicht zu verbiegen.

Die Verankerung für die dargestellte Rotation wird in Abb. 10.4a durch den ersten Molaren bereitgestellt, in Abb. 10.4b verteilt sich die Verankerung auf alle Zähne des Seitenzahnsegmentes. Um unerwünschte Zahnbewegungen zu verhindern, müssen folgende Zusatzbiegungen in den Bogen eingearbeitet werden: eine Antirotationsbiegung oder ein Toe-out für den ersten Molaren (Abb. 10.4a) und eine Expansionsbiegung im bukkalen Bereich (Abb. 10.4b).

Bei der Korrektur rotierter Zähne sollte man so lange mit leichten Bögen arbeiten, bis die Rotationen vollständig beseitigt sind. Das vollständige Einligieren eines flexiblen Drahtes bewirkt die Korrektur einer Rotation. Ein steiferer Draht kann nicht vollständig in ein rotiertes Bracket einligiert werden, und das Potenzial dieses Drahtes wird nicht voll ausgenutzt. Auch für diese Zahnbewegung gilt, dass die leichtmöglichste Kraft Verwendung finden sollte.

Initiale Ausrichtung mit Begg-Brackets

Das Begg-Bracket besitzt eine sehr geringe mesiodistale Ausdehnung und der Bogen liegt lose im Slot. Das System ermöglicht eine schnelle initiale Zahnausrichtung, weil zwischen Bogen und Bracket nur eine minimale Friktion besteht und der Zahn während der Ausrichtung frei kippen kann. Aus Gründen des Bracketdesigns sind daher Aufrichte- und Torquebewegungen ohne zusätzliche Federn nicht möglich. Diese zusätzlichen Federn können jedoch erst in späteren Behandlungsphasen eingesetzt werden, wenn stärkere Basisbögen eingegliedert sind.

Zusammenfassung

Die initiale Phase der Behandlung mit einer festsitzenden kieferorthopädischen Apparatur besteht in der Nivellierung der Brackets und der Ausrichtung einzelner Zähne. Es ist möglich, Zahnrotationen, Korrekturen in labiolingualer Richtung sowie Aufrichtungen von Zähnen zur gleichen Zeit durchzuführen. Diese vielfältigen Zahnbewegungen erfordern bei jedem Kontrolltermin die sorgfältige Überwachung der eingetretenen Zahnbewegungen sowie die Überprüfung der Verankerung. Eine Reihe von Richtlinien sind in dieser Phase der Nivellierung und Ausrichtung zu beachten:

- Verwende die geringstmöglichen Kräfte, um die gewünschte Zahnbewegung zu erreichen.
- Nimm dir ausreichend Zeit für die Aufrichtung von Zähnen, insbesondere von Eckzähnen.
- Sei geduldig.
- Gehe nicht zum nächstgrößeren Bogen über, wenn im derzeitigen Bogen nicht alle Brackets vollständig ausgerichtet sind.
- Gehe nicht von den Nivellierungsbögen zu den Arbeitsbögen über, ohne dass die Rotationen ausreichend beseitigt sind.
- Versuche nicht Zähne auszurichten, wenn kein ausreichender Platz dafür vorhanden ist.
- Verwende in dieser Phase noch keine intra- oder intermaxillären Züge. Die Bögen der Anfangsphase sind nicht ausreichend steif, um unerwünschte Bewegungen der Zähne zu verhindern.

Am Ende der initialen Phase sollte der Bogen herausgenommen und die Position aller Bänder und Brackets kontrolliert werden. Nicht korrekt positionierte Brackets können jetzt gut erkannt werden und sollten umgeklebt werden, bevor die nächste Phase der Behandlung begonnen wird.

Weiterführende Literatur

McLaughlin, R. P. and Bennett, J. C. (1989). The transition from standard edgewise to preadjusted appliance systems. *Journal of Clinical Orthodontics*, 23, 142–53.

Robinson, S. N. (1989). Evaluation of the changes in lower incisor position during the initial stages of clinical treatment using a preadjusted edgwise appliance. M. Sc. thesis, University of London.

11 Eckzähne

Das Thema der Einordnung von verlagerten Eckzähnen verdient aus zwei Gründen besondere Beachtung. Zum einen hebt es die Bedeutung einer korrekten Eckzahneinstellung hervor, die für die gesamte Okklusion von großer Bedeutung ist. Zum anderen stellt die Einordnung von Eckzähnen besondere Anforderungen an die Mechanik und Verankerung. Bleibende Eckzähne stehen häufig im Engstand und können beachtliche Fehlstellungen aufweisen. Aufgrund ihrer relativ langen Wurzel stellt die Korrektur fehlstehender Eckzähne hohe Anforderungen an die apparative Mechanik und die Verankerung.

Die oberen Eckzähne haben einen langen Durchbruchweg, ihr Durchbruch kann infolge einer Verlagerung verspätet sein oder völlig ausbleiben. Im eng stehenden Zahnbogen neigen die Eckzähne dazu, zu weit bukkal oder manchmal auch lingual durchzubrechen. Ein ausgeprägt rotierter Durchbruch, eine fehlerhafte Position in mesiodistaler Richtung oder eine falsche Achsenneigung werden ebenfalls beobachtet.

Eckzahnposition

Die Position des Eckzahns ist aus Gründen der Ästhetik und der Stabilität der Okklusion von großer Bedeutung. Eine Grundüberlegung bei der Behandlungsplanung betrifft die Positionierung der Eckzähne. Grundsätzlich geht man zu Beginn der Planung vom Unterkieferzahnbogen aus. Falls, was häufig der Fall ist, die unteren Schneide- und Eckzähne in ausgeprägtem Engstand stehen, müssen Überlegungen angestellt werden, woher der Platz für die Auflösung dieses Engstandes genommen werden kann. Es ist generell nicht ratsam, den Engstand durch Labialkippung der Frontzähne zu beseitigen. Hierbei besteht die Gefahr, diese Zähne in einem Bereich zu bewegen, in dem sie nicht in einem funktionellen Gleichgewicht der Weichgewebe stehen. Entfernt man nach einer derartigen Labialkippung der Front die kieferorthopädische Apparatur, kommt es zu einem Rezidiv mit erneut auftretendem Engstand.

In den meisten Fällen muss man den Platz für die Ausformung der Schneidezähne durch Retraktion der unteren Eckzähne gewinnen. Hierfür ist meist die Entfernung von Zähnen distal der Eckzähne erforderlich. Zwei Fragen stellen sich in dieser Phase:

- Wie weit müssen die unteren Eckzähne distalisiert werden? Die einfache Antwort auf diese Frage lautet: Weit genug, um den Schneidezahnengstand auflösen zu können, ohne dass die Kronen nach labial kippen. In der Praxis müssen die Eckzähne hierbei häufig unterschiedlich stark distalisiert werden. Auch eine eventuell anstehende Mittellinienkorrektur hat hierauf Einfluss.

- Wohin sollen die unteren Eckzahnkronen in bukkolinguale Richtung gestellt werden? Generell gilt, dass eine Verkleinerung oder Vergrößerung des Eckzahnabstandes nicht zur Stabilität beiträgt. Selbstverständlich ist im Falle einer bukkalen oder lingualen Verlagerung der Eckzähne die Veränderung des Eckzahnabstandes erforderlich. Auch im Fall von divergierend zueinander verlaufenden Bukkalsegmenten kommt es bei einer Distalisierung der Eckzähne zur Vergrößerung des Eckzahnabstandes. Es soll daran erinnert werden, dass es im Laufe des Lebens zu einer physiologischen Verschmälerung des Eckzahnabstandes mit einhergehender Zunahme des Schneidezahnengstandes kommt.

Erst wenn die geplante Position der unteren Eckzähne feststeht, kann über die Stellung der oberen Eckzähne entschieden werden. Wenn das Ziel der Behandlung eine Klasse-I-Schneidezahnrelation ist, so müssen die oberen Eckzähne auch in Klasse-I-Relation zu den unteren Eckzähnen gestellt werden. Aus diesem Grund kommt bei der Behandlung der jeweiligen Zahnbögen der Positionierung der Eckzähne eine zentrale Bedeutung zu.

In der Mehrzahl der Fälle ist das Behandlungsziel eine Klasse-I-Eckzahnrelation. Auch in funktioneller Hinsicht kommt dem Eckzahn in der Okklusion eine bedeutende Rolle zu. Wenn möglich sollte zum Ende der Behandlung eine eckzahngeführte Artikulation erreicht werden, das bedeutet, dass bei der Laterotrusion nur die Eckzähne Kontakt haben und alle anderen Zähne diskludieren. Um dieses Ziel zu erreichen, ist eine korrekte Angulation sowie eine korrekte bukkolinguale und vertikale Position der Eckzähne erforderlich. Wenn man sich über

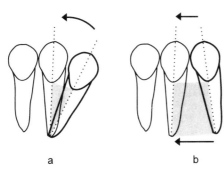

Abb. 11.1 Anforderungen an die Verankerung bei der Korrektur von mesial und distal geneigt stehenden Eckzähnen. Der Eckzahn in **a** benötigt eine geringere Verankerung als der in **b**.

die Eckzahnposition am Ende der Behandlung im Klaren ist, kann man sich der Planung der apparativen Mechanik und der Verankerung widmen.

Die mechanischen Erfordernisse sind abhängig von der anfänglichen Stellung der Eckzähne. Der Behandler muss sich über die Stellung des Eckzahns in allen drei Dimensionen im Klaren sein, bevor das apparative Design festgelegt wird. Die Art der Verankerung ist abhängig von dem Ausmaß und der Art der durchzuführenden Zahnbewegung. Im Falle einer geplanten Distalbewegung eines distal geneigt stehenden Eckzahns sind die Anforderungen an die Verankerung wesentlich größer als bei einem mesial geneigt stehendem Eckzahn (Abb. 11.1).

Spontane Zahnbewegungen

In Fällen von Engstand führt die Extraktion zu spontanen Verbesserungen der Stellung von Eck- und Schneidezähnen. Dies ist insbesondere der Fall, wenn

- der Platz durch die Extraktion eines ersten Prämolaren gewonnen wurde
- sich der Eckzahn gerade im Durchbruch befindet und noch nicht die Okklusionsebene erreicht hat
- der Eckzahn günstig geneigt steht; hier kann erwartet werden, dass sich der mesial inklinierte stehende Eckzahn nach Extraktion des ersten Prämolaren spontan aufrichtet.

Die Ausnutzung einer solchen spontanen Zahnbewegung verkürzt die Behandlungszeit und belastet die Verankerung weniger. Die Einstellung solch spontaner Zahnbewegungen erfolgt in einem Zeitraum von etwa 3–6 Monaten nach Entfernung der Zähne. Es ist also in einigen Fällen ratsam, nach erfolgter Extraktion den spontanen Drift der Zähne auszunutzen und erst einige Zeit später mit der aktiven Zahnbewegung zu beginnen.

Dennoch birgt dieses Vorgehen auch ein Risiko in sich. Durch die Extraktion der ersten Prämolaren wird zwar Platz für die Ausrichtung der Eckzähne geliefert, es besteht jedoch auch die Gefahr, dass die Molaren nach mesial aufwandern. In einigen Fällen ist diese Mesialwanderung jedoch vertretbar.

Wenn jedoch der gesamte gewonnene Platz zur Ausformung der Frontzähne benötigt wird, oder wenn die Verankerungssituation aus anderen Gründen schwierig ist, müssen Maßnahmen getroffen werden, um die Mesialwanderung der Prämolaren und Molaren zu verhindern. In einer solchen Situation kann man mit einer herausnehmbaren Apparatur die ersten Molaren halten oder mit einem Palatinal- oder Lingualbogen, der an die Bänder der ersten Molaren geschweißt ist, den benötigten Platz halten. Eine extraorale Verankerung, die an den oberen ersten Molarenbändern greift, kann alleine oder zusammen mit einer herausnehmbaren Apparatur zusätzlich die unerwünschte Mesialwanderung der Molaren verhindern.

Wenn der zur Verfügung stehende Platz knapp ist, sollte man bereits vor der Extraktion diese Lückenhalter einsetzen.

Nachdem nun die grundlegenden Prinzipien der Eckzahnausrichtung dargestellt wurden, geht es im Folgenden um die apparative Mechanik und die Verankerung bei der Einordnung fehlstehender Eckzähne.

Eckzahnausrichtung mit herausnehmbaren Geräten

Die Grenze der Möglichkeiten von herausnehmbaren Apparaturen wird überschritten bei der Korrektur von rotierten Eckzähnen und der Korrektur von Fehlständen der Wurzel. Häufig ist es schwierig, an einem verlagerten Zahn eine Angriffsfläche für die Feder einer herausnehmbaren Apparatur zu finden. Und bei vorhandener Angriffsfläche ist es häufig nicht möglich, die Kraft in der geeigneten Richtung einzusetzen. Bei vielen fehlstehenden Eckzähnen ist es nötig, den Zahn sowohl in der horizontalen Ebene zu bewegen als auch zu verlängern; auch dies ist mit einer herausnehmbaren Apparatur allein nicht machbar. Dennoch ist es möglich, auch mit herausnehmbaren Apparaturen eine Verbesserung der Eckzahnstellung zu erreichen, wenn die Krone zugänglich ist und der Zahn kippen darf. Die Eckzahnaufrichtung kann mit einer herausnehmbaren Apparatur begonnen und dann mit einer festsitzenden Apparatur fortgesetzt werden.

Herausnehmbare Apparaturen können hilfreich sein, um mesial geneigt stehende obere Eckzähne nach distal zu bewegen, wenn diese vollständig, beziehungsweise fast vollständig, durchgebrochen sind. Sowohl Palatinal- als auch Bukkalfedern finden Verwendung, um die Eckzahnstellung zu verbessern. Wenn man einen solchen Eckzahn nach distal oder palatinal bewegt, wird die Krone in die gewünschte Richtung kippen und die Wurzel sich in die Gegenrichtung bewegen. Falls mit herausnehmbaren Geräten durch Verwendung leichter Kräfte kippende Zahnbewegungen ausgelöst werden, so belastet das die Verankerung nur minimal. Zusätzlich kann ein anteriores Plateau eingearbeitet werden, um den Überbiss zu reduzieren und so Platz für die Anbringung von Brackets im Frontbereich zu schaffen.

Herausnehmbare Geräte sollten nur in der beschriebenen Weise zu Beginn einer Distalbewegung und zur Aufrichtung mesial geneigter Eckzähne Verwendung finden. Die Retraktion des Eckzahns darf nicht fortgeführt werden, wenn dieser nach distal kippt.

Man kann eine Behandlung wie oben beschrieben mit einer herausnehmbaren Platte mit Distalisierungsfedern für die Eckzähne und einem anterioren Plateau einleiten. Ziel dieser Phase ist, die Distalisierung der Eckzähne einzuleiten und den Overbite zu reduzieren, die Fortführung der Behandlung erfolgt dann mit einer festsitzenden Apparatur in beiden Zahnbögen. Im Unterkiefer sollte die festsitzende Apparatur bereits eingegliedert werden, wenn die obere Platte noch in situ ist, um die Bisssperrung auszunutzen. Wenn die festsitzende Apparatur im Oberkiefer eingegliedert wird, müssen die Eckzähne mit Ligaturen an die Molaren gebunden werden, damit die bereits erfolgte Distalisierung der Zähne nicht wieder rezidiviert.

Eine Kombination aus einer herausnehmbaren und einer festsitzenden Apparatur kann auch eingesetzt werden, um einen partiell durchgebrochenen bukkal stehenden Eckzahn in den Zahnbogen einzuordnen (Tafel **18**). Eine lange Feder wird an einem auf die Bukkalfläche geklebten Attachment eingehängt. Eine andere Methode ist, von dem bukkalen Attachment am Eckzahn einen Gummiring an ein entsprechend eingearbeitetes Häkchen der herausnehmbaren Platte einzuhängen.

Die Halteelemente und die Kunststoffbasis stellen eine ideale Verankerung für die Vertikalentwicklung des Eckzahns dar.

Gelegentlich findet eine herausnehmbare Apparatur auch zu Beginn bei der Einordnung eines palatinal verlagerten Eckzahns Verwendung.

Eckzahnausrichtung mit Edgewise-Brackets

Initiale Ausrichtung

Bezüglich einer Gesamtdarstellung der notwendigen Zahnbewegungen, einschließlich der verwendeten Bögen, während der Phase der initialen Ausrichtung wird auf Kapitel 10 verwiesen.

Erstes Ziel ist, dass die Brackets vollständig in einen Bogen von geeigneter Steifheit, Elastizität und Härte einligiert sind. Dies wird erreicht, wenn die Korrektur von Rotationen, vertikalen Fehlstellungen und fehlerhaften Achsenneigungen abgeschlossen ist. Die Gesamtbogenform beeinflusst hierbei die Position der Eckzähne in bukkolingualer Richtung. Die mesiodistale Bewegung der Eckzähne kann erst in einer späteren Phase und an einem starreren Bogen durchgeführt werden.

Die relativ langen Eckzahnwurzeln erschweren die oben beschriebenen Zahnbewegungen. Verglichen mit den Schneidezähnen, insbesondere den unteren, geschieht die Bewegung der Eckzähne relativ langsam. Wenn ein Bogen von geringer Steifheit, beispielsweise ein Nickel-Titan-Bogen, in einen eng stehenden Unterkieferzahnbogen einligiert wird, dann kippen die Kronen der unteren Schneidezähne nach labial. Dies geschieht auch, wenn Platz distal der Eckzähne vorhanden ist, weil die grazilen Wurzeln der unteren Schneidezähne der protrusiven Wirkung des Bogens nur wenig Widerstand entgegensetzen.

Aus diesem Grund sollte die Korrektur eines unteren Frontengstandes erst durchgeführt werden, nachdem die Eckzähne distalisiert wurden. Zu einem späteren Zeitpunkt ist es schwierig, eine stabile Position für die untere Front festzulegen, wenn diese zuvor aus ihrer ursprünglichen Position protrudiert wurde.

Man sollte also vermeiden, die Schneidezähne erst zu protrudieren und später wieder zu retrudieren. Insbesondere dem Neuling in der festsitzenden Technik wird geraten, zunächst die Eckzähne zu distalisieren, bevor die Schneidezähne ausgeformt werden. Bei dieser Vorgehensweise verwendet man entweder zwei Teilbögen oder einen durchgehenden Bogen, der nicht in die Brackets der Schneidezähne eingebunden wird. Erst wenn die Eckzähne distalisiert wurden, werden auch die Schneidezähne in den Bogen einligiert. Die Ausformung des unteren Zahnbogens beginnt mit einem Bogen von geringer Steifheit, der in die Eckzahn-, Prämolaren- und Molarenbrackets ligiert wird. Wenn in der mittleren Behandlungsphase ein stärkerer Arbeitsbogen verwendet wird, werden die Eckzähne mit einem elastischen Faden oder mit Gummizügen retrahiert. Nach erfolgter Retraktion der Eckzähne werden auch die Schneidezähne in den Bogen einbezogen, hierfür muss man auf einen elastischeren Bogen zurückgehen. In dieser Phase müssen die Eckzähne an die Molaren angebunden werden, damit sie nicht wieder nach mesial kippen.

In gleicher Weise kann man auch im Oberkiefer vorgehen, wenngleich für die Stabilität nach Behandlungsabschluss die Stellung der unteren Schneidezähne maßgebend ist.

Die Labialkippung oberer Schneidezähne während der initialen Ausrichtung der Eckzähne ist weniger problematisch, sodass zum Ende der Behandlung die Stellung der oberen Front nach der Position der unteren Front ausgerichtet wird, vorausgesetzt eine Klasse-I-Schneidezahnrelation ist das Ziel der Behandlung. Bei der Behandlung einer Klasse-III-Fehlstellung kann die Labialbewegung der oberen Schneidezähne sogar zur Korrektur der Frontzahnrelation erforderlich sein.

Eckzahnangulation

Im Falle eines mesial angulierten Eckzahns führt ein einligierter flexibler Bogen zur Einwirkung eines Kraftpaares im Eckzahnbracket (Abb. 11.**2**). Dieses Kraftpaar bewirkt eine Bewegung der Eckzahnkrone nach distal, obwohl zwischen Bogen und Bracketslot eine starke Friktion besteht. Die einwirkende Kraft führt außerdem zu einer Bewegung der Wurzelspitze nach mesial. Diese Bewegung geschieht jedoch langsam, die Aufrichtung des Zahns erfolgt überwiegend durch die Bewegung der Krone nach distal.

Steht der Eckzahn distal geneigt, führt dies insbesondere bei Verwendung vorprogrammierter Brackets zu einem Kraftpaar, welches die Eckzahnkrone nach mesial

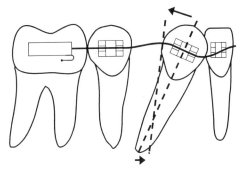

Abb. 11.2 Die Einbindung eines flexiblen Bogens in einen mesial geneigten Eckzahn führt zur Distalbewegung der Krone und Mesialbewegung der Wurzelspitze.

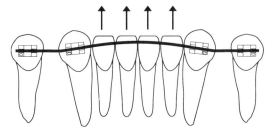

Abb. 11.4 Die initiale Ausrichtung eines distal geneigten Eckzahns kann zur Verstärkung des Overbites führen. (Die Schneidezahnbrackets sind aus Gründen der Übersichtlichkeit nicht dargestellt.)

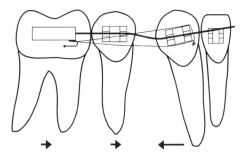

Abb. 11.3 Die Einbindung eines flexiblen Bogens in das Bracket eines distal geneigten Eckzahns führt zu einer Mesialbewegung der Krone und zu einer Distalbewegung der Wurzelspitze. Eine Ligatur von Molaren zum Eckzahn verhindert die Mesialbewegung der Krone.

und die Wurzel nach distal bewegt (Abb. 11.3). Wenn in einem solchen Fall der Eckzahn distalisiert werden soll, muss das Eckzahnbracket mit einer Ligatur an das Molarenhäkchen angebunden werden, damit die Änderung der Achsenneigung durch die Distalbewegung der Wurzelspitze erreicht wird. Der Eckzahn wird so lange in der beschriebenen Weise an die Molaren ligiert, bis Bögen von ausreichender Steifigkeit Verwendung finden. Diese Tieback-Ligatur wird gelegt, bevor der Bogen eingesetzt wird, und kann dann während der Bogenwechsel belassen werden, muss jedoch bei jeder Kontrolle nachligiert werden.

Wenn der Eckzahn distal geneigt steht, kommt der Bogen im anterioren Bereich nahe der Inzisalkante der Schneidezähne zu liegen, und es besteht die Gefahr der unerwünschten Extrusion der Schneidezähne mit konsekutiver Verstärkung des Overbites (Abb. 11.4). Dieser Extrusionseffekt auf die Schneidezähne verringert sich mit zunehmender Aufrichtung des Eckzahns. Wenn die Distalneigung des Eckzahns jedoch sehr ausgeprägt ist, sollte der Bogen nicht in die Schneidezahnbrackets eingebunden oder eine entsprechende Ausgleichsbiegung mesial der Eckzähne eingearbeitet werden. Als Alternative hierzu kann man auch zu Beginn der Behandlung Teilbögen verwenden. Die benötigte Verankerung für die Aufrichtung eines distal geneigten Eckzahns wird durch den Molaren bereitgestellt, an den der Eckzahn angebunden ist. Abhängig vom Ausmaß der erforderlichen Wurzelbewegung kann eine zusätzliche Verstärkung der Verankerung indiziert sein.

Die Aufrichtung eines distal geneigten Eckzahns geschieht langsam, eine weitere Distalbewegung auch der Krone darf erst erfolgen, wenn die Aufrichtung abgeschlossen ist. Nur im Falle einer gleichzeitig zu korrigierenden Mittellinie kann ein distal geneigter Eckzahn schon zu Beginn der Behandlung retrahiert werden.

Eckzahnrotation

Gering oder mäßig rotierte Eckzähne werden bereits in der Phase der initialen Ausrichtung derotiert. Vertikale Loops erleichtern die Rotation der Zähne (Abb. 11.5). Sollte die Rotation des Zahns stärker sein, können elastische Fäden, Ketten oder Gummiringe hilfreich sein. Palatinal- oder Lingualattachments werden so angebracht, dass elastische Elemente rotierende Kräfte ausüben können. Die Verwendung eines elastischen Fadens zur Derotation eines Eckzahns ist in Abb. 11.6 dargestellt. Die durch den Faden wirkenden reziproken Kräfte müssen durch kompensatorische Biegungen im Bogen abgefangen werden, um eine unerwünschte Bewegung der Zähne, die die Verankerungseinheit darstellen, zu verhindern. Rotationskeile (Abb. 11.7) sind hilfreich, um kleinere Rotationen zu korrigieren, insbesondere wenn Bögen zur Korrektur einer Mittellinienabweichung verwendet werden.

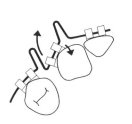
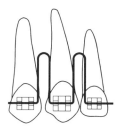

Abb. 11.5 Vertikale Loops auf beiden Seiten eines rotierten Eckzahns, die die Flexibilität des Drahtes für die Derotation erhöhen.

Eckzahnausrichtung mit Edgewise-Brackets

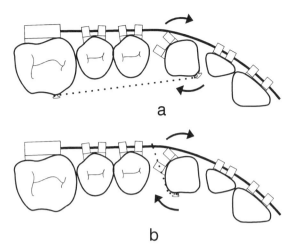

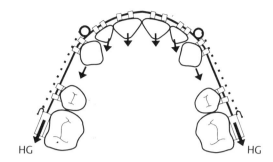

Abb. 11.8 Ein elastischer Zug, der an dem Häkchen des Bogens angreift, führt zur Retraktion der Eckzähne und zur Verkleinerung des Overjets. Ein Headgear (HG) muss verwendet werden, um die Vorwanderung der Molaren und Prämolaren zu unterbinden.

Abb. 11.6 Ein Knöpfchen oder Cleat auf der palatinalen Seite eines rotierten Zahns liefert den Angriffspunkt für eine elastische Ligatur. Der Gummiring kann an einen anderen Zahn (**a**) oder zum Bogen verlaufen (**b**). In beiden Fällen müssen zusätzliche Biegungen in den Bogen eingearbeitet werden, um unerwünschte Bewegungen der Nachbarzähne zu verhindern.

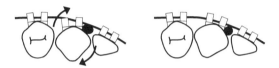

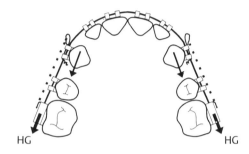

Abb. 11.7 Wird ein steiferer Bogen verwendet, können kleinere Rotationen mit einem Rotationskeil erreicht werden.

Abb. 11.9 Retraktion der Eckzähne durch eine Gleitmechanik. Ein intermaxillärer Zug wird ausgeübt durch Gummiringe, die von den Molarenhäkchen zu den Eckzahnbrackets verlaufen.

Mesial- oder Distalbewegung von Eckzähnen

Finden die relativ breiten Edgewise-Brackets Verwendung, so sollten Mesial- oder Distalbewegungen der Eckzähne erst bei ausreichend starken Bögen unternommen werden. In diesem Stadium sollten labiolinguale und vertikale Fehlstellungen korrigiert sowie die Derotation und Aufrichtung der Eckzähne weitgehend abgeschlossen sein. Die Verwendung ausreichend steifer Bögen ist wichtig, da nur durch sie eine ausreichende Kontrolle über die Eckzähne und die Zähne, die die Verankerungseinheit darstellen, gewährleistet ist.

Die Mesial- oder Distalbewegung der Eckzähne kann auf verschiedene Weise erreicht werden:

- Bewegung mit dem Zahnbogen: In diesem Fall bleibt der Bogen an der gleichen Stelle im Bracketslot. Der Eckzahn bewegt sich gemeinsam mit dem Bogen, dadurch gibt es keinen Reibungsverlust durch die Friktion zwischen Eckzahnbracket und Bogen. Der Bogen kann dabei passiv sein, wie in Abb. 11.**8** dargestellt; die retrahierende Kraft resultiert hier aus elastischen Zügen. Als Alternative hierzu ist in Abb. 11.**12** eine so genannte Closing-Loop-Mechanik dargestellt.

- Bewegung entlang des Zahnbogens (Gleitmechanik): In diesem Fall gleitet das Eckzahnbracket am Bogen entlang. Ein zusätzliches Element, beispielsweise ein Gummiring (Abb. 11.**9**) oder eine Spiralfeder (Abb. 11.**10**), übt Kraft auf den Eckzahn aus. Ein Teil dieser Kraft geht für die Überwindung der Friktion zwischen Eckzahnbracket und Bogen verloren.

Eckzahnbewegung mit dem Bogen

In Klasse-II,1-Fällen kann die Reduzierung des Overjets und die Retraktion der oberen Eckzähne im gleichen Behandlungsschritt durchgeführt werden. Voraussetzung hierfür ist, dass Rotationen und vertikale Diskrepanzen bereits korrigiert sind und die Zähne achsengerecht stehen. In einen geeigneten Bogen dieser mittleren Behandlungsphase werden alle Brackets fest einligiert, die sechs Frontzähne werden miteinander verbunden. Inter- oder intramaxilläre Gummizüge werden zwischen Häkchen mesial der oberen Eckzähne und den Molaren eingehängt (Abb. 11.**8**). Alternativ dazu kann eine distal gerichtete Kraft durch eine Gummikette oder eine Ligatur an den Häkchen am Bogen angreifen (Tafel **19**). Im Rundbogen werden die Häkchen in den Draht eingebogen, bei Vierkantbögen werden sie mesial der Eckzähne aufgeklemmt oder angeschweißt.

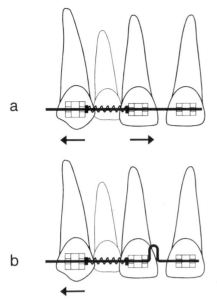

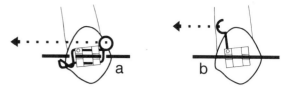

Abb. 11.**11** Zwei Möglichkeiten, um Gummiringe an den Brackets einzuhängen: **a** Stahlligatur mit eingearbeitetem Häkchen (Kobayashi-Ligatur); **b** Bracket mit „Powerarm".

Abb. 11.**10** Zusammengedrückte Spiralfeder zur Lückenöffnung. **a** Der Eckzahn bewegt sich nach distal und der mittlere Schneidezahn nach mesial. **b** Ein Stopp auf dem Bogen mesial vom Bracket des mittleren Schneidezahns verhindert die Mesialwanderung des Zahns. Die distalen Enden des Bogens müssen hinter den Molaren umgebogen werden.

Die Brackets im Seitenzahnsegment müssen gut ausgerichtet sein, um ein Gleiten des Bogens nach distal zu ermöglichen. Vorprogrammierte Brackets sind hierfür besonders geeignet, weil sie bereits ihre In-out-Aktivierung in der Basis enthalten und daher ein gerader Bogen verwendet werden kann, dieser Mechanismus ist in Abb. 11.**8** dargestellt. Wenn die Straight-Wire-Technik Verwendung findet, kann der Bogen distal durch die Prämolaren- und Molarenattachements gleiten, dennoch können sich Schneidezahn- und Eckzahnbrackets aufeinander zu bewegen. Als Alternative hierzu kann ein geschlossener Loop direkt hinter den Eckzahnbrackets in den Bogen eingearbeitet werden. Dieser geschlossene Loop wird aktiviert, indem der Bogen nach distal durch das Bracketröhrchen des Molaren geschoben und umgebogen wird.

Betrachtet man die gesamte Wurzeloberfläche der Eck- und Schneidezähne, so wird klar, dass für die Distalbewegung dieser Zähne eine große Kraft verwendet werden muss. Dementsprechend ist auch die Anforderung an die Verankerung groß, insbesondere wenn Vierkantbögen Verwendung finden; eine Verstärkung der Verankerung durch extraorale Kräfte ist hier in der Regel erforderlich.

Eckzahnbewegung entlang des Bogens (Gleitmechanik)

Gleitmechaniken können sowohl für Mesial- als auch für Distalbewegungen von Eckzähnen verwendet werden. Als Führungsbogen muss mindestens ein 0,016-Rundstahlbogen verwendet werden. Viele Behandler bevorzugen aber starrere Bögen, beispielsweise 0,019 × 0,025-Inch-Vierkantbögen aus Stahl. Für eine Gleitmechanik ist in okklusal-gingivaler Richtung ein Spielraum von mindestens 0,003 Inch zwischen Bogen und Bracket erforderlich. Der Bogen darf das Bracketslot nicht vollständig ausfüllen und keine Biegungen enthalten, sonst ist die körperliche Bewegung des Eckzahns behindert. Dennoch muss eine Zahnkippung verhindert werden und die Anforderungen an die Verankerung sind erheblich. Wenn der Eckzahn über eine größere Strecke bewegt wird, kann eine Verstärkung der Verankerung erforderlich sein.

Aus zahlreichen Quellen kann die Kraft für die Bewegung des Eckzahns gewonnen werden.

Wie in Abb. 11.**9** gezeigt, können Eckzähne durch Gummiringe distalisiert werden. Die Gummiringe werden am Eckzahn an einer modifizierten Stahlligatur eingehängt, in die ein Häkchen eingearbeitet wird (Kobayashi-Ligatur). Alternativ dazu kann an den Eckzahn ein Bracket mit einem sogenannten Powerarm geklebt werden. Dieser Powerarm ermöglicht einen Kraftangriff, der näher am Widerstandszentrum des Eckzahns liegt und so eine eher körperliche Bewegung ermöglicht (Abb. 11.**11**). Powerarme erschweren die Mundhygiene und können im Bereich der Weichteile stören.

Es ist wichtig, dass die Eckzahnligatur nicht zu fest angezogen wird, damit das Eckzahnbracket sich noch entlang des Bogens bewegen kann, andererseits darf die Ligatur auch nicht zu locker sein, um die bei der Distalisierung des Eckzahns eintretende mesiobukkale Rotation zu verhindern.

Anstelle der Gummiringe können auch elastische Ketten oder elastische Fäden Verwendung finden. Dadurch ist man zwar unabhängig davon, wie gut der Patient seine Gummizüge einhängt, hat aber keine konstante Krafteinwirkung zwischen den Kontrollterminen, wie dies bei täglich gewechselten Gummiringen der Fall wäre. Die Kraft einer eingehängten Elastikkette oder eines elastischen Fadens nimmt im Mund erheblich ab, und es muss darauf geachtet werden, dass die initiale Kraft nicht zu hoch ist.

Die Retraktionskraft beträgt 70–90 g pro Seite, der Patient wird angewiesen, die Gummiringe täglich zu wechseln. Es kann auch erforderlich sein, die Kraft auf 150 g zu erhöhen, wenn starre Vierkantbögen verwendet werden, die eher Kippbewegungen verhindern. Generell sollte man aber die geringstmögliche Kraft einsetzen, die zur gewünschten Zahnbewegung führt. Ein vermeidbarer Verankerungsverlust tritt ein, wenn folgende Punkte gegeben sind:

- Die Ligatur um das Eckzahnbracket ist so stramm, dass ein Gleiten des Zahns entlang des Bogens nicht möglich ist.
- Die Retraktionskraft ist zu stark. Bedenke, dass der Eckzahn sich langsamer bewegen wird, als dies bei einer Kippbewegung der Fall wäre. Geduld ist erforderlich, wenngleich auch bei jedem Kontrolltermin ein messbarer Fortschritt in der Bewegung des Eckzahns erwartet werden sollte.
- Ein Hindernis schränkt die Eckzahnbewegung ein. Dies kann der Fall sein, wenn ein oberer Eckzahn durch einen unteren Eckzahn oder ein Bracket in der Distalbewegung behindert wird. Wenn hier keine Abhilfe geschaffen wird, kann es zu einem deutlichen Verankerungsverlust kommen. Eine kurzfristige Expansion im Bereich der oberen Eckzähne oder eine Verschmälerung des unteren Eckzahnabstandes oder die Entfernung des unteren Eckzahnbrackets können dieses Problem beseitigen. Alternativ dazu kann man auch mithilfe einer Aufbissplatte die Eckzähne außer Okklusion bringen (Kapitel 12).

Wie in Abb. 11.10 dargestellt kann eine zusammengedrückte Spiralfeder Verwendung finden, um einen Eckzahn entlang des Bogens zu bewegen. Die Feder wird auf den Bogen gefädelt, bevor dieser in die Brackets ligiert wird, und führt zu gleich großen und entgegengerichtet wirkenden Kräften im Bereich der angrenzenden Zähne. Um Kippungen zu vermeiden ist hierfür ein ausreichend steifer Bogen erforderlich, d. h. mindestens 0,018-Stahl rund.

Die Effektivität einer solchen Feder ist abhängig von dem Widerstand der zu bewegenden Zähne. Es kann nötig sein, nur einen dieser Zähne zu bewegen, beispielsweise kann es erforderlich sein, einen Eckzahn zu distalisieren ohne die Stellung des mittleren Schneidezahns zu verändern. Ein mesial des Schneidezahnbrackets angebrachter Stopp im Bogen verhindert dann, dass der Schneidezahn sich nach mesial bewegt (Abb. 11.10 b). Es muss daran erinnert werden, dass es in dieser Situation erforderlich ist, die distalen Enden des Bogens eng hinter dem Molarenröhrchen umzubiegen, um ein Gleiten des gesamten Bogens nach mesial zu verhindern.

Nickel-Titan-Spiralfedern sind besonders nützlich, weil sie einen großen Arbeitsbereich haben und nur geringe Kräfte abgeben. Als Richtlinie gilt, dass die Spiralfeder auf die Hälfte ihrer passiven Länge komprimiert wird und die Ligatur um das Eckzahnbracket nicht zu fest angezogen wird, um ein Gleiten des Brackets entlang des Bogens zu ermöglichen.

Eckzahnausrichtung mit Teilbögen

Ein Sektionsbogen ermöglicht die Eckzahnbewegung mit dem Bogen. Diese Methode hat Vorteile gegenüber einer Gleitmechanik. Die erhebliche Friktion zwischen Eckzahnbracket und Bogen wird vermieden, indem der Eckzahn mit dem Bogen distalisiert wird, dies hat zur Folge, dass die gesamte zur Verfügung stehende Verankerung für die Distalisierung des Eckzahns verwendet werden kann. Auch bei diesem Vorgehen muss häufig mit

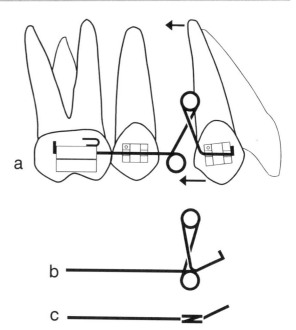

Abb. 11.12 Vierkant-Sektionsbogen zur Retraktion eines Eckzahns. **a** Die Aktivierung erfolgt, indem der Bogen nach distal durch das Molarenröhrchen geschoben und umgebogen wird. **b** In der passiven Form kommt es zu einer Wurzelbewegung des Eckzahns nach distal. **c** Der passive Bogen in der Aufsicht zeigt eine Ausgleichsbiegung gegen die zu erwartende Distalrotation des Eckzahns.

Rundbögen begonnen werden, um eine Bracketnivellierung zu erreichen.

Mit einem solchen Sektionsbogen kann ein Eckzahn distalisiert werden, indem die in den Bogen eingearbeiteten Helices aktiviert werden. (Abb. 11.12). Hierzu ist es erforderlich, einen Vierkantbogen zu verwenden, da Rundbögen in dem Bracketslot rotieren und die Helices dann in die Weichteile gedrückt werden und auch unerwünschte Zahnbewegungen ausgelöst werden können.

Der in das Eckzahnbracket eingesetzte Bogen enthält Ausgleichsbiegungen gegen die erwartete Rotation und Kippung des Eckzahns bei der Distalisierung. Jedoch auch mit solchen Ausgleichsbiegungen ist es praktisch unmöglich, eine rein körperliche Distalisierung des Eckzahns zu erreichen. Der dargestellte Teilbogen bietet wenig Kontrolle über eine mögliche Bukkalbewegung und Distalrotation des Eckzahns. Solche Nebenwirkungen werden besser durch eine bogengeführte Gleitmechanik vermieden. Sektionsbögen bewirken, auch wenn eine Verankerungsbiegung distal eingearbeitet wurde, eine deutliche Extrusion des Eckzahns.

Bei Verwendung eines 0,022-Inch-Edgewise-Brackets sollte der beschriebene Eckzahnretraktor aus 0,017 × 0,025-Inch-Stahl hergestellt werden. Einige Behandler bevorzugen flexiblere Vierkantbögen, beispielsweise Nickel-Titan-Bögen, um die Verankerung weniger zu belasten, wenngleich dies eine insgesamt schlechtere Kontrolle der Zahnbewegung zur Folge hat.

Der beschriebene Retraktor aus relativ starrem Vierkantdraht muss sehr vorsichtig aktiviert werden,

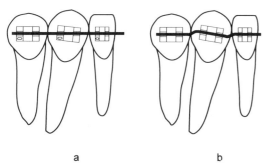

Abb. 11.13 Ein vorprogrammiertes Bracket (**a**) liefert bereits die korrekte Angulation des Eckzahns, wohingegen bei Verwendung von Standard-Edgewise-Brackets (**b**) noch zusätzliche Biegungen erforderlich sind.

damit keine unakzeptabel hohen Kräfte sowohl auf die Verankerung als auch auf den Eckzahn ausgeübt werden. Dennoch haben Sektionsbögen auch bei einer moderaten Aktivierung eine erhebliche Kraft auf die Verankerung, sodass diese in der Regel noch verstärkt werden muss.

Sind die Eckzähne mit einem Retraktionsbogen distalisiert worden, werden auch die Schneidezähne beklebt und die Behandlung wird fortgesetzt. Dabei müssen die Eckzähne mit einer Ligatur nach distal gesichert werden, damit sie sich nicht in ihre ursprüngliche Position zurückbewegen.

Feineinstellung der Eckzähne

Die dargestellten Methoden der Eckzahneinstellung mit Edgewise-Brackets erfordern häufig noch eine zusätzliche Feineinstellung dieser Zähne bezüglich der Rotation, der Neigung und der vertikalen Position. Finden Standard-Edgewise-Brackets Verwendung, so sind noch Bajonettbiegungen in der Horizontalen und Vertikalen zur Einstellung des Eckzahns nötig (Abb. 11.**13**). Finden vorprogrammierte Brackets Verwendung, sind meistens nur geringe Detailbiegungen nötig, vorausgesetzt die Bracketpositionierung ist korrekt.

Eckzahnausrichtung mit Begg-Brackets

In der Begg-Technik werden Eck- und Schneidezähne als Block zusammengefasst. Bevor zusätzliche Hilfsfedern eingesetzt werden, können diese Zähne relativ frei kippen, sodass nur geringe Kräfte eingesetzt werden und die Verankerung nur gering belastet wird. Wenn die Kronen der Zähne in die gewünschte Position gebracht worden sind, finden Aufrichtefedern Verwendung, die die Wurzeln bewegen und eine korrekte Angulation des Zahns bewirken (Abb 4.**14**). Falls eine Veränderung der Eckzahnstellung nötig ist, so erfolgt diese zunächst durch eine Kippung mit anschließender Aufrichtung. Das relativ große Spiel zwischen Bracketslot und Bogen macht eine präzise Korrektur und Retention der Zahnstellung in der Begg-Technik schwierig. Andererseits können beträchtliche Zahnbewegungen durch die Verwendung leichter Kräfte und mit ausschließlich intraoraler Verankerung durchgeführt werden.

Ausgeprägt fehlstehende Eckzähne

Palatinal stehende Eckzähne

Die Einordnung eines ausgeprägt nach palatinal fehlstehenden Eckzahns ist eine häufige kieferorthopädische Aufgabe. In vielen Fällen dauert diese Behandlung über 2 Jahre. Die Anwendung einer festsitzenden kieferorthopädischen Apparatur ist fast immer nötig, wenn auch in verschiedenen Phasen der Einordnung ein herausnehmbares Gerät hilfreich ist. Bei der Planung von Einzelheiten der Behandlung ist die Eckzahnposition, seine Angulation und seine Beziehung zu den Nachbarzähnen von größter Wichtigkeit. Außerdem muss im Zahnbogen ausreichend Platz zur Verfügung stehen. Der Weg, den der Eckzahn während der Behandlung zurücklegen soll, muss ohne Hindernisse sein, insbesondere muss darauf geachtet werden, dass die Wurzel des Eckzahns nicht die Wurzeln benachbarter Zähne berührt und dadurch gegebenenfalls Wurzelresorptionen auslöst.

Man kann grundsätzlich drei Behandlungsphasen unterscheiden, die sich an einen eventuell notwendigen chirurgischen Eingriff anschließen:

- In der ersten Phase wird ausreichend Platz im Zahnbogen bereitgestellt, in den der Eckzahn gebracht werden soll. Es ist ratsam, gleich etwas mehr Platz zu schaffen, damit der Eckzahn auch in seiner korrekten Achsenstellung in die Lücke gebracht werden kann.
- Die zweite Phase ist bestimmt durch die Einstellung der Zahnkrone in bukkaler und okklusaler Richtung.
- In der dritten Phase werden die Eckzahnangulation, die Position der Wurzel und die vertikale Position des Zahns eingestellt sowie gegebenenfalls Rotationen beseitigt.

Die Eckzahnkrone muss häufig weit nach bukkal geführt werden. Dies erfordert ausführliche Überlegungen zur Verankerung in vertikaler und horizontaler Richtung, damit an benachbarten Zähnen keine unerwünschten Zahnbewegungen eintreten.

Die Bewegung des Eckzahns in den Zahnbogen erfolgt durch Zahnkippung. Wenn die Zahnkrone korrekt im Zahnbogen steht, erfolgt die Korrektur der Zahnneigung, der vertikalen Position und es werden gegebenenfalls noch Rotationen beseitigt. Hinsichtlich der Zahnachse ist es meist erforderlich, die Wurzel sowohl in mesiodistaler als auch in bukkopalatinaler Richtung zu bewegen. Edgewise-Brackets ermöglichen eine solche Kontrolle in allen Richtungen des Raumes und sind gut geeignet zur Feineinstellung und Retention eines palatinal verlagerten Eckzahns.

Hinsichtlich der Stabilität muss ein ausreichender Overbite am Ende der Behandlung erzielt werden, um einem Rezidiv der Eckzahnposition in palatinaler Richtung vorzubeugen.

Chirurgische Freilegung der Krone

Wenn der Eckzahn noch nicht durchgebrochen ist, kann eine chirurgische Freilegung der Krone erforderlich sein. In einem solchen Fall wird ein Attachment auf die Eckzahnkrone geklebt, entweder während des chirurgischen Eingriffs oder einige Zeit später nach Entfernung der Tamponade. Einige Behandler befestigen das Attachment erst 6 Monate nach dem chirurgischen Eingriff, weil der Zahn sich in dieser Zeit häufig bereits günstiger eingestellt hat.

Die Gestaltung dieses Attachments ist nicht entscheidend. Wichtig ist, dass eine Ligatur oder ein Elastic an ihm befestigt werden kann. Es kann hierzu ein Begg-Bracket, ein Knöpfchen oder ein Cleat verwendet werden. Ebenso ist es meist nicht möglich, das Bracket an die korrekte Stelle zu kleben, weil häufig schon der chirurgische Zugang schwierig ist. Dennoch sollte das Attachment in einer günstigen Zugrichtung angebracht werden, sofern der freigelegte Eckzahn nicht sehr hoch verlagert war. Wenn bei dem chirurgischen Eingriff die Krone weitgehend freigelegt wurde und ein Attachment geklebt werden konnte, so ist es recht unwahrscheinlich, dass der Zahn nach der Freilegung wieder verschwindet. Zahlreiche freigelegte Eckzähne verbessern sogar spontan ihre Position, sodass man durchaus 4 oder 6 Wochen warten kann, bevor ein Zug auf den Zahn ausgeübt wird.

Einige Behandler bringen auch eine kleine Goldkette an dem Attachment an.

Verwendung herausnehmbarer Apparaturen

Wenn die Eckzahnkrone bereits weit genug durchgebrochen ist, kann auch die Bukkalbewegung mit einer herausnehmbaren Apparatur begonnen werden, Stellung und Morphologie der Eckzahnkrone ermöglichen meist jedoch nicht die Anwendung einer Feder. Man kann jedoch ein Knöpfchen auf die Eckzahnkrone kleben und den Patienten anweisen, Gummiringe von diesem Häkchen zu einem in der herausnehmbaren Apparatur angebrachten Häkchen einzuhängen. Eine herausnehmbare Platte stellt eine hervorragende vertikale und horizontale Verankerung für okklusal oder bukkal gerichtete Bewegungen des Eckzahns dar, zusätzlich kann noch ein Aufbiss verwendet werden, um den Eckzahn aus dem Kreuzbiss zu überstellen. Dennoch ist meist eine anschließende Feineinstellung mit einer festsitzenden Apparatur erforderlich.

Einordnung mit einer festsitzenden Apparatur

Wenn ein Attachment an der Eckzahnkrone angebracht wurde, kann man einen Zug auf den Zahn ausüben. Die oberen ersten Molaren mit einem gelöteten Palatinalbogen dienen hierfür zur Verankerung. Einige Behandler bevorzugen auch eine Kunststoffauflage im anterioren Bereich des Palatinalbogens, um die Verankerung zu verstärken und eine Mesialkippung der Molaren zu verhindern.

Am häufigsten wird die Methode angewandt, den Eckzahn mit einem elastischen Faden nach bukkal zu ziehen.

Eine gute Methode, um den Eckzahn nach bukkal zu bewegen, besteht darin, einen Vierkantteilbogen zu verwenden, der in das Bukkalröhrchen des Molaren gesteckt wird (Tafel **20**). Dieser Draht enthält einen Ring an seinem anterioren Ende, durch den ein Elastikfaden vom Eckzahnattachment bis zum Molarenhäkchen verläuft. Die Länge des elastischen Fadens sorgt für eine ausreichende Elastizität. Die mesiodistale Positionierung des Rings bestimmt die auf den Eckzahn wirkende Kraftrichtung. Alternativ hierzu kann auch die bukkal gerichtete Kraft direkt ausgeübt werden, wenn alle übrigen Zähne mit Brackets versehen sind und ein ausreichend steifer Bogen (mindestens 0,020-Inch-Stahl) Verwendung findet. In den durchgehenden Bogen kann im Bereich der Eckzahnlücke ein Loop eingebogen werden, durch den der Elastikfaden gezogen wird. Wenn der Eckzahn jetzt schon besser steht, kann das Attachment gegen ein anderes ersetzt werden, das an eine günstigere Stelle geklebt wird, um beispielsweise den Zahn noch weiter zu rotieren. Ziel ist schließlich, ein Bracket an die korrekte Position auf die Zahnkrone zu kleben, wenn diese zugänglich ist.

Es kann vorkommen, dass der palatinal stehende Eckzahn oder sein Attachment in Frühkontakt zu Zähnen des Gegenkiefers kommt. In dieser Phase kann es erforderlich sein, im Unterkiefer eine herausnehmbare Aufbissplatte einzugliedern, um den palatinal stehenden Zahn aus dem Kreuzbiss zu überstellen. Eventuell ist es jetzt schon möglich, ein Edgewise-Bracket auf die Labialfläche der Krone zu kleben und einen elastischen Bogen einzubinden. Hierbei muss das Bracket noch nicht auf seine korrekte vertikale Position gebracht werden.

Eine weitere Verbesserung der Position des Eckzahns und insbesondere seiner Wurzel wird erreicht durch die Verwendung stärkerer Bögen, insbesondere durch Vierkantbögen.

Bukkal verlagerte Eckzähne

Ebenso wie bei den palatinal verlagerten Eckzähnen, so ist auch bei bukkal verlagerten Eckzähnen eine sorgfältige Planung bezüglich der Einstellung und Angulation des Zahns nötig. Das Ausmaß der vertikalen Zahnbewegung muss festgelegt und die Lage zu den Wurzeln benachbarter Zähne beachtet werden. Im Zahnbogen muss ausreichend Platz zur Verfügung stehen, um den verlagerten Zahn einzuordnen.

Ein bukkal verlagerter Eckzahn kann eine beträchtliche Distalbewegung und Verlängerung erforderlich machen. Es kann nötig sein, die Wurzel deutlich nach distal bringen zu müssen, um eine gute Angulation zu erreichen. Eine ausreichende Verankerung muss bereitgestellt werden, um die distal und inzisal gerichtete Kraft für die Eckzahnbewegung aufzufangen.

Stark bukkal verlagerte Eckzähne müssen häufig freigelegt werden, damit an ihnen ein Attachment befestigt werden kann. Wenn die Eckzahnkrone noch hoch im Bereich der Umschlagfalte liegt, sollte das Attachment so klein wie möglich sein, um mögliche Irritationen in diesem Bereich zu vermeiden, hierzu wäre beispielsweise ein geklebtes Knöpfchen sinnvoll.

Die ersten Molaren werden bebändert und mit einem gelöteten Palatinalbogen mit anteriorem Kunststoffknopf versehen. Ein Vierkantbogen, der an seinem mesialen Ende ein geschlossenes Loop enthält, wird in das Molarenband eingesetzt und an das Prämolarenbracket ligiert. Ein elastischer Faden wird durch das Loop geführt und sowohl am Molarenhäkchen als auch am Eckzahnattachment eingehängt. Die Kraftrichtung kann so in mesiodistaler und okklusogingivaler Richtung durch die Positionierung des Loop bestimmt werden (Abb. 11.**14**).

Bei dieser Bewegung ist darauf zu achten, dass der Eckzahn von der Wurzel des seitlichen Schneidezahns weg bewegt wird. Man muss in diesem Fall dafür Sorge tragen, dass der Zahn zunächst eher nach distal als nach okklusal bewegt wird.

Wenn die Eckzahnkrone in der Nähe ihrer korrekten Position steht, wird das bisherige Attachment durch ein Edgewise-Bracket ausgetauscht. Die übrigen Zähne des Zahnbogens können nun mit Brackets versehen werden und die weiteren Bögen bewirken die korrekte Ausrichtung des Eckzahns.

Es kann von Vorteil sein, zunächst einen Teilbogen von hoher Elastizität zur Einordnung des Eckzahns zu verwenden (Abb. 11.**15**). Ein relativ starrer Basisbogen

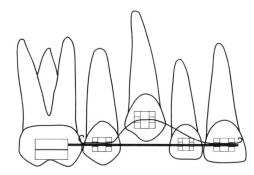

Abb. 11.**15** Ein zusätzlicher Bogen von geringer Steifheit führt zur Extrusion des Eckzahns.

verstärkt hierbei die Verankerung für die auf den Eckzahn wirkende Extrusionskraft.

Einordnung von Eckzähnen in Regio oberer seitlicher Schneidezähne

Mit der Nichtanlage oberer seitlicher Schneidezähne hat der Kieferorthopäde häufig zu tun. Manchmal fehlt der seitliche Schneidezahn nur auf einer Seite und der entsprechende Zahn der Gegenseite ist verkleinert. In dieser Situation kann man sich dafür entscheiden, diesen stiftförmigen verkleinerten seitlichen Schneidezahn zu entfernen, um symmetrische Verhältnisse zu bekommen. Wenn ein seitlicher Schneidezahn nicht angelegt ist oder bereits extrahiert wurde, kann man sich dafür entscheiden, den Eckzahn an seine Stelle zu bewegen. Hierfür sollte der Eckzahn dann etwas distal geneigt stehen und mit seiner Labialfläche etwas nach distal rotiert werden. Zusätzlich kann die Eckzahnkrone in Form und Farbe dem seitlichen Schneidezahn angepasst werden, dabei sollte man eine möglichst symmetrische Situation im Zahnbogen anstreben.

Edgewise-Brackets sind für diese Maßnahme sehr geeignet, weil sie eine präzise Positionierung und Retinierung der Eckzähne ermöglichen. Wenn die Eckzahnkrone in labiolingualer Richtung erheblich größer ist als die Krone des seitlichen Schneidezahns, so sollte man das Bracket auf den Eckzahn weiter inzisal setzen und den Eckzahn etwas intrudieren. Einige Behandler drehen, bei Verwendung einer vorprogrammierten Apparatur, das Eckzahnbracket um 180° und erreichen dadurch einen palatinalen Wurzeltorque des Eckzahns.

Es sollte generell eine Gleitmechanik zur Mesialisierung der Eckzähne verwendet werden.

Eine solche Mechanik erfordert einen Arbeitsbogen von beispielsweise 0,016 × 0,022-Inch-Stahl. Die Mesialbewegung der Eckzähne entlang des Bogens kann mit Elastikfäden, einer elastischen Kette oder Spiralfedern erreicht werden. Entsprechend reziproke Kräfte müssen durch eine geeignete Verankerung aufgefangen werden. Insbesondere muss darauf geachtet werden, dass keine

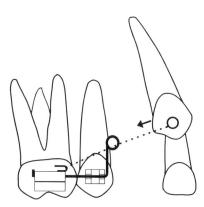

Abb. 11.**14** Distalbewegung eines bukkal verlagerten oberen Eckzahns. Die Lage der Schlaufe, durch die der elastische Faden läuft, bestimmt die Kraftrichtung. Diese ist hier mehr distal als okklusal gerichtet, um den Eckzahn aus dem Bereich der Wurzel des seitlichen Schneidezahns weg zu bewegen. Ein Palatinalbogen, der an den Molarenbändern angebracht ist, sorgt für zusätzliche Verankerung.

unerwünschten Kräfte eine Mittellinienabweichung verursachen.

Wenn der Eckzahn soweit mesialisiert ist, dass er in Kontakt zu den mittleren Schneidezähnen steht, müssen die vier Frontzähne mit einer Stahlligatur verblockt werden, bis die Feineinstellung des Eckzahns abgeschlossen ist. Nach Entfernung der festsitzenden Apparatur muss verhindert werden, dass Lücken im Frontzahnbereich auftreten. Dies geschieht entweder dadurch, dass ein herausnehmbarer Retainer über lange Zeit getragen wird, oder dadurch, dass ein Draht palatinal hinter die Zähne geklebt wird.

Eine weitere ästhetische Verbesserung kann erreicht werden, indem die Eckzahnspitze beschliffen und der Eckzahn mit Komposit aufgebaut oder mit einem Veneer versehen wird.

Weiterführende Literatur

Andrews, L. F. (1979). The straight-wire appliance. *British Journal of Orthodontics*, 6, 125–43.

Charles, C. R. and Jones, M. L. (1982). Canine retraction with the edgewise appliance – some problems and solutions. *British Journal of Orthodontics*, 9, 194–202.

Farrant, S. D. (1977). An evaluation of different methods of canine retraction. *British Journal of Orthodontics*, 4, 5–15.

Orton, H. S. and McDonald, F. (1985). A simple sectional canine retraction technique using the properties of nickel titanium rectangular wire. *European Journal of Orthodontics*, 7, 120–6.

Roberts-Harry, D. P. and Harradine, N. W. T. (1995). A sectional approach to the alignment of ectopic maxillary canines. *British Journal of Orthodontics*, 22, 67–70.

Tuverson, D. L. (1970). Orthodontic treatment using canines in place of missing maxillary lateral incisors. *American Journal of Orthodontics*, 58, 109–27.

Ziegler, P. and Ingervall, B. (1989). A clinical study of maxillary canine retraction with a retraction spring and with sliding mechanincs. *American Journal of Orthodontics and Dentofacial Orthopedics*, 95, 99–106.

12 Behandlung des Overbites

Dieses Kapitel beschäftigt sich in erster Linie mit der Ausrichtung der Schneidezähne in vertikaler Richtung. Die meisten Fehlstellungen erfordern eine Korrektur der vertikalen Stellung der Schneidezähne.

In der Mehrzahl der Behandlungen wird eine Klasse-I-Schneidezahnrelation angestrebt. Hierbei okkludieren die unteren Schneidezahnkanten mit dem mittleren Drittel der Palatinalfläche der oberen Schneidezähne. Entsprechende Winkel für die Schneidezahnachsenstellung bei Neutralokklusion sind in Abb. 12.1 angegeben, dennoch findet man bei Schneidezahnrelationen der Klasse I Abweichungen von einigen Grad zu diesen Werten. Dies liegt daran, dass die Schneidezähne dazu tendieren, eine skelettale Klasse II oder Klasse III zu kompensieren.

Ätiologie des vertikalen Überbisses

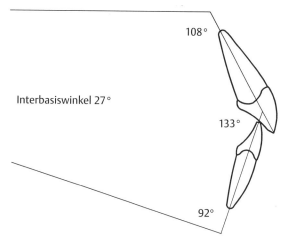

Abb. 12.1 Klasse-I-Schneidezahnrelation mit angulären Durchschnittswerten.

Die vertikale Position der Schneidezähne wird durch eine Reihe von Faktoren beeinflusst, die in enger Beziehung zueinander stehen.

Vergrößerter Overbite

Die dentoalveoläre Entwicklung erfolgt in vertikaler Richtung so lange, bis es zu Berührungen der Zähne mit Zähnen des Gegenkiefers oder mit Weichgewebe kommt.

Wenn keine Klasse-I-Relation besteht, liegt beim Durchbruch oberer und unterer Schneidezähne eine vergrößerte oder verkleinerte vertikale Frontzahnstufe vor. In gleicher Weise führt das Fehlen des entsprechenden Gegenzahns, beispielsweise bei vorzeitigem Zahnverlust, zur Verlängerung des betreffenden Zahns.

Auch ein vergrößerter Interinzisalwinkel kann zu einer übermäßigen Verlängerung der Schneidezähne mit einhergehendem vergrößerten Overbite führen.

Ein kleiner Interbasiswinkel ist häufig verbunden mit einem vergrößerten Overbite, dies gilt sowohl für Klasse-II,1- sowie für Klasse-II,2-Fehlstellungen.

Reduzierter Overbite

Das Vorliegen eines nur geringfügig verkleinerten Overbites hat keine klinische Bedeutung, es sei denn, es soll eine Klasse-III-Frontzahnrelation korrigiert werden, bei der ein relativ tiefer Overbite aus Gründen der Stabilität gewünscht ist. Ein reduzierter Overbite oder, in Extremfällen, ein anterior offener Biss kann infolgenden Situationen vorliegen:

- Wenn im Rahmen einer skelettalen Diskrepanz die anteriore untere Gesichtshöhe vergrößert ist. Die Schneidezähne besitzen dann nach vollständigem Durchbruch nicht die in Abb. 12.1 gezeigte Relation. Während einer kieferorthopädischen Behandlung kann zwar eine geringe Verkleinerung des offenen Bisses erreicht werden, ausgeprägt offene Bisse müssen jedoch chirurgisch behandelt werden.
- Persistierende Habits wie beispielsweise Daumenlutschen. Der Daumen verhindert den regelgerechten Durchbruch der Schneidezähne. Wenn das Habit abgestellt wird, besteht eine gute Prognose für das Erreichen einer befriedigenden Schneidezahnrelation.

- Gelegentlich führt eine vergrößerte Zunge oder ein Zungenhabit dazu, dass die Schneidezähne sich nicht regelgerecht einstellen können, dies ist ebenfalls eine Situation, in der eine kieferorthopädische Behandlung allein wenig Erfolg versprechend ist.
- In seltenen Fällen liegt ein vermindertes Durchbruchpotenzial der Zähne vor. Dann verbessert zwar eine kieferorthopädische Behandlung die Situation, ein stabiles Resultat kann aber nicht garantiert werden.

Es ist nicht ungewöhnlich, dass bei einem Patienten mehrere Faktoren vorliegen, die den offenen Biss bedingen. So kann beispielsweise bei einem Patienten mit einem vergrößerten Interbasiswinkel noch zusätzlich ein Lutschhabit vorhanden sein. Es kann daher schwierig sein, die primäre Ursache für den offenen Biss festzulegen. In solchen Fällen empfiehlt es sich, mit der Prognose zurückhaltend zu sein.

Überlegungen zur Behandlung

Klasse-II-Fehlstellung

In der Mehrzahl der Klasse-II-Behandlungen ist die Reduzierung des Overbites eine entscheidende Phase in der Behandlung, in der eine befriedigende Relation der Schneidezähne erreicht werden soll.

Viele Behandlungen schlagen fehl, weil der Reduzierung der vertikalen Frontzahnstufe nicht ausreichend Beachtung geschenkt wurde, bevor die oberen Schneidezähne retrahiert wurden. Wenn nicht zunächst der Overbite ausreichend verkleinert wurde, verhindern okklusale Kräfte die Reduzierung der sagittalen Frontzahnstufe. In Fällen mit einem kleinen Interbasiswinkel ist die Verringerung des vertikalen Überbisses relativ zeitaufwendig. Klasse-II-Patienten mit einem vertikalen Wachstumsmuster und einem offenen Biss sind ebenfalls schwer zu behandeln. Hierbei besteht insbesondere die Gefahr, dass Extrusionen der Seitenzähne zu einer weiteren Bissöffnung führen. Die Expansion der Seitenzahnsegmente zur Beseitigung eines seitlichen Kreuzbisses führt auch zur Reduzierung des Overbites, dies ist bei Vorliegen eines bereits knappen vertikalen Überbisses unerwünscht.

Klasse-III-Fehlstellung

Bei Patienten mit einer Klasse-III-Fehlstellung kann sowohl ein tiefer Biss als auch ein anterior offener Biss vorliegen. Sowohl das Ausmaß der skelettalen Diskrepanz in sagittaler Richtung als auch die Größe der unteren Gesichtshöhe beeinflussen den Overbite.

Leichte Klasse-III-Fehlstellungen können assoziiert sein mit einem vergrößerten Overbite und einer mandibulären Prognathie.

Patienten mit einer ausgeprägten Klasse-III-Fehlstellung und erhöhter vorderer Gesichtshöhe weisen oft einen anterior offenen Biss auf, der nicht allein durch kieferorthopädische Maßnahmen beseitigt werden kann.

Bei der Beseitigung einer moderaten Klasse-III-Malokklusion wird häufig ein leicht vergrößerter Overbite angestrebt, da dieser eine bessere Stabilität für die erreichte Frontzahnrelation erwarten lässt.

Als generelle Richtlinie bei der Behandlung von Klasse-III-Fehlstellungen gilt, dass man die Intrusion der Schneidezähne und die Extrusion der Seitenzähne vermeiden soll.

Prinzipien der Behandlung des Overbites

Die Veränderung des Overbites ist in der Behandlung der meisten Fehlstellungen erforderlich. Die Behandlung eines Patienten mit einem stark vergrößerten oder stark verkleinerten Interbasiswinkel stellt den Kieferorthopäden vor besondere Probleme.

Das Ausmaß des Overbites kann durch folgende Maßnahmen verändert werden:

- Extrusion der Seitenzähne,
- Intrusion der Seitenzähne,
- Extrusion der Schneidezähne,
- Intrusion der Schneidezähne,
- Veränderung der Neigung der Frontzähne,
- skelettale Veränderungen in der Sagittalen.

Seitenzahnsegment (Extrusion)

Sowohl die Korrektur eines vergrößerten als auch eines verkleinerten Overbites steht in engem Zusammenhang mit der Positionierung der Seitenzähne in vertikaler Dimension. Die vertikale Beziehung der Schneidezähne ist abhängig von der Rotation der Mandibula.

Die Extrusion der Seitenzähne führt zu einer Veränderung des Interbasiswinkels und damit zu einer Änderung der vertikalen Schneidezahnbeziehung (Abb. 12.2). Die Extrusion der Seitenzähne kann sowohl durch aktive kieferorthopädische Geräte als auch durch passive Verlängerung der Zähne erfolgen. Die Distalbewegung oberer

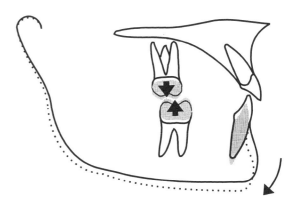

Abb. 12.**2** Die Extrusion der Molaren führt zu einer Verkleinerung des Overbites.

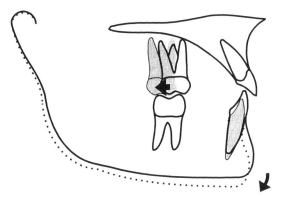

Abb. 12.**3** Die Distalbewegung der oberen Molaren führt zu einer Reduzierung des Overbites.

Seitenzähne ohne gleichzeitige Intrusion führt ebenfalls zu einer Verringerung des vertikalen Überbisses (Abb. 12.**3**). Der nach distal bewegte Molar übt eine gewisse Keilwirkung auf den Interbasiswinkel aus. Durch die Extrusion der Seitenzähne kann die Schneidezahnstellung verbessert werden. Wenn der Overbite korrigiert und die Apparatur herausgenommen wurde, reduziert sich der Interbasiswinkel auf seinen Ursprungswert (Abb. 12.**4**).

Die Extrusion der Seitenzähne wird meist hervorgerufen durch eine Kombination aus Wachstumsveränderungen und einer Nivellierung der Okklusionsebene durch die verwendeten Bögen. Die meisten Mechaniken, die zur Intrusion der Frontzähne verwendet werden, haben auch eine extrudierende Wirkung auf die Molaren.

Bukkalsegment (Intrusion)

Theoretisch würde die Intrusion der Seitenzähne und die damit verbundene Verkleinerung des Interbasiswinkels zu einer Reduzierung des offenen Bisses führen. Bedauerlicherweise führt aber eine derartige Verkleinerung des offenen Bisses zum Rezidiv, da der Interbasiswinkel wieder seine ursprüngliche Größe einnimmt. Dadurch ist auch die Schneidezahnstellung nicht stabil und rezidiviert. Im Gegensatz dazu bleibt die Schneidezahnstellung stabil, wenn sie durch eine Verkleinerung des vertikalen Überbisses erzielt wurde, da die Frontzähne aneinander abgestützt sind, wenn der Interbasiswinkel wieder seine ursprüngliche Größe annimmt (Abb. 12.**4**).

Frontsegment (Extrusion)

Die Verlängerung der Frontzähne führt zu einer Zunahme des Overbites, bzw. einer Reduzierung des offenen Bisses. Es gibt auch hier ein Limit für das Ausmaß einer solchen Bewegung. Es wird bestimmt durch den Alveolarknochen, der dieser Bewegung nur bis zu einem gewissen Grad folgt. In Fällen mit einem deutlich ausgeprägt offenen Biss ist es unzulässig, diesen durch Extrusion der Frontzähne zu schließen.

Frontsegment (Intrusion)

Die Intrusion unterer Schneidezähne führt zu einer Verkleinerung des Overbites. Diese Bewegung muss häufig durchgeführt werden, um eine befriedigende Frontzahnstellung zu erreichen. Eine reine Intrusionsbewegung unterer Schneidezähne ist auch mit festsitzenden Geräten schwer zu erreichen. Häufig erfolgt mit der Intrusion der Front auch gleichzeitig eine Extrusion im Seitenzahnbereich, dies ist insbesondere im Unterkiefer der Fall.

Will man eine Intrusion durchführen, so muss sichergestellt werden, dass der Alveolarfortsatz eine ausreichende Höhe aufweist. Verwendung finden leichte Kräfte, da sich der Druck im Bereich der Wurzelspitze auswirkt. In Bezug auf die Kraftrichtung muss ebenfalls die Form des Alveolarknochens beachtet werden, um zu vermeiden, dass die Wurzelspitze in den Bereich der Kortikalis gerät, was Resorptionen oder verzögerte Zahnbewegungen zur Folge haben könnte. Ebenso muss die Labialkippung der Zähne vermieden werden, rein mechanisch ist es jedoch relativ schwierig, Zähne ausschließlich zu intrudieren ohne sie zu kippen.

Die Intrusion oberer Schneidezähne ist erforderlich bei einer verlängerten klinischen Krone verbunden mit einer umgekehrten Spee'schen Kurve. Intrusionen können

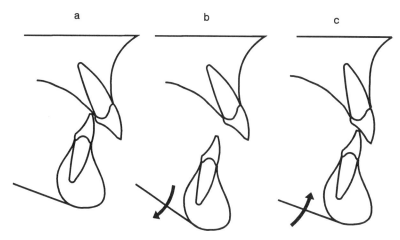

Abb. 12.**4** Ein temporär vergrößerter Interbasiswinkel, der zur Reduzierung des Overbites geführt hat, kehrt nach Abschluss der Behandlung zu seinem Ursprungswert zurück: **a** vor der Behandlung; **b** nach Reduzierung des Overbites; **c** die Verkleinerung des Overjets führt zur Stabilisierung des reduzierten Overbites.

Prinzipien der Behandlung des Overbites

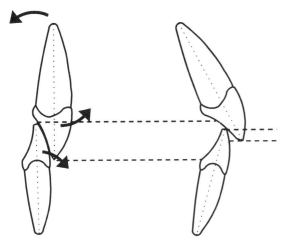

Abb. 12.5 Im Fall einer Klasse-II,2-Fehlstellung führt die Labialkippung der Zahnkrone, verbunden mit einem palatinalen Wurzeltorque, zur Veränderung des Interinzisalwinkels und zu einer Reduzierung des Overbites.

Wurzeltorque kann in solchen Fällen den tiefen Überbiss reduzieren und den Interinzisalwinkel entsprechend verbessern (Abb. 12.5). Solche Behandlungen sind nicht einfach und daher weniger geeignet für den Anfänger im Bereich der festsitzenden Technik.

Bedeutung des Wachstums

Alle Zahnbewegungen, die zur Reduzierung oder Vergrößerung des vertikalen Überbisses durchgeführt werden, funktionieren besser beim jugendlichen Patienten als beim Erwachsenen. Während des Wachstums kann der Durchbruch der Zähne ausgenutzt werden. Bei Patienten mit abgeschlossenem Wachstum ist eine vertikale Änderung der Schneidezahnstellung schwer zu erreichen. Bei Erwachsenen ist die Reduzierung des Overbites langwierig und schwierig und darüber hinaus von unsicherer Prognose.

Extraktionsüberlegungen

In vielen Fällen ist die Entscheidung zur Extraktion eng verbunden mit der Inklination der Frontachsenstellung. Dies ist insbesondere im Unterkiefer von Bedeutung, da hier die Auflösung des Engstandes zu einer Lingualkippung der unteren Schneidezähne mit einer entsprechenden Verstärkung des Overbites führen kann. Bei der Behandlung einer Klasse-III-Fehlstellung kann die Retroinklination von unteren Schneidezähnen erwünscht sein, in Fällen mit einer Klasse-II-Fehlstellung mit tiefem Biss müssen diese Faktoren bei der Extraktionsentscheidung Berücksichtigung finden, dies gilt insbesondere für die Behandlung der Klasse II,2.

Die Abflachung einer ausgeprägten Spee'schen Kurve führt zu einer Vergrößerung des Zahnbogens. Auch wenn kein Engstand vorliegt, kommt es hier zu einer Verlängerung des Zahnbogens mit einer möglichen Labialkippung der unteren Schneidezähne und der Gefahr, dass nach Abschluss der Behandlung ein Engstand auftreten kann (Abb. 12.6). Aus diesem Grund muss die Möglichkeit

ebenfalls indiziert sein in Fällen mit einer steil stehenden Oberkieferfront, verbunden mit einer kurzen Oberlippe. Die Intrusion oberer Frontzähne ist schwierig, kann jedoch mit einer ähnlichen Mechanik durchgeführt werden, wie sie für die Reduzierung des Overbites im Unterkieferzahnbogen verwendet wird. Zusätzlich kann ein High-Pull-Headgear mit J-Haken, der im Frontbereich angreift, verwendet werden, um die intraoralen Maßnahmen zur Intrusion zu unterstützen (Abb. 9.2).

Achsenneigung des Frontsegmentes

Die Achsenstellung der Frontzähne beeinflusst ebenfalls den Overbite. Wenn die Schneidezähne retroklinien stehen, beispielsweise bei einer Klasse II,2, so führt der dadurch entstehende große Interinzisalwinkel zu einer Vertiefung des Überbisses. Eine Labialkippung der Schneidezahnkronen, verbunden mit einem palatinalen

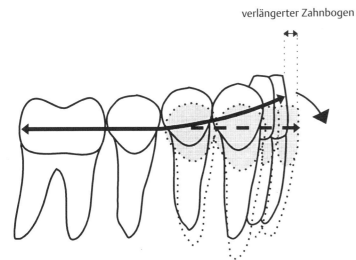

Abb. 12.6 Die Nivellierung einer ausgeprägten Spee'schen Kurve führt zu einer Verlängerung des Zahnbogens.

einer Extraktion auch in Betracht gezogen werden, wenn kein Engstand im Zahnbogen vorliegt.

In Fällen mit einem mäßigen Engstand, einem großen Interbasiswinkel und einer vergrößerten anterioren Gesichtshöhe kann die Distalbewegung von oberen Molaren zu einer unerwünschten Extrusion der Zähne führen. In einer solchen Situation kann es ratsam sein, einen Zahn in der Mitte des Zahnbogens zu extrahieren, um die Vergrößerung der hinteren Gesichtshöhe zu verhindern.

Bimaxillär protrudierte Fronten stellen nach Behandlungsabschluss keine stabile Situation dar.

In einem solchen Fall kann die Reduzierung des Overjets nicht ohne die Retrusion der unteren Schneidezähne durchgeführt werden, die in der Regel eine Extraktion erforderlich machen, um den notwendigen Platz zu gewinnen (Abb. 12.**7**).

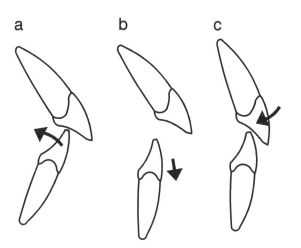

Abb. 12.**7** Im Fall einer bimaxillären Protrusion müssen die unteren Frontzähne retrudiert (**a**) und intrudiert werden (**b**), bevor die sagittale Frontzahnstufe korrigiert wird (**c**).

Behandlung des tiefen Bisses

Herausnehmbare Geräte

Beim wachsenden Patienten ist die Verwendung einer herausnehmbaren Platte mit einem anterioren Aufbissplateau eine geeignete Methode zur Reduzierung des Overbites. Eine derartige Apparatur kann Verwendung finden, bevor die festsitzende Apparatur eingesetzt wird.

In Fällen mit einer Klasse II,2 und tiefem Biss ermöglicht die Platte das Anbringen von Brackets auf den unteren Schneidezähnen.

Die Beseitigung des tiefen Bisses mit einer solchen herausnehmbaren Apparatur erfolgt durch die Hemmung des Vertikalwachstums der Schneidezähne und durch Verlängerung der Seitenzähne. Die unteren Schneidezähne werden jedoch nicht intrudiert (Abb. 12.**8**). Das anteriore Aufbissplateau braucht nur so hoch zu sein, dass sich die Seitenzähne um 2–3 mm verlängern können. Es sollte möglichst flach gestaltet sein und muss lediglich bis distal der unteren Front verlaufen. Wenn eine solche Apparatur ständig getragen wird, kann innerhalb von zwei Monaten der tiefe Biss beseitigt werden, sodass die Seitenzähne in Okklusion stehen. Durch Anbringung von Kaltpolymerisat kann der Aufbiss noch weiter erhöht werden. Zur Stabilisierung der erreichten Bisshebung sollte bereits eine festsitzende Unterkieferapparatur eingesetzt werden. Bevor die obere Platte herausgelassen wird sollten im Unterkiefer ausreichend stabile Bögen (beispielsweise 0,018-Inch-Stahl) eingesetzt werden, um die vertikale Position der Schneidezähne zu stabilisieren.

Durchgehende Bögen

Die Wirkung von durchgehenden Bögen in Bezug auf die Bisshebung besteht eher in der Extrusion der Seitenzähne als in einer Intrusion der Schneidezähne. Bei den Patienten, bei denen eine Zunahme der unteren Gesichtshöhe zulässig ist, was bei den meisten Patienten mit einem durchschnittlichen oder kleinen Interbasiswinkel der Fall ist, können durchgehende Bögen zur Reduzierung des Overbites verwendet werden.

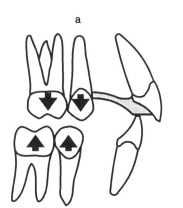
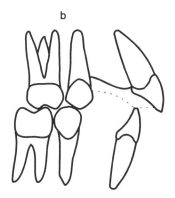

Abb. 12.**8** Die Eingliederung einer herausnehmbaren Apparatur mit einem anterioren Aufbissplateau (**a**) ermöglicht die Vertikalentwicklung der Seitenzähne zur Reduzierung des Overbites (**b**).

Behandlung des tiefen Bisses

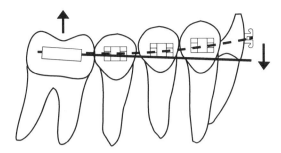

Abb. 12.**9**   Ein ebener Bogen führt zur Intrusion der unteren Schneidezähne.

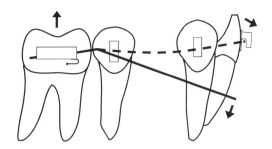

Abb. 12.**10**   Eine Verankerungsbiegung führt zur Extrusion der Molaren und Intrusion der Schneidezähne.

Bei Patienten mit einem vergrößerten Overbite liegt in der Regel auch eine ausgeprägte Spee'sche Kurve vor, hier sind durchgehende Bögen eine wirksame Methode, um die Okklusionsebene zu nivellieren. Initiale Bögen, beispielsweise Nickel-Titan- oder Twistflex-Bögen, sind zu flexibel, um eine Verkleinerung des Overbites zu bewirken. Einige Nickel-Titan-Bögen sind zur Tiefbissbeseitigung bereits mit einer umgekehrten Spee'schen Kurve zu bekommen.

Erst bei Verwendung von starreren Stahlbögen ergibt sich eine Wirkung auf die vertikale Ausrichtung der Schneidezähne. Wenn ein flacher Bogen in die unteren Molarenröhrchen eingesetzt wird, kommt dieser unterhalb der Schneidezahnbrackets zu liegen (Abb. 12.**9**). Beim Einligieren des Bogens in die Schneidezahnbrackets kommt es dann zur Nivellierung des unteren Zahnbogens. In der Praxis ist ein runder 0,016-Inch-Stahlbogen der erste Bogen, der einen Effekt auf die Reduzierung des Overbites hat. Finden stärkere Stahldrähte Verwendung, wird der Overbite weiter reduziert. Die Einbeziehung der zweiten Molaren begünstigt zusätzlich die Nivellierung des Zahnbogens.

Verankerungsbiegung

Eine Verankerungsbiegung kann mesial der unteren ersten Molaren eingebracht werden, was zusätzlich zur Verstärkung der Verankerung auch zur Reduzierung des Overbites beiträgt. Die dargestellte Biegung führt zu einer Intrusion der Schneidezähne und zu einer Extrusion der Molaren. Zusätzlich kann der Molar nach distal kippen (Näheres hierzu siehe Kapitel 2 und 8). Intermaxilläre Klasse-II-Züge finden häufig Verwendung, um diese Distalkippung zu verhindern, sie führen durch die Extrusion der Molaren zusätzlich noch zu einer weiteren Bisshebung.

In der Begg-Technik wird ein 0,016- oder 0,018-Inch-Bogen mit einer Verankerungsbiegung von 20° oder 30° verwendet und in die Molaren sowie in die Schneidezahnbrackets einligiert (Abb. 12.**10**). Dieser Bogen wird nicht in den Prämolarenbrackets befestigt, dadurch kommt es zu einem längeren Hebelarm, der eine schwächere aber kontinuierlichere Kraft auslöst. Wenn ein solcher Bogen in das Molarenröhrchen eingebracht wird, liegt er etwa 1 cm gingival der Schneidezahnbrackets und muss

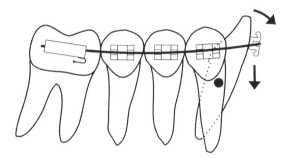

Abb. 12.**11**   Die Intrusionskraft führt zu einer Labialkippung des Schneidezahns, wenn der Kraftansatzpunkt anterior des Widerstandzentrums des Zahns liegt.

dann angehoben werden, um in die Brackets eingesetzt zu werden. Da der Zahn frei am Bogen rotieren kann, kann es vorkommen, dass die Wurzel des Schneidezahns an die linguale Kortikalis stößt und sich die Zahnbewegung verlangsamt. Eine Protrusion oder Retrusion des Schneidezahns kann vorkommen, je nachdem wie die Kraftrichtung zum Widerstandzentrum verläuft (Abb. 12.**11**).

Ebenso wie in der Begg-Technik findet auch in der Edgewise-Technik die Verankerungsbiegung zur Reduzierung des Overbites Verwendung. Zunächst sollte ein runder Stahldraht verwendet werden. In späteren Phasen der Behandlung kann eine verstärkte Spee'sche Kurve in den Oberkieferbogen und eine umgekehrte Spee'sche Kurve in den Unterkieferbogen eingearbeitet werden. Wenn der Bogen in die Molarenröhrchen eingesetzt wird, sollte er 2–3 mm gingival der Schneidezahnbracketslots zu liegen kommen. Im Vierkantbogen muss zusätzlich noch ein lingualer Kronentorque eingearbeitet werden, um eine Labialkippung der Schneidezähne und die Bewegung der Wurzeln in den spongiösen Knochenbereich während der Bisshebung zu verhindern.

Verankerungsbiegungen oder eine umgekehrte Spee'sche Kurve sind eine effektive Möglichkeit, um den Biss zu heben, sie bewirken eine Verlängerung der Seitenzähne und eine Intrusion der Schneidezähne.

Umgekehrte Spee'sche Kurve

Nach der initialen Zahnausrichtung können Bögen Verwendung finden, in die eine umgekehrte Spee'sche Kurve zur Intrusion der Schneidezähne eingearbeitet ist. Eine solche umgekehrte Spee'sche Kurve kann man in einen runden oder viereckigen Stahlbogen einbiegen. Gerade Nickel-Titan-Bögen sind zu flexibel, um eine signifikante Auswirkung auf die Okklusionsebene zu haben. Eine Bisshebung kann jedoch mit vorgeformten Vierkant-Nickel-Titan-Bögen errreicht werden, in die bereits eine verstärkte Spee'sche Kurve eingearbeitet ist. Diese Bögen geben leichte Kräfte ab und verhindern aufgrund ihres rechteckigen Querschnitts eine Kippung der Schneidezahnkronen nach labial. Sie können jedoch andere unerwünschte Zahnbewegungen verursachen und sollten von Unerfahrenen nicht eingesetzt werden.

Segmentbögen

Utility-Bogen

Die Ricketts-Technik ist eine Behandlungsphilosophie, die auf Edgewise-Brackets beruht. In ihr finden zahlreiche Segmentbögen Verwendung. Ein Bogen, der zur Reduzierung des Overbites verwendet wird, heißt Utility-Bogen und wird nur im Bereich der Molaren und unteren Schneidezähne eingesetzt (Abb. 12.**12**). Voraussetzung ist, dass die unteren Schneidezähne bereits ausgerichtet sind, bevor der Bogen eingesetzt wird. Um eine unerwünschte Extrusion des Molaren zu vermeiden, wird ein Teilbogen zwischen den Molaren und den Prämolaren eingesetzt. Um dies zu ermöglichen, müssen Doppelröhrchen an den unteren Molaren verwendet werden. Der Bogen wird mesial des Molaren nach gingival abgebogen, verläuft dann parallel zur Okklusionsebene, um distal des seitlichen Schneidezahns wieder nach okklusal gebogen zu werden, damit er in den Schneidezahnbrackets zu liegen kommt. Die so eingebogene Stufe verhindert auch, dass der Bogen durch okklusale Kräfte des Gegenkiefers verbogen wird. Für diesen Bogen findet meist ein Vierkantdraht Verwendung, und ähnlich wie in der Verankerungsbiegung der Begg-Technik wird auch hier mesial des Molaren eine zusätzliche Biegung eingearbeitet. Der anteriore Bereich des Bogens wird mit einem leichten lingualen Kronentorque versehen, um die Labialkippung der Schneidezahnkronen zu verhindern. Die Verwendung eines Bogens von quadratischem oder rechteckigem Querschnitt ermöglicht, dass die Intrusionskraft entlang der Schneidezahnachse wirken kann, sodass die Front nur gering nach labial oder lingual kippt. Wenn der Overbite ausreichend reduziert ist, werden auch die Eckzähne in den Bogen eingebunden.

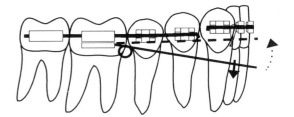

Abb. 12.**13** Intrusionsbogen nach Burstone.

Dieser Utility-Bogen ist eine der effektivsten Mechaniken, um Schneidezähne zu intrudieren. Aus diesem Grund verwenden auch viele Behandler einen Ricketts-Utility-Bogen, ohne dass sie die gesamte Rickettstechnik anwenden.

Intrusionsbogen nach Burstone

Der Intrusionsbogen nach Burstone ist ein zusätzlicher Bogen, der eine Intrusionskraft auf das Frontsegment ausübt. Mit dieser Technik erreicht man eine viermal so starke Intrusion der Front im Vergleich zur Extrusion der Molaren. Aus diesem Grund ist dies die Technik der Wahl bei der Reduzierung des Overbites im erwachsenen Gebiss.

Alle Seitenzähne werden gemeinsam mit einem großformatigen Vierkantbogen zur Verankerung herangezogen und zusätzlich mit einem starren Palatinal- oder Lingualbogen verblockt. Die sechs Frontzähne werden ebenfalls mit einem Bogen verblockt, nachdem die Phase der initialen Ausrichtung abgeschlossen ist. Die intrusive Kraft wird über den zusätzlichen Bogen ausgeübt, der im Molarenröhrchen steckt (Abb. 12.**13**). Der Intrusionsbogen wird so aktiviert, dass er etwa eine Kraft von 30 g ausübt, wenn er im Bereich der Eckzähne angebunden wird. Dadurch dass der Bogen nicht in die Frontzahnbrackets einligiert ist, wird theoretisch deren Labialkippung vermieden. Bei dieser Technik werden ebenfalls bukkale Doppelröhrchen an den unteren ersten Molarenbändern benötigt.

Zusätzliche Maßnahmen zur Reduzierung des Overbites

Intermaxilläre Gummizüge

Elastische Züge, die vom Unterkiefer posterior zum Oberkiefer anterior verlaufen (Klasse-II-Züge) sind für die Tiefbissbeseitigung hilfreich. Die Reduzierung des Overbites kommt zustande, weil die Elastics zu einer Extrusion

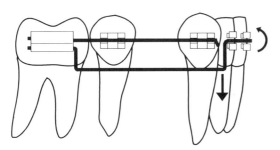

Abb. 12.**12** Utility-Bogen nach Ricketts zur Intrusion unterer Schneidezähne. Im Frontzahnbereich ist ein lingualer Kronentorque eingearbeitet.

Behandlung des reduzierten Overbites

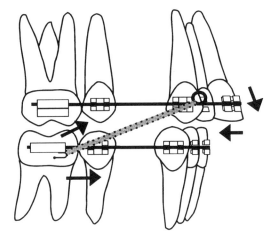

Abb. 12.**14** Klasse-II-Züge führen zu einer mesial und okklusal ausgerichteten Kraft auf den unteren Molaren und zu einer distal und inzisal gerichteten Kraft auf das obere Frontsegment.

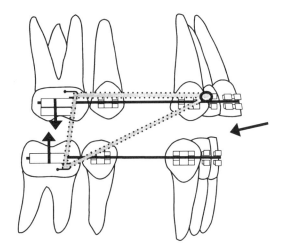

Abb. 12.**15** Klasse-II-Züge, die in Form eines Dreiecks eingehängt werden, üben eine zusätzliche Extrusionskraft auf beide Molaren aus.

der Molaren führen. Dadurch dass die Gummis im anterioren Bereich des Oberkieferzahnbogens angreifen, kann es auch zu einer gewissen Extrusion der Front kommen (Abb. 12.**14**). Die Klasse-II-Gummizüge können auch noch zusätzlich in Form eines Dreiecks zum oberen Molaren eingehängt werden, damit sich die extrudierende Kraft auf den unteren Molaren verstärkt (Abb. 12.**15**).

Ebenso wie in der Edgewise-Technik können die Klasse-II-Gummizüge zur Behandlung des Tiefbisses auch in der Begg-Technik verwendet werden, dabei werden dann zusätzlich Verankerungsbiegungen im Ober- und Unterkieferbogen eingearbeitet.

Zervikaler Headgear

Wenn ein zervikaler Headgear verwendet wird, kommt es zu einer nach dorsal und kaudal gerichteten Krafteinwirkung auf den oberen Molaren, sodass die Extrusion des oberen Molaren zur Reduzierung des Overbites beiträgt.

Wenn zusätzlich auch die Molaren nach distal bewegt werden, so führt dies zu einer Öffnung des Interbasiswinkels und zu einer weiteren Reduzierung des Overbites (Abb. 12.**3**).

High-Pull-Headgear

Extraorale Kräfte können direkt in Form eines J-Haken-Headgear auf den Bogen übertragen werden und führen damit zu einer Intrusion des Oberkieferfrontzahnsegmentes. Die Häkchen sollten an den Bogen gelötet werden und deren Enden eine Loop-Form aufweisen, um die Verletzungsgefahr so gering wie möglich zu halten (Abb. 9.**2**).

Probleme bei der Reduzierung des Overbites

Wenn sich die Reduzierung des Overbites schwierig gestaltet, sollten folgende Gründe hierfür in Betracht gezogen werden:

- Die *Patientenkooperation* beim Tragen der Gummizüge, des Headgears oder der Aufbissplatte ist *unzureichend*: Weise den Patienten auf die Notwendigkeit einer guten Kooperation hin.
- Die *Wurzeln der Frontzähne stoßen gegen die Kortikalis*: Arbeite einen Torque in das Frontzahnsegment ein, um die Wurzelspitzen in den Bereich der Spongiosa zu bringen.
- Der *Zahnbogen ist nicht vollständig beklebt oder bebändert*: Sorge dafür, dass die zweiten Molaren bebändert und in die Apparatur einbezogen werden.
- *Erwachsene Patienten*: Die Beseitigung eines tiefen Bisses ist bei Erwachsenen generell schwieriger und dauert länger. In ausgeprägten Fällen ist die Tiefbissbeseitigung nur in Kombination mit einem chirurgischen Eingriff möglich.
- *Ungünstiges Wachstum*: Ein Unterkieferwachstum entgegen dem Uhrzeigersinn arbeitet einer Tiefbisskorrektur entgegen, dies zeigt sich daran, dass nur geringe Fortschritte gemacht werden. Durch eine Behandlung können keine nennenswerten Veränderungen erreicht werden.

Behandlung des reduzierten Overbites

Offener Biss mit Habit

Ein Lutschhabit führt insbesondere im anterioren Bereich zu einem offenen Biss. Die daraus resultierende Fehlstellung kann symmetrisch sein, sich aber auch einseitig bis in den Prämolarenbereich auswirken. Auch ein seitlicher Kreuzbiss kann als Folge des Daumenlutschens eintreten.

Bei der Behandlung von Patienten mit einem solchen Habit muss man sich Klarheit über die vorliegende skelettale Konfiguration und mögliche weitere ungünstige Weichgewebseinflüsse verschaffen. Wenn dies versäumt wird, kann es vorkommen, dass auch beim Abstellen des Habit nur wenig Veränderung im Bereich der Okklusion eintritt.

Wenn die einzige Ursache des offenen Bisses im Daumenlutschen liegt und der Patient noch wächst, so kann allein das Abstellen des Habit zu einer befriedigenden Vertikalentwicklung der Labialsegmente führen. Falls eine Neutralbisslage vorliegt, kann nach Abstellen des Habits erwartet werden, dass sich ein regelrechter Overbite einstellt.

Behandlungsmethoden

Eine **herausnehmbare Apparatur** kann beim Abstellen des Habits durchaus hilfreich sein. Falls zusätzlich ein einseitiger Kreuzbiss mit einer Mittellinienabweichung vorliegt, kann dieser mit der herausnehmbaren Apparatur beseitigt werden.

Ein **Palatinalbogen**, der an den oberen ersten Molarenbändern angelötet ist, kann einen Ausläufer im Bereich des anterioren Gaumens haben, der den Patienten daran erinnert den Daumen nicht in den Mund zu nehmen. In vielen hartnäckigen Fällen ist diese Maßnahme zum Abstellen des Habits erfolgreich. Die Apparatur sollte auch nach Abstellen des Habits noch einige Monate zur Erinnerung belassen werden.

Extraorale Apparaturen. Auch die Präsenz eines Headgear kann den Patienten an die Aufgabe des Habits erinnern. Falls der Patient jedoch eine vergrößerte Gesichtshöhe hat, muss eine Extrusion der Molaren durch extraorale Kräfte vermieden werden.

Skelettal offener Biss

Ein skelettal offener Biss ist gekennzeichnet durch eine vergrößerte untere Gesichtshöhe und einen vergrößerten Interbasiswinkel. Bei extremen Fällen besteht hier ausschließlich Kontakt auf den letzten Molaren. Ein solch ausgeprägt offener Biss ist nicht allein durch kieferorthopädische Maßnahmen zu beseitigen.

Die Extrusion der Schneidezähne durch vertikale Gummizüge und extrusiv wirkende Bögen kann zunächst erfolgreich sein, bleibt aber nicht stabil.

Vorsichtsmaßnahmen bei der Behandlung eines reduzierten Overbites

Wenn eine kieferorthopädische Behandlung bei einem Patienten mit einem vergrößerten Interbasiswinkel und einem reduzierten Overbite durchgeführt wird, müssen jegliche Maßnahmen, die zu einer weiteren Bissöffnung führen könnten, unterlassen werden. Hierzu sind folgende Punkte zu beachten:

- Die Anwendung extraoraler Kräfte darf ausschließlich zur Verstärkung der Verankerung dienen. Zur Platzbeschaffung im Zahnbogen sollten eher Prämolaren extrahiert als Molaren distalisiert werden.
- Falls extraorale Kräfte Anwendung finden, sollten diese Kräfte so ausgerichtet sein, dass sie auch eine intrusive Komponente auf die oberen Molaren beinhalten.
- Vermeide die Anwendung intermaxillärer Gummizüge, da diese die Molaren extrudieren.
- Die Expansion des Oberkieferzahnbogens sollte durch körperliche Bewegung der Molaren erfolgen, da eine Bukkalkippung der Molaren zu einer zusätzlichen Bissöffnung führt.

Die Behandlung eines skelettal offenen Bisses erfordert in der Regel eine kombiniert kieferorthopädisch-kieferchirurgische Behandlung. Einige Patienten mit einem offenen Biss finden es durchaus akzeptabel, wenn mit einer festsitzenden Apparatur die Frontzähne ausgeformt wurden, ohne deren vertikale Position zu verändern. Diese Patienten müssen dann den weiterhin bestehenden offenen Biss akzeptieren.

Weiterführende Literatur

Adams, C. P. and Kerr, W. J. S. (1981). Overbite and facial height in 44 male subjects with class I, Class II/1 and Class II/2 occlusion. *European Journal of Orthodontics,* 3, 125–9.

Begg, P. R. and Kesling, P. C. (1977). *Begg Orthodontic Theory and Technique,* 3rd edn, Saunders, Philadelphia.

Bennett, J. C. and McLaughlin, R. P. (1990). Management of a deep overbite with a preadjusted appliance system. *Journal of clinical Orthodontics,* 24, 684–96.

Burstone, C. R. (1977). Deep overbite correction by intrusion. *American Journal of Orthodontics,* 72, 1–22.

Dake, M. L. and Sinclair, P. M. (1989). A comparison of the Ricketts and Tweed type arch levelling techniques. *American Journal of Orthodontics and Dentofacial Orthopedics,* 95, 72–8.

Greig, D. G. M. (1983). Bioprogressive therapy: overbite reduction with the lower utility arch. *British Journal of Orthodontics,* 10, 241–16.

Hellekant, M., Lagerström, L. and Gleerup, A. (1989). Overbite and overjet correction in a Class II, division 1 sample treated with edgewise therapy. *European Journal of Orthodontics,* 11, 91–106.

Hocevar, R. A. (1981). Understanding, planning and managing tooth movement: Orthodontic force system theory. *American Journal of Orthodontics,* 80, 457–77.

Houston, W. J. B. (1989). Incisor edge-centroid relationships and overbite depth. *European Journal of Orthodontics,* 11, 139–43.

McLaughlin, R. P. and Bennett, J. C. (1991). Anchorage control during levelling and aligning with the preadjusted appliance system. *Journal of Clinical Orthodontics,* 25, 687–96.

Ricketts, R. W. et al. (1979). *Bioprogressive Therapy,* Rocky Mountain Orthodontics, Denver.

Samuelson, G., Garner, L. D. and Potter, R. (1989). Tooth movements associated with deep overbite correction in Class II, division 1 malocclusions. *International Journal of Orthodontics,* 27, 3–8.

13 Behandlung des Overjets

Dieses Kapitel behandelt diejenigen Bewegungen der Schneidezähne, die zu einer Veränderung der sagittalen Frontzahnstufe und des Interinzisalwinkels führen.

Die Reduzierung des Overjets ist erforderlich bei der Behandlung einer Klasse-II,1-Fehlstellung. Dies wird in der Mehrzahl der Fälle durch eine Palatinalbewegung der oberen Schneidezahnkrone erreicht.

Die Behandlung einer Klasse III kann die Labialbewegung der oberen Schneidezahnkrone und die Lingualbewegung der unteren Schneidezahnkrone beinhalten. Bei der Behandlung der Klasse II,2 wird der Interinzisalwinkel verändert.

Schneidezahnrelation der Klasse II,1

Reduzierung des Overjets

Vorbereitungen

Bevor die sagittale Frontzahnstufe reduziert wird, müssen zunächst Rotationen sowie vertikale und labiolinguale Fehlstellungen beseitigt werden (Kapitel 10).

Bevor der Overjet korrigiert werden kann, muss zunächst der Overbite korrigiert und auch während der Reduzierung des Overjets gehalten werden.

Zudem muss Platz bereitgestellt werden, in den die oberen Schneidezähne bewegt werden können, die Eckzähne müssen also zunächst distalisiert werden (Kapitel 11). Bei einigen Techniken wird jedoch zeitgleich die Eckzahnretraktion mit der Reduzierung des Overjets durchgeführt, dies stellt jedoch hohe Anforderungen an die Verankerung.

Die Reduzierung des Overjets erfolgt in einer mittleren Behandlungsphase, wenn ausreichend starre Bögen verwendet werden, die eine gute Kontrolle der Zahnposition ermöglichen.

Änderung der Achsenstellung

Wenn der Overjet mit einer herausnehmbaren Apparatur verkleinert wird, kippen die Schneidezahnkronen nach palatinal und die Wurzel bewegt sich in labiale Richtung (Abb. 13.**1a**). Die Art der Änderung der Zahnachse hängt vom Drehpunkt des Zahns ab, der jedoch nicht genau festgelegt werden kann. Die Unmöglichkeit, diese Änderung der Zahnachse genau vorherzusagen, limitiert die Anwendung reiner Kippkräfte zur Beseitigung einer vergrößerten sagittalen Frontzahnstufe. Es kann erforderlich sein außerdem die Wurzelspitze, wenn auch um einen geringeren Betrag, zu bewegen (Abb. 13.**1b**).

In einigen Fällen ist die Labialbewegung der Wurzelspitze während der Reduzierung des Overjets erwünscht und führt zu einer stabilen Schneidezahnrelation. Dies ist beispielsweise der Fall, wenn zu Behandlungsbeginn die oberen Schneidezähne labial gekippt stehen und nur ein geringer Overjet zu korrigieren ist. In einer solchen Situation kann eine Mechanik, die eine reine Zahnkippung verursacht, ausreichend sein.

In vielen anderen Fällen jedoch ist die Labialbewegung der Wurzelspitze unerwünscht. Ein vergrößerter Overjet kann assoziiert sein mit einer skelettalen Klasse II, bei der die oberen Schneidezähne zu Beginn der Behandlung eine gute Achsenstellung zu der maxillären Basis aufweisen. Wenn in einem solchen Fall der Overjet durch Kippung der oberen Front reduziert wird, führt dies zu einer ästhetisch und funktionell unbefriedigenden Schneidezahnrelation. In dieser Situation ist eine körperliche Palatinalbewegung des Zahns erforderlich.

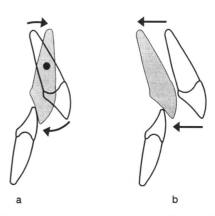

Abb. 13.**1** Reduzierung des Overjets durch Kippung über ein Rotationszentrum im Bereich der Wurzel (**a**) und körperliche Bewegung nach palatinal (**b**).

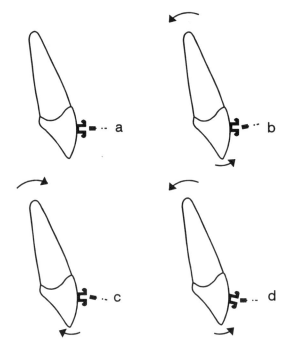

Abb. 13.**2** Torquebewegung durch einen Vierkantbogen: **a–c** Standard-Edgewise-Bracket; **b** palatinaler Wurzeltorque; **c** labialer Wurzeltorque; **d** vorprogrammiertes Edgewise-Bracket, ein „flacher" Bogen führt zu einem palatinalen Wurzeltorque.

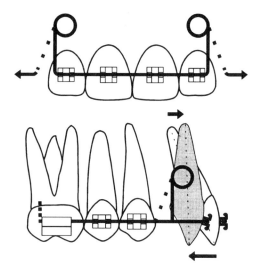

Abb. 13.**3** Reduzierung des vergrößerten Overjets durch einen Rundbogen und Edgewise-Brackets.

Sowohl festsitzende als auch herausnehmbare Apparaturen sind in der Lage, die sagittale Frontzahnstufe durch Kippung der Schneidezähne nach palatinal zu reduzieren. Die Vorteile der festsitzenden Apparaturen liegen darin, dass die Zahnachse während der Reduzierung des Overjets kontrolliert werden kann, also auch die Position der Wurzelspitze verändert wird. Wenn eine festsitzende Apparatur dazu verwendet wird, nur die Wurzelspitze eines Schneidezahns nach palatinal oder bukkal zu bewegen, dann nennt man dies Torque (Abb. 13.**2**).

Reduzierung des Overjets mit Edgewise-Brackets

Abb. 13.**3** stellt die Reduzierung der sagittalen Frontzahnstufe mit einem Rundbogen dar. Die Eckzähne wurden bereits retrahiert. Der Bogen besteht aus einem 0,018-Inch-Runddraht und einer Helix auf jeder Seite, die dadurch aktiviert wird, dass der Bogen nach distal durch das Molarenröhrchen geschoben wird. Eine palatinal gerichtete Kraft wirkt dann auf die Schneidezähne. Wenn die Helices direkt distal der seitlichen Schneidezahnbrackets angebracht werden, ist es möglich den Bogen bei jeder Sitzung zu aktivieren bis die vergrößerte sagittale Frontzahnstufe vollständig beseitigt ist. Hierfür ist eine Kraft von etwa 70 g pro Seite geeignet. Die Aktivierung der Helix sollte derart erfolgen, dass der Bogen um etwa 3 mm pro Seite nach distal durch das Molarenröhrchen geschoben wird.

Als Verankerung stehen die oberen Molaren, Prämolaren und Eckzähne zur Verfügung. Wenn eine Vorwanderung der Seitenzähne verhindert werden soll, muss die Verankerung verstärkt werden, beispielsweise durch eine extraorale Apparatur.

Für diese grundlegende Mechanik gibt es zahlreiche Modifikationen. Anstelle der Helices können Häkchen distal der seitlichen Schneidezähne an den Bogen angebracht werden. In diese Häkchen können dann Gummiringe, ausgehend von den unteren Molarenhäkchen oder von den Molarenhäkchen des gleichen Kiefers, eingehängt werden. Bei jeder dieser Mechaniken muss der Oberkieferbogen distal durch das Molarenröhrchen gleiten können.

Bei Verwendung eines Rundbogens können die Schneidezahnbrackets um den Bogen rotieren, während der Overjet reduziert wird. Die dargestellte Bracket-Bogen-Relation erlaubt also keine Kontrolle über die Position der Wurzelspitzen der Zähne.

Palatinaler Torque

Im Anschluss an die dargestellte kippende Reduzierung des Overjets ist häufig eine Korrektur der Zahnachsenstellung in der Weise erforderlich, dass die Wurzel nach palatinal bewegt werden muss. Abb. 13.**4** veranschaulicht, wie durch Verwendung eines Vierkantbogens eine Palatinalbewegung der Wurzel des oberen Schneidezahns erfolgt. Durch die Einbindung eines Vierkantbogens kommt es zur Auswirkung eines Kraftpaares auf das Bracket (Abb. 13.**4a**). Dieses Kraftpaar beinhaltet zwei entgegengesetzte aber gleich große Kräfte. Die eine Kraft ist nach labial gerichtet und führt zur Bewegung der Schneidezahnkrone nach labial (Abb. 13.**4b**), die andere Kraft ist nach palatinal gerichtet und führt zur Bewegung der Wurzel nach palatinal (Abb. 13.**4c**). Wenn keine weitere Kraft auf den Zahn einwirkt, wird das Kraftpaar eher zu einer Zahnbewegung, wie sie in Abb. 13.**4b** dargestellt

Schneidezahnrelation der Klasse II,1

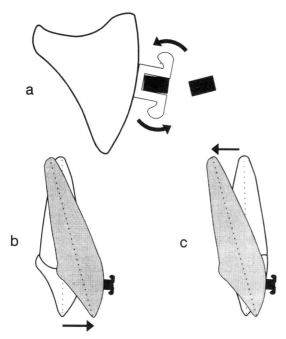

Abb. 13.4 Palatinaler Wurzeltorque: **a** Kraftpaar; **b** und **c** zeigen die Auswirkungen des Kraftpaares.

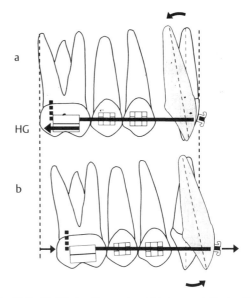

Abb. 13.5 Ein Vierkantbogen bewirkt einen palatinalen Wurzeltorque an den oberen Schneidezähnen: **a** Verstärkung der Verankerung durch einen Headgear; **b** Verankerungsverlust und Zunahme des Overjets.

ist, führen als zu einer Bewegung wie sie in Abb. 13.4 c dargestellt ist. Bewegung **b** erfordert weniger Knochenumbau als Bewegung **c** und geschieht schneller. Wenn letztendlich eine Zahnbewegung, wie in **c** gezeigt, gewünscht ist, muss zusätzlich noch eine distal gerichtete Kraft auf die Zahnkrone wirken.

Abb. 13.5 zeigt, wie ein Vierkantbogen zu einem palatinalen Wurzeltorque führt. In Abb. 13.5 a wird die Mesialbewegung der Krone verhindert, indem der Bogen distal des Molarenröhrchens umgebogen wird. Molar, Prämolar und Eckzahn stellen hierbei die Verankerung gegen mesial gerichtete Kräfte dar, die zusätzlich noch durch einen Headgear verstärkt wird. Es resultiert also eine rein distal gerichtete Kraft auf die Wurzelspitze, ohne dass sich der Overjet vergrößert.

Wenn der Widerstand der Verankerungseinheit nicht ausreichend ist, wenn beispielsweise der Headgear nicht getragen wird, kommt es zu einer Mesialwanderung der Zähne, die die Verankerung darstellen, und zu einer Zunahme des Overjets (Abb. 13.5 b). Es muss darauf hingewiesen werden, dass bei der Palatinalbewegung der Schneidezahnwurzeln hohe Anforderungen an die Verankerung gestellt werden, damit es nicht zu einer Vergrößerung des Overjets kommt. Die dargestellte Palatinalbewegung der Schneidezahnwurzeln erfolgt relativ langsam.

Die hierfür benötigte Kraft ist höher als jene, die für kippende Bewegungen notwendig ist. Der anteriore Bogenabschnitt muss vollständig in das Bracketslot der Schneidezähne eingebracht werden, um die gewünschte Palatinalbewegung der Wurzel zu bewirken. Es ist schwierig, die Größe der Kraft eines solchen Kraftpaares zu bestimmen, und es erfordert Erfahrung, um einzuschätzen, wieviel Torquekraft ein solcher Vierkantbogen aus-

üben muss, um die gewünschte Zahnbewegung zu verursachen. Beim Übergang von einem Rundbogen auf einen Vierkantstahlbogen ist es ratsam, zunächst einen Vierkantbogen von höherer Elastizität einzusetzen, beispielsweise einen 0,017 × 0,025-Inch-Nickel-Titan-Bogen. Nach dieser Phase verwendet man einen 0,016 × 0,022-Inch-Stahlbogen, um dann später auf großformatigere Stahlbögen überzugehen.

Finden vorprogrammierte Brackets Verwendung, so ist der Torque bereits im Bracket eingearbeitet. Eine Serie von „flachen" Vierkantbögen von zunehmender Steifheit und Größe führt dann automatisch zur Übertragung der Torquekraft.

Wenn Edgewise-Brackets Verwendung finden, muss der Torque in das labiale Bogensegment eingearbeitet werden.

Reduzierung des Overjets mit kontrollierter Wurzelbewegung

Eine Alternative zur Reduzierung des Overjets durch Kippung mit anschließender Aufrichtung der Wurzel besteht darin, sowohl die Zahnkrone als auch die Zahnwurzel zeitgleich nach palatinal zu bewegen.

Abb. 13.6 zeigt einen Vierkantbogen mit Standard-Edgewise-Brackets. Die Helix ist aktiviert und der Bogen distal des Molarenröhrchens umgebogen. In der Abbildung ist die körperliche Palatinalbewegung der oberen Schneidezähne dargestellt. In der Praxis führt eine solche Aktivierung eher zu einer Palatinalbewegung der Krone als zu einer Palatinalbewegung der Wurzelspitze. Dies kann verhindert werden, indem ein zusätzlicher palatinaler Wurzeltorque in den Bogen eingearbeitet wird. Wenn die

13 Behandlung des Overjets

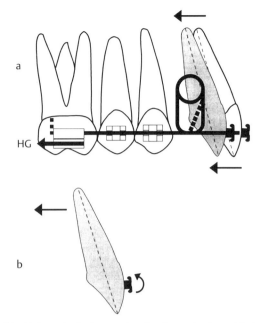

Abb. 13.**6 a** Reduzierung des Overjets mit einem Vierkantbogen und Standard-Edgewise-Brackets. **b** Eine Torquebiegung im labialen Bereich des Bogens führt zur Bewegung der Wurzelspitze nach palatinal.

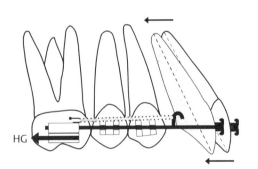

Abb. 13.**7** Die Reduzierung des Overjets mit vorprogrammierten Brackets und einem Vierkantbogen.

sagittale Stufe beseitigt ist, führt eine Torqueverstärkung im anterioren Bereich des Bogens zu einer Bewegung der Wurzelspitze nach palatinal (Abb. 13.**6 b**).

Abb. 13.**7** zeigt eine ähnliche Mechanik, jedoch finden hier vorprogrammierte Brackets Verwendung. Statt durch eine Helix wird die palatinal gerichtete Kraft auf die Frontzähne durch intramaxilläre Gummizüge zwischen einem Häckchen auf dem Bogen und dem Häckchen am Molarenband bewirkt. Der Bogen muss hierbei durch das Slot des Eckzahn- und Prämolarenbrackets sowie des Molarenbandes gleiten können. Die Verwendung von Vierkantbögen von abnehmender Flexibilität führt zu einer idealen Achsenstellung der Schneidezähne, ohne dass ein Torque in den Bogen eingefügt werden muss.

Eine derartige körperliche Retraktion der Schneidezähne stellt erhebliche Anforderungen an die Verankerung, sodass diese in der Regel durch extraorale Kräfte verstärkt werden muss.

Zur **Reduzierung des Overjets** gibt es grundsätzlich zwei Möglichkeiten:

- Intramaxilläre Züge (Abb. 13.**3**, 13.**6** und 13.**7**): Die Verankerung zur Reduzierung des Overjets wird durch die Seitenzähne bereitgestellt. Der Bogen kann ein geschlossenes Loop enthalten, das aktiviert wird, indem der Bogen distal durch das Molarenröhrchen geschoben und umgebogen wird. Eine andere Möglichkeit sind intramaxilläre Gummizüge, hierbei muss jedoch die Friktion zwischen Bogen und Bracketslot im Bereich der Seitenzähne so gering sein, dass ein Gleiten des Bogens in distaler Richtung möglich ist (Abb. 13.**7**).
- Klasse-II-Züge: In diesen Fällen wird die Verankerung zur Reduzierung des Overjets im unteren Zahnbogen bereitgestellt. Der obere Zahnbogen enthält auf jeder Seite ein Häckchen, in das Gummizüge, wie in Abb. 13.**7** dargestellt, eingehängt werden. In diesem Fall werden die Gummizüge im Bereich des unteren Molaren eingehängt. Der obere Bogen muss auch hier ein Gleiten durch die Bracketslots möglich machen.

Man muss auch die Auswirkungen der Klasse-II-Züge auf den unteren Zahnbogen beachten. Die mesial gerichtete Kraft auf den Molaren führt zu dessen Mesialwanderung. Dies kann erwünscht sein, wenn eine Lücke mesial des Molaren besteht. Wenn jedoch andererseits nicht genügend Platz im Zahnbogen vorhanden ist, führt der Mesialzug auf den Molaren zur Bewegung aller übrigen Zähne in eine instabile anteriore Position.

Wenn die intraorale Verankerung nicht ausreichend ist, muss diese beispielsweise durch extraorale Kräfte verstärkt werden.

Reduzierung des Overjets mit Begg-Brackets

In der *ersten Phase* der Reduzierung der sagittalen Frontzahnstufe werden in der Begg-Technik die oberen Schneidezähne nach palatinal, beziehungsweise der Eckzahn nach distal gekippt, sodass es zu einer zunächst retrudiert stehenden Front kommt (Abb. 13.**8**).

Der verwendete Rundbogen ermöglicht die Kippung von Schneide- und Eckzähnen, sodass die Anforderungen an die Verankerung, verglichen mit dem Verankerungsbedarf bei Edgewise-Brackets, gering sind. Die Retraktion der Eckzähne und die Reduzierung des Overbites kann hierbei ohne zusätzliche extraorale Kräfte durchgeführt werden, weil nur geringe Kräfte in der Größenordnung von etwa 70 g pro Seite eingesetzt werden. Zusätzlich finden intermaxilläre Klasse-II-Züge Verwendung, sodass die Zahnbewegung im Oberkiefer durch den Unterkieferzahnbogen verstärkt wird.

In der *zweiten Phase* der Behandlung kommt es durch die Verwendung von intramaxillären Gummizügen

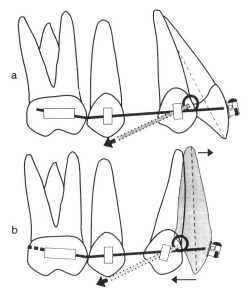

Abb. 13.**8** Reduzierung des Overjets mit Begg-Brackets, Rundbogen und intermaxillären Klasse-II-Zügen: vor (**a**) und während der Reduzierung des Overjets (**b**).

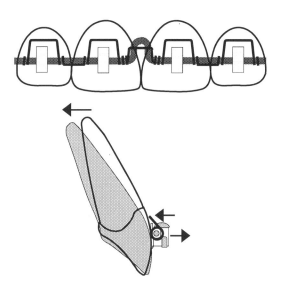

Abb. 13.**9** Torquefedern bei der Verwendung von Begg-Brackets. Die Torquefeder ist auf einen Basisbogen aufgeschoben und bewegt die Wurzeln der Schneidezähne nach palatinal.

zu einer weiteren Retroinklination der Schneidezähne. In dieser Phase besteht eine Kopfbissbeziehung der Schneidezähne.

In der dritten Phase der Behandlung finden zusätzliche Torquefedern Verwendung.

Abb. 13.**9** zeigt Torquefedern, die aus Runddraht hergestellt wurden. Diese zusätzlichen Torquefedern werden auf einen Basisbogen geschoben und führen zu einer palatinal gerichteten Kraft im gingival der Brackets gelegenen Bereich der Schneidezahnkrone. Diese Torquefedern haben eine stärkere Kraft, als dies bei Vierkantbögen in Edgewise-Brackets der Fall ist. Sie werden aus einem Runddraht mit einem Durchmesser von 0,014 Inch hergestellt, der Basisbogen besteht aus 0,020 Inch rund.

Wenn Edgewise-Brackets mit einem Vierkantbogen verwendet werden, kommt ein Kraftpaar zur Anwendung. Die beschriebenen Torquefedern können jedoch auch bei Edgewise-Brackets verwendet werden, sofern ein runder Basisbogen in situ ist. Die distal gerichtete Komponente des Kraftpaares führt zu einer Bewegung der Schneidezahnwurzel nach palatinal. Eine begrenzte Labialbewegung der Schneidezahnkrone wird angesichts der ausgeprägt palatinal stehenden Krone am Ende der zweiten Behandlungsphase zugelassen.

Am Ende der *dritten Behandlungsphase* ist die labiolinguale Position der Schneidezahnkrone sowie deren Angulation zur Kieferbasis korrigiert.

Dieses Prinzip von Kippung und Aufrichtung ist für die Begg-Technik charakteristisch und hat den Vorteil, dass es die Verankerung wenig belastet, auf extraorale Verstärkungen der Verankerung kann daher meist verzichtet werden. Andererseits sind die Möglichkeiten für intraorale Verankerungen begrenzt. Die Verwendung von zusätzlichen Torquefedern macht die Begg-Technik in dieser dritten Phase kompliziert; dies gilt sowohl für die Handhabung durch den Behandler als auch für die Reinigung durch den Patienten. Die sichere Handhabung der Begg-Technik erfordert Erfahrung, sodass diese Technik für den Anfänger nicht geeignet ist.

Schneidezahnrelation der Klasse III

Die Protrusion von oberen Schneidezähnen führt zu einer Zunahme der Zahnbogenlänge und stellt Platz für die Ausformung eng stehender Zähne bereit. Die Retroinklination unterer Schneidezähne führt zu einer Verkürzung des Zahnbogens, daher muss für eine beabsichtigte Retroinklination der Zähne zunächst zusätzlich Platz gewonnen werden. Die Korrektur einer Schneidezahnrelation der Klasse III kann sowohl die Protrusion oberer Schneidezähne als auch die Retrusion unterer Schneidezähne beinhalten. Eine solche Bewegung bleibt häufig stabil, da die Schneidezähne nicht aus ihrer Weichgewebsbalance herausbewegt werden, und die Schneidezahnkronen sich nur geringfügig in ihrer labiolingualen Position verändern. Die Verwendung von Klasse-III-Zügen zu einer festsitzenden Apparatur ist hierfür eine geeignete Mechanik.

In Abb. 13.**10** üben die intermaxillären Gummizüge eine distal gerichtete Kraft auf den unteren Zahnbogen aus und die unteren Schneidezähne werden nach lingual bewegt. Im Oberkiefer werden die Gummizüge am Molarenhäkchen eingehängt. Im Oberkieferbogen ist ein Stopp mesial vom Molarenröhrchen eingearbeitet, sodass die durch den Gummizug ausgeübte Kraft auf den gesamten Bogen übertragen wird. Dies führt zu einer Bewegung der Schneidezähne in labiale Richtung und der Seitenzähne in mesiale Richtung. Die Labialbewegung der oberen Schneidezähne und die Lingualbewegung der unteren Schneidezähne geschieht leichter, wenn Rundbögen verwendet werden, die Zahnkippungen zulassen.

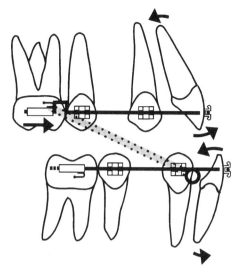

Abb. 13.**10** Klasse-III-Züge bei Verwendung von Edgewise-Brackets und Rundbögen.

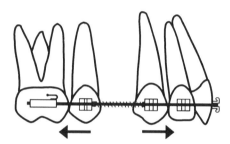

Abb. 13.**11** Druckfeder zwischen dem Bracket des Eckzahns und dem zweiten Prämolaren. Diese zwei Behandlungsaufgaben, die Reduzierung des Overbites und die Korrektur des Interinzisalwinkels, stellen große Herausforderungen an die Behandlung von Patienten mit einer Klasse II,2.

Verwendet man noch zusätzlich zu den intermaxillären Gummizügen eine Druckfeder im Bereich der Seitenzahnlücke, so erzielt man auch eine protrusive Kraft auf das obere Frontzahnsegment (Abb. 13.11). Die reziprok nach distal wirkenden Kräfte auf den Molaren werden durch die Klasse-III-Züge abgefangen. Hierzu kann auch ein umgekehrter Headgear verwendet werden.

Die Retrusion der unteren Schneidezähne kann sowohl durch intramaxilläre als auch durch intermaxilläre Klasse-III-Züge erreicht werden.

Die Stabilität einer korrigierten Schneidezahnrelation der Klasse III ist davon abhängig ob ein positiver Overbite erreicht wurde. Es besteht die Gefahr, dass sich bei der Labialkippung der oberen Schneidezähne der Biss öffnet, wenn in die Bögen keine umgekehrte Spee'sche Kurve eingearbeitet wird. Vertikale Gummizüge, die an Häkchen eingehängt werden, die mesial der Eckzähne auf die Bögen aufgebracht werden, verstärken ebenfalls den Overbite.

Ein Torque der Schneidezähne kann nach Korrektur der Schneidezahnstellung erforderlich sein. In diesem Fall werden die Wurzeln der oberen Schneidezähne nach labial und die Wurzeln der unteren Schneidezähne nach lingual bewegt. Bei der Durchführung einer solchen Torquebewegung tendieren wiederum die oberen Schneidezahnkronen zur Kippung nach palatinal, sodass hier erneut eine Verstärkung der intraoralen Verankerung oder gegebenenfalls auch die Anwendung eines umgekehrten Headgear erforderlich sein kann.

Schneidezahnrelation der Klasse II,2

Die Klasse II,2 ist eine der am schwierigsten zu korrigierenden Fehlstellungen. Sowohl die Oberkiefer- als auch die Unterkieferschneidezähne stehen hier retroinkliniert, und es besteht ein vergrößerter vertikaler Überbiss mit einem vergrößerten Interinzisalwinkel. Dieser tiefe Biss ist insbesondere dann schwierig zu korrigieren, wenn ein verkleinerter Interbasiswinkel besteht. Das Behandlungsziel ist, eine stabile Reduzierung des tiefen Bisses zu erreichen, wobei Stabilität nicht ohne die Korrektur des Interinzisalwinkels erreicht werden kann.

In leichteren Fällen ohne eine traumatische Schneidezahnstellung kann man sich dafür entscheiden, die Schneidezahnstellung und den tiefen Biss zu akzeptieren und nur die Ästhetik zu verbessern, indem man die Stellung der vier Schneidezähne harmonisiert. Die seitlichen Schneidezähne stehen häufig nach mesiolabial rotiert; ihre Wurzeln müssen meist nach labial und ihre Kronen nach palatinal bewegt werden. Sollte dies der Fall sein, so ist eine festsitzende Apparatur unumgänglich.

Eine Torquemechanik am Rundbogen, wie in Abb. 13.**9** dargestellt, kann auch zusammen mit Edgewise-Brackets verwendet werden. Diese wird dann so modifiziert, dass die Wurzeln der mittleren Schneidezähne nach palatinal und die Wurzeln der seitlichen Schneidezähne nach labial getorquet werden.

Als Alternative kann man auch einen Vierkantbogen verwenden, wobei ein solcher Bogen vorsichtig aktiviert werden muss, um den gewünschten Torque ohne Wurzelresorptionen auf die Schneidezähne zu übertragen.

Nach Abschluss einer solchen Frontzahnkorrektur bleibt diese nicht stabil, sondern muss für lange Zeit retiniert werden.

In traumatischen Klasse-II,2-Fällen ist eine umfassendere Änderung der Schneidezahnstellung erforderlich. Diese beinhaltet eine Bisshebung und Korrektur der Schneidezahnachsenstellungen in beiden Zahnbögen mit dem Ziel, eine Schneidezahnstellung der Klasse I zu erreichen. Bei dieser Behandlung ist sowohl die Labialbewegung der oberen als auch der unteren Schneidezahnkronen erforderlich.

Ein ausgeprägter Tiefbiss mit geringer sagittaler Frontzahnstufe kann die Eingliederung von Brackets im unteren Schneidezahnbereich zu Beginn der Behandlung unmöglich machen. Die Reduzierung des tiefen Bisses wird dann mit einer herausnehmbaren Oberkieferplatte mit anteriorem Aufbiss eingeleitet. Diese Platte kann zusätzlich noch eine Mechanik zur Labialkippung der oberen Schneidezähne enthalten. Am Ende dieser Phase wird die Behandlung mit einer festsitzenden Apparatur weitergeführt, die dann die vergrößerte sagittale Frontzahnstufe durch körperliche Zahnbewegung reduziert.

Viele Klasse-II,2-Fälle sind schwierig zu behandeln und erfordern beträchtliche Kenntnisse bezüglich der Behandlungsplanung und Handhabung festsitzender Apparaturen. Die besten Behandlungsresultate werden meist durch eine Kombination von herausnehmbaren, funktionskieferorthopädischen und festsitzenden Apparaturen erreicht. Manchmal ist auch eine chirurgische Korrektur erforderlich.

Zusammenfassung

Die Verbesserung der Schneidezahnrelation und der Frontzahnstellung in Ober- und Unterkiefer ist eines der Hauptziele der kieferorthopädischen Behandlung. Die Stellung der Schneidezähne ist bedeutsam für die dentale und faziale Ästhetik. Pflicht des Kieferorthopäden ist es, für den Patienten die bestmögliche Ästhetik und Funktion bei ausreichender Stabilität zu erreichen. Dieses Kapitel beschreibt die mechanischen Prinzipien bei der Ausformung der Schneidezähne mit festsitzenden Apparaturen, weist jedoch auch darauf hin, dass die Anwendung dieser Apparaturen eine sorgfältige Diagnose und Therapieplanung vor Beginn der Behandlung voraussetzt.

Der Anfänger in der festsitzenden Technik sollte sich den besonderen Schwierigkeiten bei der Korrektur der Schneidezahnstellung bewusst sein. Hierbei besonders zu beachtende Aspekte sind im Folgenden noch einmal dargestellt.

Schneidezahnangulation

Klasse-II,1-Fehlstellungen mit einer idealen oder annähernd idealen Stellung der Schneidezahnachsen müssen, insbesondere wenn der Overjet 8 mm oder mehr beträgt, mit großer Vorsicht angegangen werden. Wenn das Ziel eine Schneidezahnbeziehung der Klasse I sein soll, sind die Anforderungen an die Verankerung erheblich. Wenn eine solche Behandlung angegangen wird, muss der Kieferorthopäde sich bereits vor Beginn der Behandlung über die benötigte Mechanik im Klaren sein. Der Patient muss über die anstehende lange Behandlung und die erforderliche Kooperation, einschließlich des Tragens einer extraoralen Apparatur, informiert sein. Jede Behandlung, die eine körperliche Zahnbewegung beinhaltet, stellt hohe Anforderungen an die Verankerung.

Die Beseitigung einer Klasse II,2 ist ebenfalls schwierig, da in vielen Fällen eine ausgeprägte Änderung der Schneidezahnrelation erforderlich ist, die Bisshebung kann ebenfalls ein großes Problem darstellen.

Bei der Behandlung von Fehlstellungen der Klasse III hängt die Stabilität von dem Ausmaß des erreichten vertikalen Überbisses ab. Es ist durchaus möglich, den Überbiss durch Verwendung vertikaler Züge zu verstärken, jedoch bleibt ein derartig erreichter Überbiss selten stabil. Darüber hinaus findet man häufig bei Schneidezähnen, die extrudiert worden sind, vermehrt Wurzelresorptionen.

Skelettale Situation

Es besteht die Gefahr, dass man sich bei der Behandlung einer ausgeprägten skelettalen Klasse II oder Klasse III zu sehr auf die Erzielung einer idealen Schneidezahnrelation konzentriert.

Eine Schneidezahnrelation der Klasse I kann jedoch nicht erreicht werden, wenn eine ausgeprägte skelettale Diskrepanz vorliegt. In solchen Fällen ist aus ästhetischer und funktioneller Sicht eine kombiniert kieferorthopädisch-kieferchirurgische Behandlung indiziert.

Weiterführende Literatur

Begg, P. R. and Kesling, P. C. (1977). *Begg Orthodontic Theory and Technique*, 3rd edn, WB Saunders, Philadelphia.

Brown, W. A. B. (1982). Resorption of permanent teeth. *British Journal of Orthodontics*, 9, 212–20.

Hollender, L., Rönnermann, A. and Thilander, B. (1980). Root resorption, marginal bone support and clinical crown length in orthodontically treated patients. *European Journal of Orthodontics*, 2, 197–205.

Isaacson, K. G., Reed, R. T. and Stephens, C. D. (1990). *Functional Orthodontic Appliances*. Blackwell Scientific Publishing, Oxford.

Orton, H. S. (1990). *Functional Appliances in Orthodontic Treatment*. Quintessence, London.

Proffit, W. R. (1993). *Contemporary Orthodontics*, 2nd edn, Mosby, St. Louis.

14 Molarenausrichtung

Obwohl die Einstellung der Molaren Teil der kieferorthopädischen Gesamtplanung ist, soll im Folgenden doch auf einige wichtige Aspekte eingegangen werden.

Einordnung von fehlstehenden Molaren

Rotierte Molaren

Es ist nicht selten, dass ein frühzeitiger Milchzahnverlust zu Fehlstellungen im Bereich der bleibenden Molaren führt. Die oberen ersten Molaren neigen dazu, um ihre palatinale Wurzel herum nach mesial zu rotieren, wohingegen die unteren ersten Molaren eher nach mesial und lingual kippen. Die Korrektur von derart rotierten Molaren kann auf unterschiedlichste Weise geschehen.

Gerade Bögen

Die Korrektur von rotierten Molaren wurde durch die Einführung von flexiblen Nickel-Titan-Bögen erheblich erleichtert. Nachdem der Molar mit diesen Bögen in einer frühen Behandlungsphase derotiert worden ist, kann man auf stärkere Stahlbögen übergehen. Ein derartiges Vorgehen mit geraden Bögen von zunehmendem Durchmesser kann für die Korrektur der meisten rotierten Molaren empfohlen werden.

Im Fall eines deutlich rotierten Molaren ist es nicht immer möglich, das Band sofort an die korrekte Position zu kleben, ein späteres Umkleben ist dann erforderlich (Abb. 9.11).

Modifizierte Bögen

Zusätzlich kann die Einarbeitung von horizontalen Biegungen zur Korrektur oder auch zur Überkorrektur nützlich sein (Abb. 14.1). Toe-in-Biegungen finden Verwendung, um mesial rotiert stehende Zähne zu derotieren, während Toe-out-Biegungen verwendet werden, um distal rotiert stehende Zähne zu derotieren.

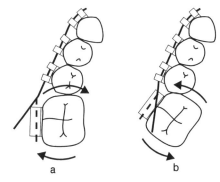

Abb. 14.1 Bogen mit Biegungen zur Korrektur eines rotierten Molaren: **a** Toe-out-Biegung; **b** Toe-in-Biegung.

Die Stärke der Toe-in- oder Toe-out-Biegung hängt ab vom Ausmaß der Fehlstellung des Zahns. Wenn ein 0,016-Inch-Stahlbogen verwendet wird, ist eine Biegung von 20–30° geeignet. Finden jedoch stärkere Bögen Verwendung, muss das Ausmaß der Biegung entsprechend kleiner ausfallen. Bei diesen Biegungen muss darauf geachtet werden, dass keine unerwünschten Zahnkippungen eintreten.

Vor der Einführung elastischer Bögen (beispielsweise Nickel-Titan) war die Verwendung modifizierter Bögen zur Korrektur von Rotationen das Mittel der Wahl.

Derartig modifizierte Bögen können jedoch immer noch hilfreich sein, da nur sie es ermöglichen, den Bogen überhaupt in das Molarenröhrchen einzubringen (Abb. 14.2). Der Bogen ist so konstruiert, dass er von distal in das Molarenröhrchen eingebracht wird. Die dargestellten Aktivierungen verdeutlichen die aufrichtende und derotierende Wirkung des Bogens. Der Bogen ist jedoch schwierig zu biegen und führt leicht zu Irritationen der Weichgewebe. Wenn der Molar bereits etwas in seiner Stellung korrigiert wurde, kann ein gerader Bogen verwendet werden, der von mesial in das Molarenröhrchen eingebracht wird.

Einordnung von fehlstehenden Molaren

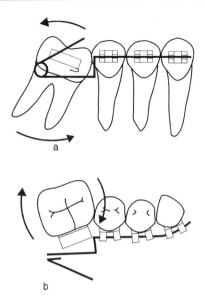

Abb. 14.**2** Individuell gefertigter Bogen, der von distal in das Molarenröhrchen eingesetzt wird und folgende Wirkung hat: **a** Aufrichtung; **b** Rotation (beide Biegungen sind in ihrer aktivierten Form gezeigt, ohne dass der Bogen in das Molarenröhrchen einligiert ist).

Headgear

Wenn extraorale Kräfte zur Verstärkung der Verankerung Verwendung finden, so können diese auch zur Korrektur leicht rotierter Molaren genutzt werden. Wird der Headgear zur Derotation von Zähnen verwendet, so besteht die Schwierigkeit, dass er vom Patienten nur schwer eingesetzt werden kann, weil die Innenarme recht rigide sind. Zur Rotation der Molaren muss der Innenbogen bei jedem Kontrolltermin leicht nachaktiviert werden. Im Fall einer stärkeren Rotation der Molaren kann diese nicht allein durch den Headgear korrigiert werden, sondern es muss eine der zuvor beschriebenen Methoden angewandt werden.

Palatinal- oder Lingualbögen

Die Verwendung von Palatinal- oder Lingualbögen ist eine andere Möglichkeit, rotierte Molaren zu korrigieren. Die Bögen werden, wie in Kapitel 8 beschrieben, passiv gearbeitet, um die Verankerung zu verstärken, können aber zusätzlich durch eine entsprechende Aktivierung dazu verwendet werden, rotierte Molaren korrekt einzustellen. Hierbei ist es sinnvoll, an Stelle eines gelöteten einen herausnehmbaren Palatinalbogen zu verwenden, damit nicht bei jeder Sitzung die Bänder entfernt werden müssen. Diese herausnehmbaren Palatinalbögen werden in entsprechende Schlösser, die auf den Molarenbändern aufgeschweißt sind, eingesteckt. Es gibt Schlösser, bei denen der Bogen horizontal, und andere, bei denen der Bogen vertikal eingesteckt wird, zusätzlich muss er mit einer Gummi- oder Stahlligatur gesichert werden, damit er nicht herausfallen kann (Tafel **21**).

Es gibt zahlreiche Modifikationen der Palatinalbögen, damit diese flexibler werden. Eine recht weit verbreitete Modifikation dieses Bogens ist die so genannte Quadhelix nach Ricketts (Tafel **22**). Die Quadhelix findet in verschiedenen klinischen Situationen Verwendung, beispielsweise auch zur Rotation von Molaren, meist jedoch um den Zahnbogen zu verbreitern. Der Bogen besteht aus einem 0,9 mm harten Stahldraht oder, wie von Ricketts vorgeschlagen, aus einer hitzeaktivierten Kobald-Chrom-Legierung (Elgiloy), die eine ausreichende Stabilität gewährleistet. Dieser Palatinalbogen enthält vier Schlaufen, die die elastischen Eigenschaften dieses Bogens bestimmen. Da die Quadhelix herausnehmbar ist, kann sie außerhalb des Mundes aktiviert werden.

Die Verwendung eines Palatinalbogens zur Rotation von Molaren ist dann sinnvoll, wenn der Bogen noch für andere Behandlungsaufgaben benötigt wird, beispielsweise zur Expansion.

Elastics

Elastics können verwendet werden, um einen Molaren zu derotieren, indem sie an einem palatinalen Knöpfchen oder Cleat angebracht werden. Das Knöpfchen kann sowohl auf das Molarenband geschweißt als auch direkt auf die Palatinalfläche des Zahns geklebt werden. Ein elastischer Faden oder eine Kette wird dann bukkal an den Bogen eingehängt. Es ist ratsam, den Oberkieferbogen rund 5 mm zu expandieren, um eine unter der Kraft der Gummizüge eintretende Palatinalkippung des Zahns zu verhindern. In gleicher Weise kann das Elastic auch an einem Attachment am Prämolaren befestigt werden, wenn eine entgegengesetzt gerichtete Rotation des Prämolaren oder Molaren gewünscht ist (Abb. 14.**3**).

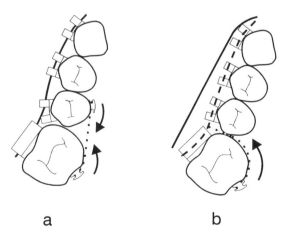

Abb. 14.**3** Korrektur eines rotierten Molaren: **a** mit einer elastischen Kette, die zu dem Palatinalknopf an den Prämolaren verläuft; **b** mit einer elastischen Kette oder einem elastischen Faden, der zum Bogen verläuft. Beachte die Expansion des Bogens, die der Kraft entgegenwirkt, die durch die Elastikkette ausgeübt wird.

Bewegung in bukkolingualer Richtung – Expansion

Gerade Bögen

Ein expandierter Bogen kann beispielsweise verwendet werden, um einen Kreuzbiss zu beseitigen. Flexible Bögen, wie sie in den Anfangsphasen der Behandlung Verwendung finden, haben nur einen geringen Effekt auf die Bogenform, auch weil sie nur kurz in situ verbleiben. Auf der anderen Seite hat jeder Bogen Einfluss auf die Zahnbogenbreite, wenn er nur lange genug eingegliedert ist. Wenn eine Expansion erreicht werden soll, muss der Bogen im Eckzahn und Molarenbereich verbreitert werden. Der verwendete Bogen muss zunächst im Bereich der labialen Kurvatur verkleinert werden, wie in Abb. 6.4 gezeigt. Wenn der Bogen lediglich im Bereich der Molaren expandiert wird, so würde dies zu einer Kontraktion im Eckzahnbereich führen, wenn der Bogen in die Molarenröhrchen eingesetzt wird.

Die allgemeine Bogenform und die transversale Breite des Bogens sollte bei jedem Termin kontrolliert werden. Es passiert relativ leicht, dass ein posteriorer Kreuzbiss entsteht, wenn der Bogenform keine Beachtung geschenkt wird.

Zusätzliche Bögen

Eine Verbreiterung des Zahnbogens kann auch erreicht werden, indem ein Zusatzbogen Verwendung findet. Dieser Bogen besteht aus 0,020-Inch-Stahl und ist relativ starr. Er wird in die zusätzlichen Röhrchen an dem bukkalen Attachment der Molarenbänder oder in die Headgear-Röhrchen gesteckt. Im anterioren Bereich besitzt der Bogen eine kleine Schlaufe, die mit einer Stahlligatur am Basisbogen befestigt wird (Abb. 14.4). Dies ist die effektivste Methode, den Zahnbogen zu erweitern, erfordert aber Kontrollen in kurzen Zeitabständen, um eine zu starke Erweiterung im Molarenbereich zu vermeiden.

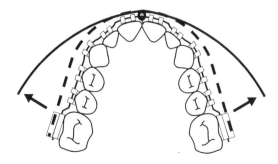

Abb. 14.4 Ein zusätzlicher Bogen bewirkt die Expansion des oberen Zahnbogens. Er wird in die Molarenröhrchen gesteckt (gestrichelte Linie) und ist im anterioren Bereich mit einer Ligatur am Basisbogen befestigt.

Palatinal- und Lingualbögen

Diese empfehlenswerte Methode zur Erweiterung des Zahnbogens wurde bereits weiter oben in diesem Kapitel beschrieben.

Die Quadhelix ist die effektivste Möglichkeit bei Vorliegen eines Kreuzbisses den Oberkieferzahnbogen zu erweitern. Eine Modifikation dieses Bogens mit nur zwei Helices kann auch im Unterkiefer Verwendung finden. Wenn eine Quadhelix in der vorgeschriebenen Weise angewendet wird, kann eine Expansion des Zahnbogens um 8–10 mm erreicht werden. Die Apparatur wird alle 6 Wochen aktiviert, die erreichte Transversalerweiterung sollte dabei mit einer Schieblehre kontrolliert und mit den Anfangsmodellen verglichen werden. In gleicher Weise kann die Apparatur auch genutzt werden, um eine Expansion im Prämolaren- oder Eckzahnbereich zu erreichen. Ein seitlicher Kreuzbiss wird meist in einer frühen Behandlungsphase beseitigt, noch bevor Brackets auf die Zähne geklebt werden.

Eine weitere Technik ist die so genannte Gaumennahterweiterung (GNE). Die hierfür verwendete Apparatur besteht aus einer medianen Dehnschraube, die an den Molaren- und Prämolarenbändern angelötet wird. Die Schraube wird ein- oder zweimal pro Tag verstellt, um eine schnelle Expansion der Maxilla zu erreichen. Diese Technik kann angewendet werden, bevor die mediane Sutur der Maxilla verknöchert, was in der Regel mit 13 Jahren der Fall ist. In der Literatur (Bell 1982) wird als Vorteil dieser Methode angeführt, dass gegenüber der konventionellen Expansion mit einer Quadhelix eine höhere Stabilität der erreichten Expansion erzielt wird.

Herausnehmbare Apparaturen

Der Hauptvorteil herausnehmbarer Apparaturen bei der Zahnbogenerweiterung besteht darin, dass ein Aufbiss angearbeitet werden kann, um den Biss zu sperren. Dehnschrauben verursachen starke und intermittierende Kräfte und das Ausmaß der möglichen Erweiterung ist begrenzt. Manche Behandler verwenden diese Apparatur um einen einseitigen Kreuzbiss zu beseitigen, der mit einer Abweichung der Mandibula einhergeht. Es muss darauf hingewiesen werden, dass die hier beschriebene Mechanik zur Expansion des Zahnbogens zu gleich großen und entgegengerichtet wirkenden Kräften führt. Daher muss stets auf eventuell eintretende erwünschte Zahnbewegungen der Gegenseite geachtet werden.

Criss-Cross-Elastics

Criss-Cross-Elastics können zu Beginn einer Behandlung mit einem posterioren Kreuzbiss oder bei einem Kreuzbiss, der sich nur auf ein antagonistisches Molarenpaar bezieht, Verwendung finden. Die betreffenden Molaren werden mit Bändern versehen, die pro Band ein oder besser zwei Knöpfchen besitzen, die entsprechend palatinal oder bukkal angebracht sind. Zwischen diesen Knöpfchen werden möglichst kleine Gummiringe einge-

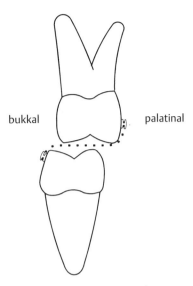

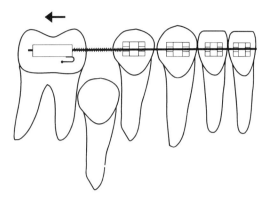

Abb. 14.5 Criss-Cross-Elastics zur Korrektur eines im Kreuzbiss stehenden Molaren.

Abb. 14.6 Druckfeder zur Bewegung eines unteren Molaren nach distal.

hängt, die eine transversal gerichtete Kraft auf die Molaren ausüben (Abb. 14.5). Doppelt eingehängte Elastics sind für diese Bewegung besonders nützlich. Die Verwendung von zwei Attachments pro Zahn kann unerwünschte Zahnbewegungen, beispielsweise Kippungen oder Rotationen, verhindern.

Kontraktion

Die Kontraktion des Zahnbogens ist selten Ziel der kieferorthopädischen Behandlung. Eine Kontraktion des Zahnbogens ist schwer zu erreichen. Mithilfe der oben beschriebenen Gummizüge kann eine gewisse Lingualbewegung der Zähne erreicht werden. Eine herausnehmbare Apparatur kann mit einer geöffneten Schraube eingesetzt werden, die dann während der Behandlung zugedreht wird und dadurch die Zähne nach palatinal bewegt. In gleicher Weise können Bögen auf Kontraktion aktiviert werden.

Bewegungen entlang des Zahnbogens

Distalbewegung

Die Distalbewegung von Molaren wurde bereits in Kapitel 9 beschrieben. Aufgrund der Verankerung erfordert die Distalbewegung oberer Molaren in der Regel extraorale Kräfte. Zahlreiche herausnehmbare und festsitzende Apparaturen, einschließlich Magneten, wurden entwickelt, um Distalbewegung von Molaren ausschließlich mit intraoralen Kräften zu ermöglichen. Dennoch muss daran erinnert werden, dass die hierfür angewendeten Kräfte stets eine gleich große Gegenkraft entfalten, die zur Mesialbewegung der Frontzähne führt. Diese Mesial-

bewegung kann verhindert werden, wenn extraorale Kräfte verwendet werden. Wenn nur eine geringe Distalbewegung benötigt wird oder eine Mesialbewegung der Frontzähne toleriert werden kann, sind intraorale Kräfte ausreichend. Eine herausnehmbare Platte mit einer entsprechenden Feder zur Distalisierung des Molaren hat den Vorteil, dass über die Kunststoffbasis der Platte der gesamte Gaumen zur Verankerung genutzt werden kann. Ein solches Gerät ist geeignet, wenn die Distalbewegung des Molaren durch Kippung erfolgen darf. Die Distalbewegung eines oberen oder unteren Molaren kann auch mit einem geraden Bogen und einer komprimierten Spiralfeder durchgeführt werden (Abb. 14.6). Nickel-Titan-Federn sind hierfür besonders geeignet. Dennoch muss auch hier die Wirkung der Feder auf den anterioren Bereich des Zahnbogens bedacht werden.

Körperliche Distalbewegungen unterer Molaren sind theoretisch möglich, in der Praxis jedoch nur schwer zu erreichen. Zahlreiche Mechaniken wurden hierfür vorgeschlagen, beispielsweise die Verwendung eines Unterkiefer-Headgear oder eines Lip-Bumper (Kapitel 8 und 9). Wenn möglich sollte man den Therapieplan so gestalten, dass eine Distalbewegung unterer Molaren nicht erforderlich ist. Während eine distale Kippung möglich ist, sind körperliche Distalbewegungen unterer Molaren nur schwer zu erreichen.

Mesialbewegung

Die Mesialbewegung oberer Molaren kann durch Kräfte erfolgen, die aus dem gleichen Kiefer gewonnen werden. Als Alternative können Klasse-III-Züge zur Anwendung kommen, bei denen die Kraft aus dem Gegenkiefer resultiert. Die Verwendung eines Protraktions-Headgears (Tafel 16) ist eine Methode zur Mesialisierung oberer Molaren, wenn intraoral keine ausreichende Verankerung zur Verfügung steht. In solchen Fällen sollte der Protraktions-Headgear zwischen 12 und 14 Stunden pro Tag getragen werden, die Kraft beträgt 250 g pro Seite. Die Zugrichtung erfolgt nach vorne und unten, dies hat einen extrusiven Effekt auf die Molaren und führt zur Reduzierung des Overbites. Die vertikale Komponente bei dieser Art des Lückenschlusses muss bereits bei der Planung der

Behandlung berücksichtigt werden. Der Protraktions-Headgear ist eine effektive Möglichkeit für die Mesialisierung von Molaren, wird jedoch nicht von allen Patienten akzeptiert.

Untere Molaren können mittels intramaxillärer Züge oder intermaxillärer Klasse-II-Züge mesialisiert werden.

Wurzeltorque

In festsitzenden Apparaturen ist ein Wurzeltorque eingebaut, um die bukkale Konvexität der Zähne zu kompensieren (Abb. 14.7). Fehler in der Einstellung der Wurzelspitze der Molaren führen zu einer unbefriedigenden Interkuspidation und okklusalen Interferenzen. Vorprogrammierte Molarenattachments besitzen einen eingearbeiteten Torque, es hängt jedoch von der Dimensionierung des verwendeten Bogens ab, ob dieser Torque ausgenutzt wird. Standard-Edgewise-Molarenattachments haben keinen integrierten Torque, sodass dieser in den Bogen eingearbeitet werden muss (Abb. 14.8).

Im Unterkieferseitenzahnbereich nimmt der Torque nach distal hin zu, dies bezeichnet man als progressiven Wurzeltorque. Er kann in einen Vierkantbogen eingearbeitet werden, indem man wie folgt zwei Torquezangen verwendet:

- Markiere den Bogen mit einem Stift mesial vom Eckzahnbracket.
- Halte den Bogen mit einer Torquezange im Bereich der Markierung fest.
- Fasse mit der zweiten Torquezange den Bogen an seinem distalen Ende und verdrehe die Zangen gegeneinander. Die so erzielte Torquebiegung bewirkt den beschriebenen progressiven Wurzeltorque.
- Verfahre auf der Gegenseite in gleicher Weise.

Das Ausmaß der Torquebiegung kann dadurch geprüft werden, dass die eine Seite des Bogens in das Molarenröhrchen gesteckt wird. Das Ausmaß des Torque erkennt man daran, wie weit der Bogen auf der Gegenseite in vertikaler Richtung vom Molarenröhrchen zu liegen kommt. Die beschriebenen Torquebiegungen können starke Kräfte auslösen, daher muss mit Zurückhaltung vorgegangen werden.

Im Oberkieferzahnbogen haben Prämolaren und Molaren den gleichen Torque, dies bezeichnet man als konstanten Wurzeltorque. Diesen stellt man folgendermaßen her:

- Markiere den Bogen mit einem Stift mesial des Eckzahnbrackets. Halte den Bogen mit einer Torquezange im Bereich der Markierung fest.
- Halte den Bogen mit der zweiten Torquezange distal versetzt von der ersten und überprüfe, ob die Torque-Biegung im Bereich zwischen den Brackets liegt. Verdrehe jetzt die Zangen gegeneinander, um den Torque einzubiegen. Hierdurch entsteht ein Torque, der für alle Zähne distal der Biegung gleich groß ist, ein so genannter konstanter Torque.
- Überprüfe den Torque, wie schon beschrieben.

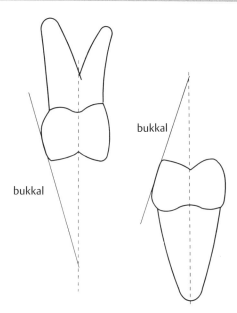

Abb. 14.7 Die Bukkalflächen der oberen und unteren Molaren weisen eine Neigung zur Vertikalebene auf. Die Anpassung der Apparatur besteht in einem eingearbeiteten Torque oder einer Biegung dritter Ordnung.

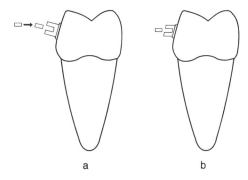

Abb. 14.8 a Das Standard-Edgewise-Molarenattachment, hier aus Gründen der Übersichtlichkeit als offenes Bracket gezeichnet, besitzt keinen Torque, sodass eine Biegung dritter Ordnung in den Bogen erforderlich ist. b Das vorprogrammierte Attachment hat einen integrierten Torque, es kann ein flacher Bogen verwendet werden.

Falls der Torque nur für einen Molaren gewünscht ist, wird in gleicher Weise mesial des entsprechenden Molarenslots vorgegangen.

Durch bestimmte Modifikationen der Begg-Technik wurde die Schwierigkeit überwunden, mit runden Bögen in einem runden Molarenröhrchen einen Torque zu erreichen.

Extrusion und Intrusion von Molaren

Die Extrusion eines Molaren kann erreicht werden durch vertikale Elastics, die zwischen dem Unter- und Oberkieferbogen eingehängt werden. Sie werden ge-

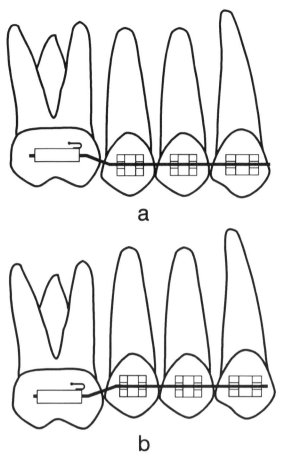

Abb. 14.9 Vertikaler Offset, um eine Intrusion (**a**) und eine Extrusion des ersten Molaren zu bewirken (**b**).

wöhnlich an den Molarenhäkchen eingehängt und meist verwendet, um zum Ende der Behandlung die Interkuspidation zu verbessern. Einzelne Molaren können auch intrudiert oder extrudiert werden, indem vertikale Offsets in den Bogen gearbeitet werden (Abb. 14.**9**).

Es ist zweifelhaft, ob eine wirkliche Intrusion von Molaren möglich ist, meist handelt es sich hierbei nur um eine Hemmung des Vertikalwachstums der betreffenden Zähne. Die Verwendung einer Oberkieferplatte und eines High-Pull-Headgear sowie eines festsitzenden oder herausnehmbaren Aufbisses ist für derartige Bewegungen geeignet.

Aufrichtung von Molaren

Häufig müssen vorgewanderte und nach mesial gekippte untere Molaren aufgerichtet werden. Eine einfache Distalbewegung durch Kippung kann durch einen flexiblen Bogen, wie er bereits für die Korrektur eines rotierten Molaren beschrieben wurde, Verwendung finden. In schwierigeren Situationen ist ein individuell gefertigter Bogen geeigneter (Abb. 14.**2**).

Bei der Aufrichtung muss die anteroposteriore Position der Molarenkrone beachtet werden. Wenn im Zahnbogen Platz benötigt wird, sollte der Molar nach distal gekippt werden, bis er aufgerichtet ist. In Fällen von Platzüberschuss sollte die Distalkippung des Zahns vermieden werden. Dies kann erreicht werden, indem der betreffende Zahn an die weiter anterior stehenden Zähne ligiert wird.

Behandlung von impaktierten Molaren

Impaktierte obere Molaren

Gelegentlich bleiben obere erste Molaren hinter der distalen Kante des zweiten Milchmolaren impaktiert. In leichten Fällen kann sich diese Verhakung von alleine lösen, man kann jedoch auch die beiden Zähne mit einem Gummiring oder einem 0,5 mm starken Messingdraht separieren, sofern der Kontaktpunkt zugänglich ist.

In schwereren Fällen muss eine Extraktion von Milchzähnen erwogen werden. Der bleibende Molar kann sich dann aufrichten und anschließend aktiv nach distal bewegt werden. Wenn ein solcher Zahn freigelegt wurde, muss er zunächst nach distal gekippt werden, um sich dann in okklusale Richtung verlängern zu können. Dies geht am besten, indem ein Knöpfchen auf die Okklusalfläche des Zahns geklebt wird und der Zahn mithilfe einer Feder, die an einer herausnehmbaren Apparatur angebracht ist, nach distal bewegt wird. Auch wenn der Zahn noch nicht vollständig durchgebrochen ist, so ist meist ausreichend Platz, um ein Attachment auf die Okklusalfläche zu kleben ohne dass dieses Attachment Kontakt mit den Unterkiefermolaren hat. Sollte das Attachment dennoch Kontakt zum antagonistischen Zahnbogen haben, so muss es auf die Bukkal- oder Palatinalfläche geklebt werden, wodurch die Feder jedoch weniger effektiv ist. Die Feder der Oberkieferplatte kann für den Patienten schwierig einzuhängen sein (Tafel **23**). Wenn sich der impaktierte Zahn entwickelt hat, kann er mit einer konventionellen festsitzenden Apparatur aufgerichtet werden.

Impaktierte Unterkiefermolaren

Auch untere Molaren, insbesondere zweite Molaren können so impaktiert sein, dass eine kieferorthopädische Einordnung erforderlich wird. Zahlreiche Mechaniken stehen zur Verfügung, um derart fehlstehende Zähne einzuordnen. Diese Mechaniken sind vergleichbar mit denen, die zur Einordnung oberer Molaren verwendet werden. Hilfreich sind auch Loopbögen, wie sie zur Einstellung rotierter Molaren Verwendung finden. Eine Möglichkeit stellt die in Abb. 14.**10** dargestellte Aufrichtefeder dar. In dieser Situation war es nicht möglich, den zweiten Molaren zu bebändern, sodass ein bukkales Attachment geklebt wurde. Ein Teilbogen kann so in das bukkale Attachment des zweiten Molaren eingesteckt werden.

Die Aufrichtefeder kann aus Runddraht hergestellt werden, ein Vierkantbogen ist jedoch besser geeignet, weil er Rotationen im Slot verhindert. Es ist ratsam, die Aufrichtefeder mit einer Gummi- oder Stahlligatur am Molarenhäkchen zu sichern. Nun kann die Aufrichtefeder in den

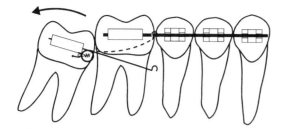

Abb. 14.10 Aufrichtefeder für einen zweiten unteren Molaren. Die gestrichelte Linie zeigt die Feder in aktivierter Form. Die Feder wird mit einer Stahlligatur am Molarenhäkchen befestigt.

Basisbogen eingehängt werden. Die Aufrichtung kommt durch eine Distalkippung und Verlängerung des Zahns zustande.

Wenn eine starke Aufrichtung erforderlich ist, muss an den Bändern der ersten Molaren ein Lingualbogen angebracht werden, um unerwünschte Zahnbewegungen zu verhindern und die Verankerung zu verstärken. Falls der Molar bereits teilweise aufgerichtet ist, kann die Aufrichtefeder durch einen elastischen Vollbogen ersetzt werden.

Vermeidung unerwünschter Bewegung der Molaren

Mesialbewegung

Molaren besitzen eine natürliche Tendenz, nach mesial zu driften. Häufig ist es erforderlich, insbesondere bei oberen Molaren, diese Vorwanderung zu verhindern, dies kann durch einen Headgear oder Palatinalbogen erreicht werden. Die Vorwanderung unterer Molaren ist schwerer zu verhindern, aber auch hier können ein Lingualbogen und eine Verankerungsbiegung nützlich sein.

Rotation und Kippung

Obere Molaren haben die Tendenz, um ihre palatinale Wurzel nach mesial zu rotieren, wohingegen untere Molaren eher nach mesial und lingual kippen. Palatinal- und Lingualbögen können helfen, diese Bewegungen zu verhindern. Ein zusätzlich angebrachter Kunststoffknopf im anterioren Bereich des Palatinalbogens wird von einigen Behandlern gerne verwendet, da hierdurch die bei der Mesialkippung der Molaren auftretende Kraft auf eine größere Fläche verteilt wird. Dennoch ist dieser anteriore Kunststoffknopf hygienisch problematisch und kann zu Weichgewebsirritationen führen, wenn starke mesial gerichtete Kräfte wirken. Generell führt die Verblockung von zwei Molaren durch einen Transpalatinalbogen zur Verstärkung der Verankerung, da die einzelnen Molaren jetzt nicht mehr rotieren oder kippen können (Abb. 8.12).

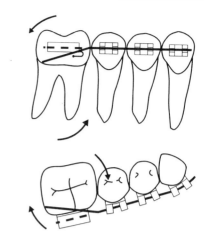

Abb. 14.11 a Tip-back-Biegung; b Toe-in-Biegung.

Bogenform

Die Verwendung von Toe-in- und Tip-back-Biegungen sind für eine bessere Molareneinstellung nützlich (Abb. 14.11). Hierüber wurde bereits weiter vorne in diesem Kapitel berichtet. Eine Toe-in-Biegung wirkt der Rotationstendenz des Molaren entgegen, wohingegen eine Tip-back–Biegung der natürlichen Mesialkippung des Molaren entgegenwirkt.

Elastische Züge

Generell dürfen elastische Züge erst zum Einsatz kommen, wenn ausreichend starre Bögen verwendet werden. Der dünnste Bogen, der bei intra- oder intermaxillären Zügen verwendet werden darf, ist ein 0,016 Rundstahlbogen. Die Verwendung von ausreichend starren Bögen verhindert Kippung, Rotation und Extrusion von Molaren.

Die Gummiringe werden am besten an dem Häkchen eingehängt, das mesiobukkal am Attachment angebracht ist. Wenn die Gummizüge distobukkal am Molarenattachment eingehängt werden, besteht eine größere Wahrscheinlichkeit, dass der Zahn rotiert und kippt (Abb. 14.12). Im Unterkieferzahnbogen können auch mesiolingual geklebte Knöpfchen oder Häkchen zum Einhängen von Klasse-II-Zügen Verwendung finden. Mit diesen Zügen kann man den Zahn nach bukkal und vertikal entwickeln und zugleich eine Rotation verhindern. Die Verwendung dieser Lingualknöpfchen findet besonders bei Klasse-II-Zügen in der Begg-Technik Verwendung.

Expansion und Kontraktion

Sowohl der Oberkiefer- als auch der Unterkieferzahnbogen divergieren nach distal. Dadurch führt jede Distalisierung der Seitenzähne auch zu einer Vergrößerung des Molarenabstandes. Unterbleibt die Vergrößerung des Molarenabstandes bei der Distalisierung oberer Molaren, so führt dies zu einer Kreuzbisssituation.

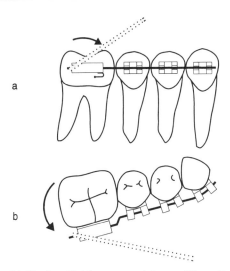

Abb. 14.12 Das Einhängen von intermaxillären Gummizügen an dem Bogen distal des Molarenröhrchens führt zur Kippung (**a**) und zur Rotation des Molaren (**b**).

Intermaxilläre Klasse-II-Züge führen zu einer Tendenz, die unteren Molaren nach lingual zu kippen und somit den Molarenabstand zu verkleinern. Um diesen Effekt abzufangen, sollte der Unterkieferbogen etwa 5 mm expandiert werden.

Umgekehrt führt die Eingliederung eines großformatigen Bogens – beispielsweise 0,021 × 0,025 Inch – zu einer durch den Torque bedingten Expansion im posterioren oberen Seitenzahnbereich. Um dieser Expansion entgegenzuwirken, sollte der obere Bogen etwas auf Kontraktion gebogen werden. Es soll noch einmal darauf hingewiesen werden, dass eine Zahnbogenverschmälerung schwer zu erreichen ist, daher muss durch die sorgfältige Kontrolle der Molarenposition eine unerwünschte Expansion des Zahnbogens während der Behandlung vermieden werden.

Extraktion der ersten Molaren

Die Extraktion erster bleibender Molaren wird selten aus kieferorthopädischen Gründen durchgeführt. Wenn jedoch die Extraktion von bleibenden Zähnen aus Gründen des Platzmangels erforderlich ist, kann eine schlechte Prognose der ersten Molaren zu deren Extraktion führen.

Wenn die Extraktion des ersten Molaren zum optimalen Zeitpunkt durchgeführt wird, kann dies deutliche spontane Zahnbewegungen nach sich ziehen. Wenn jedoch der zweite Molar bereits durchgebrochen ist, kommt es nach Extraktion des ersten Molaren nicht mehr zu einer spontanen Einordnung des zweiten Molaren in Regio des extrahierten ersten Molaren, dies gilt insbesondere für den Unterkiefer. In jedem Fall wird für den Lückenschluss und die Einstellung des zweiten Molaren eine festsitzende Apparatur benötigt.

Nach einer späten Extraktion des ersten Molaren im Unterkiefer kippt häufig der zweite Molar nach lingual und rotiert nach mesial. Darüber hinaus kommt es kaum zu einer spontanen Auflösung des Frontenstandes nach distal, sodass letztendlich die Zahnstellung in regio des zweiten Prämolaren und zweite Molaren unbefriedigend bleibt. Im Oberkiefer wandert der zweite Molar eher nach mesial als im Unterkiefer, jedoch wird diese Bewegung meist auch von einer Mesialrotation des Zahns begleitet.

Viele Fehlstellungen, die relativ leicht zu korrigieren wären, erfordern nach Extraktion des unteren ersten Molaren eine umfangreiche Behandlung mit festsitzenden Geräten.

Mesialführung unterer zweiter Molaren

Initiale Ausrichtung

Eine kontrollierte Mesialführung unterer zweiter Molaren ist nicht einfach zu erreichen. Wenn nach Extraktion der ersten Molaren die zweiten Molaren nach mesial und lingual geneigt stehen, ist zunächst die Aufrichtung dieser Zähne erforderlich.

Zur Korrektur der mesiolingualen Inklination kann zunächst ein gerader flexibler Bogen Verwendung finden. Dieser Bogen sollte um etwa 10 mm expandiert werden, um die linguale Kippung zu beseitigen. Wenn mesial des Molaren Platz ist, was meistens der Fall ist, kann der Zahn bereits mit einer Ligatur an den Eckzahn angebunden werden. Dies verhindert die Kippung nach distal und ermöglicht eine reine Bewegung der Wurzel nach mesial. Dadurch spart man Zeit in späteren Phasen, in denen der Zahn nach mesial bewegt wird.

Führungsphase

Die Mesialbewegung der unteren zweiten Molaren kann am besten durch eine Kombination von inter- und intramaxillären Gummizügen erreicht werden. Der Bogen muss einen Mindestdurchmesser von 0,016 Inch haben und wird im Bereich der Molaren expandiert. Die Verwendung eines Vierkantbogens erlaubt eine bessere Molarenkontrolle in allen drei Ebenen. Der Molar gleitet dann unter dem Einfluss der Gummizüge entlang des Bogens nach mesial. Während der Aufrichtung muss die mesiodistale Achsenstellung des Zahns berücksichtigt werden.

Die Klasse-II-Züge können an die mesiolingualen Häkchen der Bänder der unteren zweiten Molaren gehängt werden, um die linguale Achsenneigung zu korrigieren. Der intramaxilläre Zug kann durch einen Gummiring oder eine Feder ausgeübt werden. Die Elastics verlaufen vom mesiobukkalen Häkchen des Molarenbandes zu einem Häkchen, das im Bereich des Eckzahns an den Bogen angebracht ist. Wenn intramaxilläre Züge sowohl lingual als auch bukkal verwendet werden, ist eine gute Kontrolle bezüglich der Mesialbewegung des Molaren möglich.

Als Alternative zu der oben beschriebenen Gleitmechanik können auch geschlossene Loops im bukkalen Bereich des Bogens Verwendung finden. Sie haben den Vorteil, dass sie friktionslose Kräfte ermöglichen. Von Nachteil ist jedoch, dass die Flexibilität im distalen Bereich des Bogens keine gute Kontrolle des Molaren ermöglicht. Wenn sie aus Runddraht hergestellt werden, können sie im aktivierten Zustand rotieren und zu Irritationen der Weichgewebe führen.

Feineinstellung

Wenn die zweiten Molaren in Kontakt mit den zweiten Prämolaren gebracht wurden, ist ein Bogen zur Aufrichtung erforderlich. Hierfür kann ein 0,016-Rundstahlbogen verwendet werden, der eine Verankerungsbiegung enthält. Dieser Bogen hat einen größeren Arbeitsbereich als ein Vierkantbogen. Toe-in-Biegungen können ebenfalls erforderlich sein, um Rotationen zu beseitigen. Der Bogen kann zunehmend aktiviert werden, es muss jedoch darauf geachtet werden, dass die Molarenkrone nicht nach distal kippt. Um zu verhindern, dass der Zahn sich während der Aufrichtung nach distal bewegt, muss der Bogen hinter dem Molarenröhrchen umgebogen werden, besser noch sichert man den Molaren mit einer Achterligatur nach anterior. Eine leichte Überkorrektur bei der Aufrichtung ist durchaus erwünscht.

Einige Anmerkungen sollen noch zum Extraktionsbereich gemacht werden. Falls die Extraktionsalveole bereits einige Zeit besteht oder eine traumatische Extraktion erfolgte, muss damit gerechnet werden, dass sich der Knochen im Bereich der Extraktionsalveole in bukkolingualer Richtung verschmälert. Es ist durchaus möglich, einen Zahn in einen solchen sanduhrförmigen Knochenbereich zu bewegen, die Zahnbewegung wird hier jedoch aufgrund des geringeren Anteils von Spongiosa verlangsamt sein. Dennoch kann der Lückenschluss in einer solchen Region erschwert sein, und es muss damit gerechnet werden, dass die Lücke sich wieder etwas öffnet. Zusätzlich können noch paradontale Probleme in Form einer reduzierten Höhe des Alveolarfortsatzes bestehen.

Obere zweite Molaren

Die initiale Ausrichtung oberer zweiter Molaren betrifft vor allem deren Derotation. Geeignete Mechaniken für diese Bewegung wurden bereits beschrieben. Wenn Platz im Oberkieferzahnbogen benötigt wird, ist es das Beste, diese Molaren nach distal zu rotieren. In diesen Fällen wird der Molar nicht mit einer Achterligatur nach mesial angebunden und der Bogen distal des Molaren nicht umgebogen.

Die Mesialbewegung eines oberen Molaren ist nicht so schwierig wie die Mesialbewegung eines unteren Molaren. Im Oberkiefer kann sich auch spontan ein befriedigender Kontaktpunkt zwischen zweitem Molaren und zweitem Prämolaren einstellen, da der zweite Molar im Oberkiefer lediglich nach mesial rotiert und nicht wie der zweite untere Molar nach mesial kippt. Aus diesem Grund hat man im Oberkiefer auch größere Probleme mit der Verankerung und findet häufiger einen ausgeprägten Platzmangel.

Besondere Schwierigkeiten bezüglich der Verankerung hat man, wenn ein erster Molar extrahiert wurde und sowohl Platz für die Ausrichtung der Zähne als auch für die Reduzierung der vergrößerten sagittalen Frontzahnstufe benötigt wird. In einer solchen Situation kann ein Headgear an den zweiten Molarenbändern befestigt werden. Es kommt jedoch vor, dass Bänder auf den oberen zweiten Molaren nicht ausreichend gut halten, um an ihnen einen Headgear zu verankern. Als Alternative hierzu kann der extraorale Kraftangriff direkt im frontalen Bereich des Bogens erfolgen. Bei diesem Vorgehen müssen Stoppbiegungen mesial der Molarenröhrchen in den Bogen eingearbeitet werden, damit die Kraft auf die zweiten Molaren übertragen wird.

Sowohl die Derotation als auch die Aufrichtung oberer zweiter Molaren ist weniger schwierig, als dies bei den zweiten Molaren im Unterkiefer der Fall ist. Toe-in-Biegungen und Aufrichtebiegungen können hierfür Verwendung finden, sind jedoch meist erst bei den letzten Bögen erforderlich.

Literatur

Bell, R. A. (1982). A review of maxillary expansion in relation to rate of expansion and patient's age. *American Journal of Orthodontics*, 81, 32–7.

Weiterführende Literatur

Birnie, D. J. and McNamara, T. G. (1980). The Quadhelix appliance. *British Journal of Orthodontics*, 7, 115–20.
Cook, P. A. (1987). Methods of attachment for palatal arches: an evaluation. *British Journal of Orthodontics*, 14, 285–91.
Cook, P. A. and Watts, G. (1988). Improving palatal attachments. *European Journal of Orthodontics*, 10, 380–4.
Horn, B. M. and Turley, P. K. (1984). The effects of space closure of the mandibular first molar area in adults. *American Journal of Orthodontics*, 85, 457–69.
Vig, K. W. L. (1975). Some methods of uprighting lower second molars. *British Journal of Orthodontics*, 2, 217–23.

15 Feineinstellung

Wenn die wichtigsten Behandlungsaufgaben gelöst sind, kann man sich der Feineinstellung der Okklusion zuwenden. Bevor die aktive Behandlung abgeschlossen wird, sind einige Aspekte der Feineinstellung zu beachten. Dieses Kapitel beinhaltet die abschließenden Zahnbewegungen, die Herausnahme der Apparatur und die Retention.

Chirurgische Maßnahmen, die unternommen werden können, um unerwünschte Zahnbewegungen nach Abschluss der Behandlung zu vermeiden, sind ebenfalls Gegenstand dieses Kapitels.

Feineinstellung der Okklusion

Die letzten Zahnbewegungen vor Herausnahme der Apparatur dienen der Feineinstellung der Okklusion. Diese Feineinstellung beinhaltet die folgenden Zahnbewegungen.

Parallelisierung der Wurzeln

Nach erfolgtem Lückenschluss stehen die der Lücke angrenzenden Zähne meist zueinander gekippt (Abb. 15.1a). Um ein erneutes Öffnen der Lücke nach Abschluss der Behandlung zu vermeiden, ist es wichtig, die Zähne achsengerecht einzustellen. Wenngleich auch eine solche parallele Wurzelausrichtung keine Garantie gegen eine erneute Lückenbildung bietet, so stellt sie doch eine stabilere Situation dar und ermöglicht eine gute Interkuspidation im Seitenzahnbereich. Durch die Verwendung von breiten Brackets, beispielsweise Zwillingsbrackets, wird eine unerwünschte Zahnkippung während des Lückenschlusses zwar weitgehend verhindert, kann jedoch nicht ganz vermieden werden.

Die Parallelisierung der Wurzeln erfordert die Eingliederung eines individuell hergestellten Bogens (Abb. 15.1b), die gezeigte Biegung wird als Gable-Bend-Biegung bezeichnet. Es kann auch erforderlich sein, auf einen flexibleren Bogen zurückzugreifen, wenn die Wurzeln noch stark divergieren. Hierbei muss auf unerwünschte Zahnbewegungen geachtet werden. Der Bogen sollte nur im Bereich der Brackets derjenigen Zähne akti-

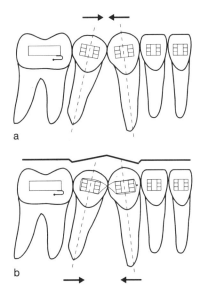

Abb. 15.1 a Eckzahn und Prämolar sind nach erfolgtem Lückenschluss aufeinander zu gekippt. b Der Bogen zur Aufrichtung der Zähne enthält eine Gable-Bend-Biegung. Beachte die Ligatur, die die Zähne zusammenhält.

viert werden, die aufgerichtet werden sollen. Auch wenn aktive Kräfte im Bereich benachbarter Zähne nicht ganz zu vermeiden sind, so sollte hierbei doch auf Details in der Bogenanpassung geachtet werden. Der in Abb. 15.1b gezeigte Bogen führt dazu, dass Prämolar und Eckzahn sich voneinander weg bewegen, daher müssen diese Zähne mit einer Stahlligatur zusammengefasst werden.

Wie bei anderen Fehlstellungen ist es auch hier sinnvoll, die Wurzelposition leicht überzukorrigieren, da nach Abnahme der Apparatur eine Tendenz zur Lückenöffnung besteht. Insbesondere bei Erwachsenen besteht eine Rezidivneigung nach Lückenschluss, vor allem bei einem Diastema mediale. Einige Behandler bevorzugen beim Schluss eines Diastema mediale statt einer Überkorrektur der Zahnachsenposition einen festsitzenden Retainer zur Stabilisierung.

Die Begg-Technik und ihre Modifikationen verwenden Aufrichtefedern statt zusätzlicher Biegungen im Bogen, um eine parallele Wurzelausrichtung zu erreichen. Es ist extrem schwierig, die erzielte korrekte Zahnachsenstellung mit Begg-Brackets zu halten, auch wenn zur Aufrichtung leichte Kräfte über einen langen Zeitraum verwendet wurden. Das Prinzip der Aufrichtung bei der Begg-Apparatur ist ähnlich wie bei der Edgewise-Apparatur. Ein Kraftpaar, welches im Bereich der Krone angreift, führt zur Bewegung der Wurzel, auch hier muss das Auseinanderdriften konvergierend zueinander stehender Zähne verhindert werden. In der Begg-Technik nimmt die Aufrichtung der Zähne lange Zeit in Anspruch und der Patient muss darauf hingewiesen werden, dass nach erfolgtem Lückenschluss die Behandlung noch nicht beendet ist.

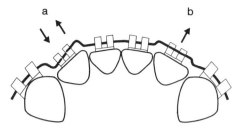

Abb. 15.**2** Biegungen im Bogen zur: **a** Überkorrektur von Rotationen. **b** Überkorrektur von labiolingualen Fehlstellungen.

Wurzeltorque

In der Regel ist die gewünschte Wurzelposition bereits in der Phase der Feineinstellung erreicht. Dennoch kann ein zusätzlicher Torque zur Erreichung des gewünschten Behandlungsergebnisses erforderlich sein, dies gilt insbesondere, wenn vorprogrammierte Brackets Verwendung finden. Ein zusätzlicher palatinaler Wurzeltorque der oberen Schneidezähne kann beispielsweise erwünscht sein, wenn die obere Front zur Reduzierung des Overjets retrahiert wurde. In gleicher Weise kann auch ein zusätzlicher bukkaler Wurzeltorque im Prämolaren- und Molarenbereich erforderlich sein, nachdem ein seitlicher Kreuzbiss überstellt wurde. Ein 0,021 × 0,025-Inch-Stahlbogen kann hierzu im 0,022-Inch-Bracketslot verwendet werden. Ein Stahlbogen dieses Formates ist sehr rigide, daher bevorzugen viele Behandler den flexibleren Beta-Titanbogen (TMA), um einen abschließenden Torque in den Bogen einzuarbeiten. In der Begg-Technik finden wiederum zusätzliche Drähte Verwendung, die durch leichte lang andauernde Kräfte den Torque bewirken.

Der Torque wird in den Vierkantbogen mit zwei Torquezangen oder zwei Torqueschlüsseln eingebogen.

Überkorrektur von Rotationen

Zahlreiche Zahnbewegungen neigen dazu, während der Retentionsphase zu rezidivieren, dies gilt insbesondere für Rotationen, Diastemaschluss und Wurzelbewegungen. Es wurde bereits erwähnt, dass die Möglichkeit besteht, diese Zahnbewegungen überzukorrigieren und die Zähne besonders lange in der gewünschten Position zu retinieren, um die Wahrscheinlichkeit eines Rezidivs zu verringern. Ebenso wie bei der Parallelisierung der Wurzeln beim Lückenschluss kann auch eine Überkorrektur von rotiert stehenden Zähnen durch entsprechende Biegungen im Bogen durchgeführt werden. Aber auch diese Überkorrektur garantiert keine ideale Zahnposition, da die Möglichkeit besteht, dass der Zahn auch seine überkorrigierte Position beibehalten kann. Die beste Lösung ist, den fehlstehenden Zahn ideal zu positionieren und dauerhaft zu retinieren.

Biegungen zur Überkorrektur können eingearbeitet werden, um einem späteren Frontengstand vorzubeugen (Abb. 15.**2**). Derartige Überkorrekturen können in Fällen mit einer Klasse-I-Schneidezahnrelation problematisch sein.

Fibrotomie

Reitan (1958) behauptet, dass die gingivalen und transseptalen Fasern des parodontalen Bandapparates als Ursache des Rezidivs nach Rotation eines Zahns zu betrachten sind. Ein relativ kleiner chirurgischer Eingriff, die so genannte Fibrotomie, soll diese Fasern durchtrennen. Unter Lokalanästhesie werden mit einem grazilen Skalpell die gingivalen und transseptalen Fasern durchtrennt. Die Schneide wird parallel zur Zahnlängsachse in den Gingivalspalt geführt. Es muss darauf geachtet werden, dass die Fasern bis zum Bereich des Alveolarknochens durchtrennt werden.

Es gibt kein Anzeichen dafür, dass durch dieses Verfahren das Parodontium dauerhaft geschädigt wird.

Auch nach einer Fibrotomie muss die Zahnstellung für mindestens 6 Monate retiniert werden. Die Fibrotomie sollte durchgeführt werden, sobald die Rotation korrigiert worden ist, idealerweise am Ende der Phase der initialen Ausrichtung und nicht erst, wenn die festsitzende Apparatur entfernt wird. Es muss darauf hingewiesen werden, dass herausnehmbare Apparaturen nicht geeignet sind, derotierte Zähne zu retinieren. Auch die Fibrotomie liefert keine Garantie für eine stabile Zahnstellung, und es gibt Hinweise darauf, dass dieses Verfahren langfristig nur von geringem Nutzen ist.

Frenektomie

Die chirurgische Entfernung des medianen Oberlippenbändchens wird von einigen Klinikern zur Rezidivprophylaxe nach erfolgtem Lückenschluss eines Diastema mediale empfohlen. Es gibt jedoch wenig Hinweise darauf, dass dieses Vorgehen effektiv ist, ein langfristiger Nutzen der Lippenbandexzision ist umstritten. Von den meisten Behandlern wird die Lippenbandexzision jedoch eher nach als vor dem Lückenschluss befürwortet, da das bei der Entfernung entstehende Narbengewebe den Lückenschluss erschwert.

Die gingivale Rekonstruktion des Bändchens kann aus ästhetischen Gründen durchgeführt werden, es handelt sich hierbei um ein spezielles chirurgisches Verfahren, die so genannte Gingivoplastik.

Finishing

Vor Herausnahme der Apparatur muss die Interkuspidation genau betrachtet werden.

Die Verzahnung im Seitenzahnbereich sollte auch während der Behandlung stets kontrolliert werden, da hierdurch eine Kontrolle der Verankerungssituation möglich ist. Idealerweise sollte man zum Ende der Behandlung eine gute Interkuspidation der Zähne vorfinden, leichte Verbesserungen im Bereich der bukkalen Okklusion können jedoch auch dann noch erforderlich sein. Diese Feineinstellung erreicht man am besten durch Verwendung dünner Bögen, beispielsweise 0,016 Inch, und kurzen vertikalen Elastics, die an Kobayashi-Ligaturen in beiden Bögen befestigt werden. Gegebenenfalls können auch noch Gummizüge in mesiodistaler Richtung eingehängt werden. Mit frontalen Gummizügen können noch kleine Mittellinienkorrekturen durchgeführt werden. Wenn nur in einem Kiefer eine festsitzende Apparatur eingegliedert war, kann keine ideale Interkuspidation erreicht werden.

Zusätzlich zu einer stabilen Okklusion sollte auch eine interferenzfreie Artikulation angestrebt werden. Hierzu muss sowohl die Protrusion als auch die Laterotrusion bereits während der Behandlung überprüft werden. Darüber hinaus müssen Differenzen zwischen der maximalen Interkuspidation (IKP) und der retralen Kontaktposition (RKP) festgestellt werden. Die funktionellen Aspekte der Okklusion und Artikulation sollen bereits während der Behandlung beachtet werden und nicht erst während der abschließenden Phase der Feineinstellung. Zum Ende der Behandlung sollten folgende okklusale Ziele angestrebt werden:

- maximale Anzahl von Zähnen in Okklusion sein (bei ausgeprägten skelettalen Diskrepanzen sind die Okklusionskontakte begrenzt)
- Okklusion ohne exzentrischen Kräfte in maximaler Interkuspidation (exzentrische Kräfte führen zu Zahnbewegungen und somit zum kieferorthopädischen Rezidiv)
- Okklusion mit möglichst wenig traumatischen nichtaxialen Belastungen der antagonistischen Zähne
- Okklusion, die einen starken Overbite mit Kontakt der Schneidezähne zur antagonistischen Gingiva vermeidet
- Okklusale Interferenzen in der Artikulation sollten vermieden werden. Diese kommen vor allem auf der Nichtarbeitsseite durch einen unzureichenden Wurzeltorque der Molaren mit so genannten hängenden palatinalen Höckern vor. Aus diesem Grund sollten obere zweite Molaren in die festsitzende Apparatur mit einbezogen werden.
- Viele Menschen haben eine symptomlose Okklusion mit einer Diskrepanz zwischen IKP und RKP. Eine kieferorthopädische Behandlung sollte jedoch das Ziel haben, eine retrale Kontaktposition im Bereich maximaler Interkuspidation zu erreichen. Wenn unter einer kieferorthopädischen Behandlung die Seitenzahnokklusion verändert wird, finden Patienten häufig eine neue, komfortable Interkuspidation. Vor Abschluss der Behandlung sollte sichergestellt werden, dass diese Position mit der retralen Kontaktposition identisch ist.

Herausnahme der Apparatur

Entfernen der Bänder

Bei der Herausnahme der kieferorthopädischen Apparatur muss darauf geachtet werden, dass Zähne und Weichgewebe nicht verletzt werden. Mit besonderer Vorsicht muss bei stark restaurierten Zähnen, überkronten Zähnen, erhöht beweglichen Zähnen und Zähnen mit kurzen Wurzeln, beispielsweise den unteren Schneidezähnen, vorgegangen werden.

Die Bänder sollten mit einer speziellen Bandentfernungszange abgenommen werden. Die Zange sollte am besten da angesetzt werden, wo der Zahn den wenigsten Unterschnitt hat. Obere Molaren sollten daher von palatinal und untere Molarenbänder von bukkal entfernt werden. Bänder, die schwer abgehen, können auch mit einer speziellen Bandschneidezange aufgeschnitten werden.

Entfernen von Brackets

Das Entfernen geklebter Attachments erfordert Ruhe und Konzentration. Stahlbrackets können auf verschiedene Weise entfernt werden:

- Spezielle Bracketentfernungszangen mit einer gehärteten Schneidekante werden mit den Schneiden zwischen Schmelz und Bracketbasis gesetzt. Die Zange übt eine Kraft parallel zur Zahnoberfläche aus. Die dadurch entstehenden Kräfte führen zu einem Bruch der Klebestelle zwischen Bracketbasis und Schmelzoberfläche.
- Bracketentfernungszangen sind unangenehm für den Patienten. Daher wurde eine spezielle Bracketabzugzange (Tafel 24) entwickelt, die die Bracketentfernung für den Patienten angenehmer macht. Dieses Instrument enthält eine spezielle Vorrichtung, sowohl für das 0,018- als auch für das 0,022-Inch-Slot, durch das eine Verdrehung des Brackets beim Entfernen verhindert wird.
- Zwillingsbrackets können auch entfernt werden, indem die Bracketflügel mit einer Flachzange oder einem alten Ligaturencutter zusammengedrückt werden. Hierdurch verbiegt sich die Bracketbasis und die Klebeschicht bricht. Dies ist eine Methode für erhöht bewegliche oder empfindliche Zähne.

Man kann die gesamte Apparatur, d. h. Bänder, Brackets und Bogen in einem Stück entfernen, ohne zuvor den Bogen herauszunehmen. Dies soll verhindern, dass Einzelteile der Apparatur verschluckt oder aspiriert werden.

Das Entfernen von Keramikbrackets ist weniger einfach, obwohl zurzeit neben den herkömmlichen chemischen Verbundklebstoffen der ersten Generation auch mechanische Keramikkleber auf den Markt kommen. Einige Hersteller empfehlen für die Entfernung ihrer Brackets eine bestimmte Technik, andere empfehlen eine bestimmte Bracketentfernungszange. Es ist sicherlich empfehlenswert, den Ratschlägen des Herstellers zu folgen und sich bereits beim Kleben der Brackets den verwendeten Brackettyp zu notieren. Darüber hinaus sei auf den Artikel von Winchester (1992) über die Entfernung von Keramikbrackets hingewiesen.

Nach Entfernen der Brackets verbleibt Kunststoff auf der Zahnoberfläche, der auf unterschiedliche Weise entfernt werden kann:

- Das Adhäsiv kann mit einem Scaler entfernt werden. Einige Behandler sind jedoch der Ansicht, dies würde den Schmelz schädigen.
- Kunststoffreste lassen sich mit speziell entworfenen Wolframkarbidschleifern oder Ultraschallgeräten entfernen. Rotierende Instrumente verursachen weniger Schmelzschäden als Handinstrumente.
- Kleine Kunststoffreste können auch mit Polierscheiben beseitigt werden.

Bei allen Verfahren sollte die Beschädigung der Schmelzoberfläche so gering wie möglich sein. Das Entfernen der Klebereste kann für den Patienten unangenehm sein, daher kann unter Umständen dafür auch einmal ein separater Termin nach der Bracketentfernung vereinbart werden. Glasionomerzement ist erheblich einfacher als Komposit zu entfernen, darin liegt auch ein Vorteil dieses Materials.

Nach Entfernung der Bänder und der Brackets müssen die Zähne gereinigt und poliert werden, um auch kleinste Reste von Zement oder Adhäsiv von der Zahnoberfläche zu entfernen. Anschließend sollte eine gründliche Untersuchung der Zähne bezüglich kariöser Läsionen erfolgen, damit diese gegebenenfalls konservierend versorgt werden können. Es ist empfehlenswert, dem Patienten in der Retentionszeit eine fluoridhaltige Mundspüllösung zu verordnen. Sollten Demineralisationen (Tafel **26**) festgestellt worden sein, so müssen diese dem Patienten und den Eltern gezeigt und täglich mit einer Mundspüllösung therapiert werden. Dies ist sinnvoller, als einen hoch konzentrierten Fluoridlack aufzubringen, da der Lack ein tiefes Eindringen der Fluoridionen verhindert.

Retention

Die Retention sollte als ein integrierter Bestandteil der Therapie betrachtet und bereits zu Beginn der Behandlung eingeplant und mit dem Patienten besprochen werden. Die Notwendigkeit der Retentionszeit muss dem Patienten erklärt werden, und er muss darauf hingewiesen werden, dass die Zahnstellung nach Herausnahme der Apparatur nicht stabil bleibt. Es ist falsch zu glauben, die Zähne würden nach Abschluss der kieferorthopädischen Behandlung zeitlebens in der eingestellten Position verbleiben. Ebenso falsch ist es zu glauben, die Zähne müssten nur bis zum Abschluss des Wachstums retiniert werden und nach Herausnahme der Weisheitszähne wäre dann Stabilität garantiert. Dies ist nicht der Fall. Wie schon in Kapitel 1 erwähnt, haben Langzeitstudien gezeigt, dass Zahnbewegungen ein physiologisches Phänomen darstellen, sowohl mit als auch ohne kieferorthopädische Behandlung, und dass Zahnbewegungen zeitlebens vorkommen. Der Zahnbogen wird kleiner und aus diesem Grund nimmt der Engstand im Laufe des Alters zu.

Dennoch ist es nicht ratsam, die Apparatur unmittelbar zu entfernen, nachdem eine zufrieden stellende Verbesserung der Zahnstellung erreicht wurde, da dann die Rezidivgefahr größer ist. Die Gründe für ein Rezidiv sind oft schwer herauszufinden, weil sich Stabilität aus zahlreichen Faktoren von unterschiedlichem Stellenwert zusammensetzt.

Form und Funktion der umgebenden Weichteile sind sicher ein entscheidender Faktor. Wenn Zähne in eine Zone muskulären Ungleichgewichtes bewegt worden sind, darf keine Stabilität erwartet werden. Es scheint eine gewisse Grenze zu geben, bis zu der der parodontale Bandapparat ein solches Ungleichgewicht abfangen kann. Wird diese Grenze jedoch überschritten, kommt es zum Rezidiv.

Es ist sinnlos, die Zähne in eine Position extremen muskulären Ungleichgewichtes zu bewegen und dann zu retinieren, in der Hoffnung, dass die Zahnstellung stabil bleibt. Umgekehrt könnte man argumentieren, dass die Zähne, wenn sie in eine Position muskulärer Balance gebracht worden sind, keine Retention benötigen. Das Problem hierbei ist, dass diese Zone des muskulären Gleichgewichtes nicht genau festzulegen ist und sich auch mit dem Wachstum des Patienten verändert.

Okklusale Faktoren haben ebenfalls einen Einfluss auf die Stabilität, Fehlbelastungen durch antagonistische Zähne können zur Veränderung der Zahnstellung führen. Aus diesem Grund sollten am Ende der Behandlung derartige Fehlbelastungen nicht mehr vorhanden sein.

Dauer der Retention

Die Dauer der Retention kann folgendermaßen eingeteilt werden: Standardretention, verlängerte und dauerhafte Retention.

Die Standardretention beinhaltet das Tragen eines herausnehmbaren Retainers für 24 Stunden pro Tag über einen Zeitraum von 3–6 Monaten, daran schließt sich eine Phase von wiederum 3–6 Monaten an, in der der Retainer nur nachts getragen wird. Wie schon erwähnt, erfordern bestimmte Zahnbewegungen, beispielsweise der Schluss eines Diastemas oder die Korrektur von ausgeprägten Rotationen eine verlängerte oder dauerhafte Retention.

Die dauerhafte Retention ist solchen Fehlstellungen vorbehalten, in denen die Zahnstellung nicht stabil ist. Eine dauerhafte Retention ist häufig im parodontal reduzierten Gebiss erforderlich. Eine dauerhafte Retention, sowohl mit festsitzenden als auch mit herausnehmbaren Geräten, muss bei denjenigen Patienten durchgeführt werden, die keine Veränderung ihrer Zahnstellung akzeptieren würden.

Die Retentionsgeräte müssen über einen nicht genau festzulegenden Zeitraum kontrolliert werden.

Methoden der Retention

Bögen zur Retention

Nach Abschluss der kieferorthopädischen Behandlung kann die festsitzende Apparatur selbst zur Retention verwendet werden. Einzelne Bereiche der Apparatur, beispielsweise das untere Frontsegment, können zur Retention noch für einige Zeit belassen werden, nachdem die übrige Apparatur entfernt wurde. Die Aufgabe des Bogens während der Retention ist es, die Zähne in der neuen Position zu halten. Idealerweise sollten hierfür Vierkantbögen Verwendung finden, starke Rundbögen (0,018 oder 0,020 Inch) können aber auch ausreichend sein. Aufgrund der Starrheit dieser Bögen müssen sie sehr genau angepasst werden, um während der Retentionszeit unerwünschte Zahnbewegungen zu verhindern. Der Bogen muss hierbei vollständig ins Bracket ligiert werden ohne zu verbiegen.

Zusätzliche Offsets können in den Bogen eingearbeitet werden, um Überkorrekturen von Fehlstellungen zweiter und dritter Ordnung durchzuführen. Eine Lückenöffnung nach Lückenschluss kann verhindert werden, indem zwei Brackets mit einer Stahlligatur verbunden werden. Nachdem eine vergrößerte vertikale Frontzahnstufe beseitigt wurde, kann die erneute Protrusion der oberen Schneidezähne verhindert werden, indem der Bogen distal der Molarenbänder umgebogen oder mit einer langen Ligatur an den Molarenbändern gesichert wird.

Herausnehmbare Retainer

Meistens werden herausnehmbare Geräte verwendet, um die erreichte Zahnstellung nach der Korrektur mit einer festsitzenden Apparatur zu retinieren. Herausnehmbare Apparaturen können sowohl zur Standardretention als auch zur verlängerten oder sogar permanenten Retention verwendet werden. Dennoch ist es nicht möglich, einen getorqueten oder derotierten Zahn zuverlässig mit einer herausnehmbaren Apparatur zu retinieren. Der Hawley-Retainer enthält Halteelemente an den ersten Molaren und einen Labialbogen.

Nachdem eine Behandlung mit Extraktion der ersten Prämolaren durchgeführt wurde, ist es sinnvoll, den Labialbogen an den Halteelementen der ersten Molaren anzulöten, um eine erneute Lückenöffnung zu verhindern. Wenn eine innige Interkuspidation im Seitenzahnbereich vorliegt, ist es ratsam, den Draht nicht über die Okklusionsfläche laufen zu lassen, sondern einen Begg- oder Wrap-around-Retainer zu verwenden. Hilfreich ist ebenfalls eine zusätzliche Kunststoffverkleidung im Bereich des Labialbogens, um die Frontzahnposition exakt zu retinieren (Tafel **25**).

Herausnehmbare Retainer haben den Vorteil, dass sie nach einiger Zeit allmählich herausgelassen werden können, um so ein allmähliches Settling der Okklusion zu ermöglichen. Dennoch sollte man sich nicht auf das Settling verlassen, sondern bereits vor Entfernung der festsitzenden Apparatur eine gute Interkuspidation erreicht haben.

Darüber hinaus kann ein herausnehmbarer Retainer auch die Funktion eines Zahnersatzes ausüben, bis eine definitive prothetische Versorgung eingesetzt ist. In einem solchen Fall ist es sinnvoll, zusätzlich zu dem ersetzten Zahn noch eine Halteklammer mesial und distal der Lücke einzuarbeiten, um beispielsweise Kippungen der Nachbarzähne zu verhindern, falls der Ersatzzahn abbricht. Wenn ein geklebter Retainer oder eine Adhäsivbrücke eingegliedert wird, kann ein anteriorer Aufbiss am Retainer befestigt werden, um eine geringfügige Bisserhöhung für die Anbringung des Metallgerüstes der Brücke oder für den geklebten Retainer zu bewirken.

Einige Behandler verwenden auch Tiefziehschienen als Retainer. Sie haben den Vorteil, dass sie schnell und einfach hergestellt werden können. Sie können jedoch nicht angepasst werden und ermöglichen kein Settling der Okklusion.

Positioner

Positioner sind flexible Kunststoffgeräte, die gleichzeitig die Kronen der Oberkiefer- und Unterkieferzähne fassen. Sie können sowohl als reine Retentionsgeräte verwendet werden, aber auch, um kleine Zahnkorrekturen durchzuführen. Ein Positioner wird in der Regel nach Entbänderung auf einem Setup-Modell hergestellt, an dem noch kleinere Zahnkorrekturen vorgenommen werden.

Festsitzende Retainer

Festsitzende Retainer werden in erster Linie zur verlängerten oder Langzeitretention hergestellt. Sie können sowohl direkt geklebt als auch an kieferorthopädische Bänder gelötet werden. Vorgeformte Kleberetainer stehen in zahlreichen Größen zur Verfügung und werden mit Komposit befestigt.

Alternativ dazu können auch laborgefertigte Retainer, entweder einfache Konstruktionen aus Draht und Kunststoff oder aufwendiger hergestellte Metallgerüste, ähnlich wie bei Adhäsivbrücken, Verwendung finden.

Festsitzende Retainer haben den Nachteil, dass sie die physiologische Eigenbeweglichkeit der Zähne einschränken. Ihre Langzeitauswirkungen sind bisher nicht bekannt. Ein weiterer Nachteil ist, dass der Retainer selbst oder der Befestigungskunststoff brechen kann. Um dies zu verhindern finden zunehmend flexible Drähte Verwendung. Ein Twist-Flex-Draht von 0,0175, 0,0195 oder 0,0215 Inch wird hierzu an den Zähnen befestigt. Der Retainer wird auf einem Arbeitsmodell hergestellt und mit Komposit an den einzelnen Zähnen befestigt. Die Verwendung von lichthärtenden Kompositis erleichtert das Befestigen.

Literatur

Reitan, K. (1958). Experiments on rotation of teeth and their subsequent retention. *European Orthodontic Society Report*, 124–40.

WInchester, L. J. (1992). Aesthetic brackets: to perfect or reject, *Dental Update*, 19, 107–14

Weiterführende Literatur

Andrews, L. F. (1972). The six keys to normal occlusion. *American Journal of Orthodontics*, 62, 296–309.

Bergström, K., Jensen, R. and Martensson, B. (1973). The effect of superior labial frenectomy in cases with midline diastema. *American Journal of Orthodontics*, 63, 633–8.

Burapavong, V. et al. (1978). Enamel surface characteristics on removal of bonded orthodontic brackets. *American Journal of Orthodontics*, 74, 176–87.

Edwards, J. G. (1988). A long-term prospective evaluation of the circumferential supracrestal fiberotomy in alleviating orthodontic relapse. *American Journal of Orthodontics and Dentofacial Orthopedics*, 93, 380–7.

Jones, M. (1980). Enamel loss on bond removal. *British Journal of Orthodontics*, 7, 39.

Parker, W. S. (1989). Retention – retainers may be forever. *American Journal of Orthodontics and Dentofacial Orthopedics*, 95, 505–13.

Pinson, R. R. and Strahan, J. D. (1974). The effect on the relapse of orthodontically rotated teeth of surgical division of the gingival fibres – pericision. *British Journal of Orthodontics*, 1, 87–91.

Proffit, W. R. (1978). Equilibrium theory revisited: factors influencing position of the teeth. *Angle Orthodontist*, 48, 175–86.

Read, M. J. F. (1984). The bonding of orthodontic attachments using a visible light cured adhesive. *British Journal of Orthodontics*, 11, 16–20.

Smith, B. G. N. (1991 a). Occlusion: 1. General considerations. *Dental Update*, 18, 141–5.

Smith, B. G. N. (1991 b). Occlusion: 2. Practical Techniques. *Dental Update*, 18, 187–92.

Springate, S. D. and Sandler, P. J. (1991). Micro-magnetic retainers: An attractive solution to fixed retention. *British Journal of Orthodontics*, 18, 139–41.

Zachrisson, B. U. (1986 a). On excellence in finishing. Part 1. *Journal of Clinical Orthodontics*, 20, 460–82.

Zachrisson, B. U. (1986 b). On excellence in finishing. Part 2. *Journal of Clinical Orthodontics*, 20, 536–56.

Zachrisson, B. U. (1985). Third-generation mandibubular bonded lingual retainer. *Journal of Clinical Orthodontics*, 24, 39–48.

16 Behandlungsmanagement

Die kieferorthopädische Behandlung erfordert die aufmerksame Betrachtung zahlreicher Einzelheiten, um eine präzise Positionierung der Zähne und das gewünschte Behandlungsziel zu erreichen.

Es wurde bereits darauf hingewiesen, dass eine festsitzende Apparatur ein komplexer Mechanismus ist, deren Anwendung grundlegendes Verständnis und sichere Handhabung erfordert. Zahlreiche Zahnbewegungen werden simultan ausgeführt und eine effektive Behandlung erfordert eine kontinuierliche Reevaluation der jeweiligen Zahnstellung.

Vor Beginn der Behandlung muss ein Behandlungsplan mit klar definierten Zielen vorliegen. Bei jedem Kontrolltermin muss geprüft werden, ob die angestrebten Behandlungsziele in der geplanten Zeit erreicht werden können.

Eine kieferorthopädische Behandlung kann mehrere Jahre dauern. Während dieser Zeit müssen die eingetretenen Veränderungen sorgfältig registriert und es muss entsprechend darauf reagiert werden. Eingetretene Veränderungen der Zahnstellung können leicht im Vergleich zu den Ausgangsmodellen festgestellt werden.

Beginn der Behandlung

Aufgaben und Behandlungsunterlagen

Vor Beginn der Behandlung sollte Folgendes mit dem Patienten besprochen werden:

- Ziel der Behandlung
- voraussichtliche Behandlungsdauer
- Häufigkeit der Kontrolltermine
- erforderliche Mundhygiene.

Nach einer gewissen Behandlungszeit sind neue diagnostische Unterlagen erforderlich. Um die Strahlenbelastung möglichst gering zu halten, sollten Röntgenaufnahmen nur dann erneuert werden, wenn die Vermutung besteht, dass durch hieraus gewonnene neue Erkenntnisse eine Umstellung des Behandlungsplanes notwendig sein könnte.

Klinische Fotos sind stets von großem Wert. Sie dokumentieren die jeweilige klinische Situation und belegen Zahnschäden, die bereits zu Beginn der Behandlung bestanden haben. Hypoplastische Bereiche, Mineralisationsstörungen, Schmelzsprünge und bestehende Füllungen können hierdurch gut dokumentiert werden. Es ist wichtig, bei der Behandlung mit einer festsitzenden Apparatur mögliche Veränderungen, die bereits zu Beginn der Behandlung an den Zähnen bestanden haben, auch nach Entfernung der festsitzenden Apparatur belegen zu können. Durch eine gründliche Dokumentation können Zahnschäden, die während der Behandlung entstanden sind von solchen unterschieden werden, die bereits zu Beginn der Behandlung bestanden.

Messungen

Einige grundlegende Messungen sollten im Patientenjournal dokumentiert sein, bevor die erste Apparatur eingesetzt wird oder Zähne zur Extraktion angewiesen werden. Diese Messungen, die an dem entsprechenden Situationsmodell durchgeführt werden, geben Informationen über das Ausmaß der erforderlichen Zahnbewegung während der Behandlung. Folgende Messungen sollten hierzu durchgeführt werden:

- Eckzahn- und Molarenabstand
- Abstand vom Eckzahn zum ersten Molaren
- Overjet, Overbite und Mittellinienabweichungen
- Molaren- und Eckzahnrelation.

Diese Messwerte beschreiben die ursprüngliche Zahnstellung (Abb. 16.1 und 16.2). Die genannten Messungen sollten bei jedem Termin vorgenommen und aufgezeichnet werden, dadurch werden die durchgeführten Zahnbewegungen dokumentiert. So können vom unerfahrenen Behandler unerwünschte Zahnbewegungen frühzeitig festgestellt und es kann entsprechend darauf reagiert werden.

Die Beachtung und Verwendung einer individuellen Bogenform (Kapitel 6) reduziert zusätzlich das Risiko unerwünschter Zahnbewegungen.

Festsitzende Apparaturen führen zu zeitgleichen Zahnbewegungen in allen drei Ebenen des Raumes. Aus

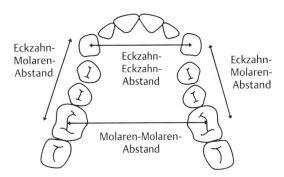

Abb. 16.1 Sagittale und transversale Messungen am oberen und unteren Zahnbogen.

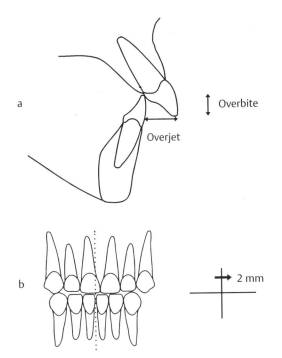

Abb. 16.2 Messung von Overbite und Overjet (a) sowie der Mittellinienabweichung (b).

diesem Grund können unerwünschte Zahnbewegungen leicht eintreten, diese sollten dann so früh wie möglich korrigiert werden. Die Notwendigkeit, eingetretene Zahnbewegungen bei jedem Kontrolltermin aufmerksam zu registrieren und zu interpretieren, kann nicht oft genug wiederholt werden.

Eingliederung der Apparatur

Zur Eingliederung der Apparatur sollte ausreichend Zeit zur Verfügung stehen. Benötigte diagnostische Unterlagen sollten bereitliegen, beispielsweise kann das Situationsmodell hilfreich sein, um die Brackets auf die korrekte Position zu kleben. Das Endergebnis der Behandlung ist stark abhängig davon, wie präzise die Brackets zu Beginn der Behandlung gesetzt wurden.

Nach Eingliederung der Apparatur kann es für den Patienten etwas unangenehm sein. Eltern und Patient sollten auf möglicherweise auftretende Probleme in Zusammenhang mit der festen Apparatur hingewiesen werden. Die mündliche Aufklärung sollte durch ein Patienteninformationsblatt (Anhang 2) ergänzt werden.

Durch die Attachments können Irritationen der Weichteile auftreten, hierbei ist ein Schutzwachs oder ein weich bleibendes Silikon nützlich, das dem Patienten zusammen mit dem Aufklärungsblatt mitgegeben wird.

Einsetzen des Headgears

Mit großer Sorgfalt muss der Headgear angepasst und eingesetzt werden. Die Kräfte resultieren aus den elastischen Zügen und werden durch den Gesichtsbogen auf die Zähne übertragen. Wenn der Bogen verrutscht, können Weichgewebsverletzungen eintreten. Zahlreiche Verletzungen, einschließlich Verletzungen der Augen wurden in der Literatur beschrieben. Aus diesem Grund sollte ein Headgear mit einem Sicherheitsband verwendet werden, der ein Herausrutschen des Gesichtsbogens verhindert.

Patient und Eltern müssen über die Gefahren bei unsachgemäßer Handhabung des Headgears unterrichtet werden. Diese mündliche Aufklärung sollte wiederum durch ein Merkblatt ergänzt werden (Anhang 2). Der Headgear muss bei jedem Kontrolltermin vom Behandler überprüft werden, und dies sollte auch in dem Patientenjournal vermerkt werden.

Eingliederung der Bögen

Obwohl der initiale Bogen direkt nach dem Kleben der Brackets eingesetzt werden kann, ziehen es einige Behandler vor, den ersten Bogen erst einige Tage nach dem Kleben der Brackets einzusetzen. Hierfür gibt es gute Gründe. Einer davon ist, dass der Patient sich bei diesem Vorgehen allmählich an die festsitzende Apparatur und die damit verbundene erschwerte Mundhygiene gewöhnen kann.

Nach eventuell notwendigen Extraktionen können die ersten Nivellierungsbögen eingesetzt werden. Aufgrund ihrer Flexibilität können diese Bögen verbiegen und zu Irritationen der Weichgewebe führen. Längere ungeschützte Spannweiten der Drähte können Ulzerationen von Lippe oder Wange verursachen, dem vorgebeugt werden kann, indem ein Kunststoff- oder Gummiröhrchen über den entsprechenden Bereich zwischen den Brackets auf den Bogen geschoben wird. Das distale Ende des Bogens muss entweder umgebogen oder hinter dem Molarenröhrchen abgeschnitten werden.

Routinekontrolle

Nach Eingliederung der Apparatur erfolgen Kontrolltermine in etwa 4- bis 6-wöchigen Abständen. Wenn keine besonderen Probleme mit der Apparatur bestehen, ist es generell nicht erforderlich, Patienten häufiger als einmal pro Monat zu sehen. Der Patient wird jedoch darauf hingewiesen, dass er sich so schnell wie möglich melden soll, wenn etwas an der Apparatur defekt ist. Beschädigte Apparaturen können möglicherweise unerwünschte Zahnbewegungen auslösen, die dann schwer zu korrigieren sind.

Bei jedem Kontrolltermin ist eine Reihe von Aspekten routinemäßig zu überprüfen. Wenn man sich ein routiniertes Vorgehen bei der Kontrolluntersuchung angewöhnt, ist es relativ unwahrscheinlich, dass man unerwünschte Zahnbewegungen übersieht. Je früher man diese feststellt und korrigiert, desto effektiver ist die Behandlung.

Befragung des Patienten

Man sollte den Patienten fragen, ob es irgendwelche Probleme gibt, ob er Schmerzen hat oder ob ihn etwas stört. Kleinere Unannehmlichkeiten in den ersten Tagen nach Eingliederung der Apparatur sind normal, sollten aber nicht anhalten. Insbesondere muss geprüft werden, ob sich Bänder und Attachments gelockert haben.

Kontrollen

Kontrolliere, ob irgendwelche Brackets oder Bänder locker sind. Der Patient bemerkt dies nicht immer selbst, insbesondere gelockerte Bänder können unbemerkt bleiben, wenn diese noch im Bereich der Kontaktpunkte in situ gehalten werden. Gelockerte Bänder, die im Mund verbleiben, können zu Demineralisationen und kariösen Läsionen führen (Tafel **26**).

Überprüfe den Zustand der Gingiva, dieser ist häufig ein Indikator für die Mundhygiene. Während einer festsitzenden Behandlung sollten alle Anstrengungen unternommen werden, damit eine ausreichende Mundhygiene erreicht wird.

Vergleiche

Man sollte bei jedem Kontrolltermin die klinische Situation mit der Situation zu Beginn der Behandlung vergleichen und sich entsprechende Notizen zu eingetretenen Zahnbewegungen und zum Behandlungsfortschritt machen.

Messungen

Messe den Overjet, den Overbite, die Molarenrelation sowie den Eckzahn- und Molarenabstand und notiere dies entsprechend. Die Messungen sollten mit den Messungen der vorangegangenen Termine verglichen werden.

Stelle dir folgende Fragen:

- Welche Zähne haben sich seit dem letzten Termin bewegt?
- Ist der Behandlungsfortschritt zufriedenstellend?
- Falls nicht: Warum nicht? Was kann dagegen unternommen werden?

Maßnahmen

In der Regel sind Anpassungen und Änderungen der Apparatur erforderlich. Untersuche den Headgear, ob er getragen wurde oder beschädigt ist. Überprüfe, wie der Patient die extraorale Apparatur einsetzt und herausnimmt. Schon allein aus forensischen Gründen müssen die genannten Untersuchungen durchgeführt und dokumentiert werden. Die Bögen sollten herausgenommen und angepasst oder durch neue ersetzt werden. Dies gibt dem Patienten die Möglichkeit, die Zähne rings um die Attachments zu reinigen oder gegebenenfalls professionell reinigen zu lassen.

Aufzeichnungen

Detaillierte Aufzeichnungen erleichtern die Behandlung. Notiere sowohl die eingetretenen Veränderungen als auch die Anpassungen oder Änderungen, die an der Apparatur vorgenommen wurden.

Nächster Termin

Es sollte eine Notiz darüber angefertigt werden, welche Veränderungen bis zum nächsten Termin erwartet werden und welche Maßnahmen für den nächsten Termin vorgesehen sind. Derartige Eintragungen erleichtern die Durchführung einer systematischen Behandlung. Die vorausschauende Planung und Kontrolle minimiert die Wahrscheinlichkeit unerwünschter Zahnbewegungen und ermöglicht frühzeitige Korrekturen.

Klinische Planung

Die sorgfältige Behandlungsplanung ist die beste Grundlage einer effizienten Behandlung. Der mögliche Ablauf einer kieferorthopädischen Behandlung mit Extraktion ist in Abb. 16.**3** dargestellt. In dem Beispiel ist eine maximale Verankerung erforderlich, das heißt der durch die Extraktion zur Verfügung gestellte Platz wird ausschließlich zur Auflösung des Frontzahnengstandes benötigt. Die Verankerung im Oberkieferzahnbogen wird durch einen Headgear verstärkt, um das Behandlungsziel zu erreichen.

Der Behandlungsplan stellt nur eine grobe Leitlinie dar und kann der jeweiligen klinischen Situation angepasst werden.

Einige Behandler ziehen es vor, Zähne vor Eingliederung der Bänder und Brackets entfernen zu lassen. In einem Fall mit maximaler Verankerung ist es jedoch sinnvoll, die Verankerung bereits aufzubauen und sicherzustellen, dass der Patient den Headgear tragen kann.

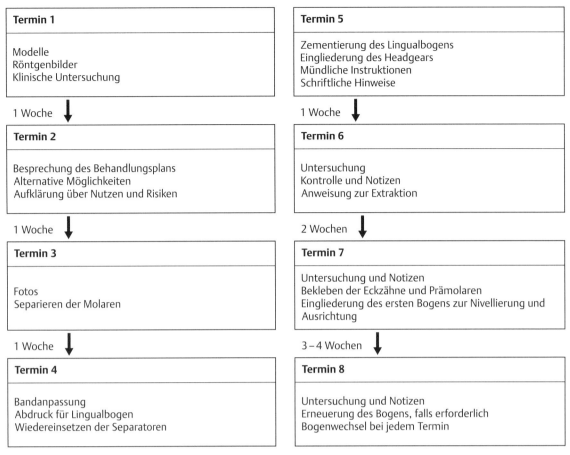

Abb. 16.**3** Vorschlag für einen Behandlungsablauf bei einer Behandlung mit Extraktion und Headgear.

Patientenmotivation

Jeder Patient muss ausreichend motiviert sein und den Willen zur Behandlung haben. Bei der Behandlung von Kindern und Jugendlichen muss eingeschätzt werden, ob die anfängliche Kooperation zur Behandlung auch während der Behandlung bestehen bleiben wird. Diesbezügliche Probleme können auftreten, wenn das dentale Alter nicht dem chronologischen Alter entspricht. Es kann beispielsweise ein ausreichender klinischer Behandlungsbedarf bei unzureichender Motivation des Patienten vorliegen. In der Mehrzahl der Fälle ist auch ein Behandlungsabschluss vor Beendigung des Zahnwechsels ungünstig.

Erwachsene, die nach kieferorthopädischer Behandlung fragen, sind in der Regel hoch motiviert. Diese große Bereitschaft sollte während der Behandlung aufrechterhalten werden. Häufig ist es sinnvoll, dem Patienten nach Eingliederung der Apparatur eine gewisse Zeit zur Eingewöhnung zu lassen, bevor Zähne extrahiert werden.

Viele Patienten machen auch ein Tief während der Behandlung durch. In einem solchen Fall ist es ratsam, den Patienten in das weitere Vorgehen intensiv miteinzubeziehen und ihm die noch anstehenden Behandlungsaufgaben zu erklären. Generell sollten dem Patienten die bereits erreichten Veränderungen gezeigt werden. Ein Vergleich mit den zu Beginn erstellten Modellen und Fotos ist hierbei hilfreich.

Führung der Eltern

Eltern wollen in der Regel in die Behandlung ihres Kindes einbezogen werden. Dennoch kann deren Anwesenheit bei zeitaufwendigen und schwierigen Behandlungssequenzen kontraproduktiv sein. Während des Bebänderns und Beklebens ist die ganze Konzentration und Aufmerksamkeit des Patienten gefordert. Kleine Kinder verhalten sich jedoch häufig unangemessen und sind besonders unruhig, wenn ihre Eltern dabei sind. Es ist durchaus sinnvoll, die Eltern bei diesen Terminen nicht ins Behandlungszimmer zu bitten und die durchgeführte Behandlung erst im Nachhinein zu erklären. Wenn Kinder während eines Internatsbesuches am Schulort behandelt werden, ist eine gute Kommunikation mit den Eltern erforderlich. Diesen Kindern kann man einen knappen Bericht über die Behandlung mitgeben, damit während der Ferienzeit ein anderer Behandler die Apparatur entsprechend nachstellen kann.

Klinische Aufzeichnungen

Kieferorthopädische Aufzeichnungen sollten generell getrennt von allgemeinen zahnärztlichen Aufzeichnungen geführt werden. Dies gewährt am ehesten einen konzentrierten kieferorthopädischen Behandlungsablauf. Es versteht sich, dass die klinischen Daten knapp, präzise und vollständig dokumentiert sind. Darüber hinaus gehende Notizen können sinnvoll sein, beispielsweise für den Fall, dass der Patient während der Behandlung den Kieferorthopäden wechselt.

Zusätzlich zur allgemeinmedizinischen und zahnmedizinischen Anamnese ist es hilfreich, wenn eine Zusammenfassung der geplanten Behandlungsabläufe an gut sichtbarer Stelle zu jedem Kontrolltermin bereitliegt. Die kieferorthopädische Behandlung erstreckt sich über einen beträchtlichen Zeitraum. Aus diesem Grund sollten nicht nur die Behandlungsziele sondern auch der Zeitpunkt des angestrebten Behandlungsabschlusses festgelegt sein. Dies ermutigt den Patienten und erinnert den Behandler daran, die Behandlung in angemessener Zeit durchzuführen.

Junge Patienten können in den Behandlungsablauf einbezogen werden, indem sie aufgefordert werden, zu jedem Kontrolltermin Folgendes mitzubringen:

- Terminkarte
- Headgear und Tragekalender
- Zahnbürste und Zahnpaste
- Hinweisblatt zum Tragen der Geräte.

Unzureichende Kooperation

Während einer längeren Behandlung ist es nicht ungewöhnlich, dass die Kooperation gelegentlich nachlässt. Entscheidend für den Kieferorthopäden ist, dies rechtzeitig zu erkennen und entsprechend früh darauf reagieren zu können.

Unzureichende Mitarbeit kann mit einiger klinischer Erfahrung erkannt werden. Erste Anzeichen hierfür sind:

- Ausbleiben der erwarteten Zahnbewegung
- häufige Störungen und Brüche der Apparatur
- versäumte Termine.

Ausbleiben der erwarteten Zahnbewegung

Zu jedem Kontrolltermin sollte die Zahnstellung mit der Situation zu Beginn verglichen werden. Unzureichende Zahnbewegungen werden so bereits frühzeitig erkannt. Auf die Notwendigkeit einer kontinuierlichen Überprüfung des Behandlungsfortschritts wurde bereits hingewiesen. Es ist wichtig, dass der Behandler dem Patienten mitteilt, wenn die Kooperation unzureichend ist. Dies sollte in konstruktiver Weise geschehen, damit eine Lösung gefunden werden kann.

Falls erforderlich müssen die Eltern informiert und um Unterstützung gebeten werden.

Häufige Störungen und Brüche der Apparatur

Derartige Probleme treten häufig in frühen Behandlungsphasen auf, wenn leichte, flexible Bögen Verwendung finden. Diese Bögen können sich leicht in einer Phase verbiegen, in der sich der Patient erst langsam an die veränderte intraorale Situation gewöhnt. Die meisten Patienten, die gut motiviert sind, akzeptieren es und gewöhnen sich an die Situation, eine festsitzende Apparatur im Mund zu haben. Sie vermeiden bewusst Nahrungsmittel, die die Apparatur beschädigen.

Häufige Zerstörung der Apparatur kann daher als Indikator für mangelnde Kooperation angesehen werden. Man sollte deshalb Häufigkeit und Art der Beschädigungen an der Apparatur im Patientenjournal notieren. Wenn sich so das Bild eines wenig motivierten Patienten ergibt, muss entsprechend darauf reagiert werden.

Versäumte Termine

Motivierte Patienten und deren Eltern verstehen und akzeptieren die Notwendigkeit, die vereinbarten Kontrolltermine regelmäßig einzuhalten, um die Kontinuität der Behandlung sicherzustellen. Versäumte Kontrolltermine sind häufig ein Anzeichen für mangelnde Bereitschaft zur Mitarbeit von Seiten des Patienten, wiederholtes Versäumen der Termine stellt die Behandlung in Frage. Es sollte sowohl dem Patienten als auch den Eltern erklärt werden, dass sich die Behandlung durch derartige Unterbrechungen entsprechend verzögert und die Gefahr für Schädigungen der Zähne und der umgebenden Strukturen steigt. Das Ergebnis der Unterredung sollte sorgfältig dokumentiert werden.

Häufiges Nichteinhalten von Kontrollterminen kann zum Abbruch der Behandlung führen. Ein entsprechender Brief sollte an den Patienten und seine Eltern geschickt werden. In diesem Brief kann darauf hingewiesen werden, dass der Behandler nicht die Verantwortung für eine Apparatur übernehmen kann, die nicht kontrolliert wird, und es dadurch möglicherweise zu unerwünschten Zahnbewegungen oder Schäden an den Zähnen kommen kann.

Der Patient muss aufgefordert werden, so schnell wie möglich den Behandler aufzusuchen, damit die Apparatur entfernt werden kann; viele Patienten wünschen dann die Fortführung der Behandlung. Der Kieferorthopäde muss in diesem Fall die Kooperationsbereitschaft einschätzen und das weitere Vorgehen mit dem Patienten und seinen Eltern besprechen. Auch diese Unterredung sollte schriftlich dokumentiert werden.

Beendigung der Behandlung

Der Abschluss der Behandlung kann auf Wunsch des Patienten oder durch die Entscheidung des Behandlers erfolgen.

Beendigung durch den Patienten

Einige Patienten drängen auf den Abschluss der Behandlung, weil sie ihre festsitzende Apparatur nicht länger tragen wollen. Dieser Wunsch kann auftauchen, wenn neue Freundschaften geschlossen werden und sich die Patienten durch die festsitzende Apparatur behindert fühlen.

Dem Problem kann vorgebeugt werden, indem vor dem Einsetzen der Apparatur sorgfältig über die festsitzende Apparatur aufgeklärt und ein fester Zeitrahmen abgesteckt wird.

Probleme während der Behandlung können manchmal aufgefangen werden, indem ein ausführliches Gespräch mit dem Patienten geführt wird und der Patient Zeit hat, über die Folgen eines Behandlungsabbruchs nachzudenken.

Wenn die Apparatur auf Wunsch des Patienten oder seiner Eltern entfernt wird, ist es ratsam, sich dies schriftlich bestätigen zu lassen.

Beendigung durch den Kieferorthopäden

Dauerhaft schlechte Kooperation, Nichteinhalten der Kontrolltermine oder unzureichende Mundhygiene können zum Abbruch der Behandlung führen. Bei dieser Entscheidung muss der Nutzen der kieferorthopädischen Behandlung gegen die Risiken einer Weiterführung trotz mangelhafter Kooperation abgewogen werden.

Bevor die Behandlung abgebrochen wird, sollte man versuchen, die Motivation des Patienten zu verbessern. Diese Bemühungen und auch die Gründe für den Abbruch der Behandlung sollten sorgfältig dokumentiert werden.

Es ist besser, eine Behandlung erst gar nicht zu beginnen, als sie abzubrechen. Ein solcher Behandlungsabbruch ist weder für den Patienten noch für den Behandler befriedigend, und häufig verbleibt ein Schaden nach Abbruch der Behandlung.

Eine zufrieden stellende kieferorthopädische Behandlung erfordert die enge Zusammenarbeit zwischen Behandler, Patient und bei Minderjährigen auch seinen Eltern. Gute Kommunikation ist hierfür die Grundlage. Bevor eine Behandlung begonnen wird, muss klar sein, dass diese vom Behandler auch bis zum Ende durchgeführt werden kann. Der Patient muss einsehen, dass regelmäßige Kontrollen über viele Monate erforderlich sind und gute Mundhygiene betrieben werden muss, und er muss den Grund für die Behandlung nachvollziehen können. Die Ziele der Behandlung müssen klar definiert sein und bedürfen der Zustimmung von Patient und Eltern.

Weiterführende Literatur

Atkinson, M. (1991). *Our Masters' Voices*, Routledge, London.

Bishop, F. W. et al. (1991). The effect of a contingency contracting procedure on patient compliance with removable retention. *Journal of Clinical Orthodontics*, 25, 307–10.

British Orthodontic Society (1995) *Consent To Orthodontic Treatment*.

Egolf, R. J., BeGole, E. A. and Upshaw, H. S. (1990). Factors associated with orthodontic patient compliance with intraoral elastic and headgear wear. *American Journal of Orthodontics and Dentofacial Orthopedics*, 97, 336–48.

Hamlins, S. (1993). *How To Talk So People Listen*. Thorsons, London, Chapters 2 and 6.

Southard, K. A. et al. (1991). Application of the Millon Adolescent Personality Inventory in evaluting orthodontic compliance. *American Journal of Orthodontics and Dentofacial Orthopedics*, 100, 553–61.

Anhang 1

Nutzen und Risiken einer kieferorthopädischen Behandlung

Nutzen

Eine kieferorthopädische Behandlung hat die Aufgabe, die Zähne gesundzuerhalten und eine angenehme Ästhetik herzustellen.

Gerade Zähne sind leichter zu reinigen, und viele Patienten gewinnen durch ein attraktives Lächeln und schöne Zähne an Selbstbewusstsein.

Es muss darauf hingewiesen werden, dass nicht alle der genannten Vorteile für jeden Patienten gelten. Jeder reagiert anders auf eine kieferorthopädische Behandlung, und so kann es auch zu individuell unterschiedlichen Behandlungsergebnissen kommen.

Risiken

Wie bei jeder Behandlung gibt es auch bei der kieferorthopädischen Behandlung bestimmte Risiken. Um diese möglichst gering zu halten, sollten folgende Punkte unbedingt beachtet werden:

Karies und Schmelzschädigungen können auftreten, wenn der Zahnschmelz mit Zucker oder säurehaltigen Lebensmitteln in Kontakt kommt und die Zähne nicht gründlich gereinigt werden. Dieses Risiko besteht grundsätzlich immer, ist aber bei einer festsitzenden Apparatur erhöht.

Wurzelresorptionen. Während der kieferorthopädischen Zahnbewegung kommt es zu einem Druck auf den Zahn und seine Wurzel. Bei einigen Patienten können hierdurch Verkürzungen der Wurzel auftreten. Die genauen Ursachen dieser Wurzelresorptionen sind noch nicht erforscht. Daher kann nicht bereits vor Beginn der kieferorthopädischen Behandlung festgestellt werden, ob jemand zu Wurzelresorptionen neigt oder nicht. Bei der Mehrzahl der Behandlungen, bei denen es zu Wurzelresorptionen kommt, haben diese jedoch keine nachhaltigen Auswirkungen auf die Zahngesundheit.

Wird der **Headgear** nicht den Anweisungen entsprechend verwendet, kann es zu Verletzungen kommen. Es ist unumgänglich, dass die schriftlichen Anweisungen hierzu befolgt werden, wenn die Behandlung mit einem Headgear nötig ist.

Kiefergelenkprobleme. Einige Patienten bekommen während der kieferorthopädischen Behandlung Kiefergelenkprobleme. Diese Störungen sind meist vorübergehend und kommen auch bei Patienten vor, die keine kieferorthopädische Behandlung haben.

Veränderungen nach Abschluss der Behandlung. Ungeachtet einer kieferorthopädischen Behandlung kommt es zeitlebens zu Veränderungen der Zahnstellung. Einige Zahnbewegungen sind jedoch besonders anfällig dafür, wieder in ihre Ursprungsstellung zurückzukehren. Nach einer Behandlung mit festsitzenden Apparaturen müssen Haltegeräte getragen werden. Bestimmte Veränderungen der Zahnstellung, beispielsweise die Zunahme eines Engstandes im Bereich der unteren Schneidezähne, nehmen mit fortschreitendem Alter zu.

Auch **Allgemeinerkrankungen** können Einfluss auf kieferorthopädische Zahnbewegungen haben. Aus diesem Grund ist es erforderlich, den Kieferorthopäden über Veränderungen des allgemeinen Gesundheitszustandes zu informieren.

Anhang 2

Hinweise für Patienten mit einer festsitzenden Apparatur

Du trägst nun eine festsitzende kieferorthopädische Apparatur, auf die du gut aufpassen musst.

Das ist wichtig:

- Putze deine Zähne nach jeder Mahlzeit und vor dem Zubettgehen. Wenn die Zähne nicht gereinigt werden, entsteht Karies.
- Vermeide harte und klebrige Nahrung (Brotkrusten, Kaubonbons).
- Da nach jedem Essen die Zähne geputzt werden müssen, nehmen die meisten Patienten zwischen den Hauptmahlzeiten keine Süßigkeiten zu sich.
- Gehe zu deinem Kieferorthopäden, wenn die Apparatur wehtut, wenn sich etwas löst oder bricht.
- Gehe weiter regelmäßig zu deinem Zahnarzt.

Zu Anfang ist das Essen und Sprechen ungewohnt. Einige Stunden nach dem Einsetzen eines neuen Bogens können die Zähne etwas wehtun. Im Extremfall kannst du ein leichtes Schmerzmittel nehmen.

Hinweise für Patienten mit einem Headgear

Du hast nun einen Headgear bekommen, auf den du gut aufpassen musst. Sei besonders vorsichtig, wenn du den Headgear trägst.

Das sollst Du tun:

- Trage den Headgear für ..... Stunden pro Tag und
- notiere jeden Tag auf der Karte, die du bekommen hast, wie viele Stunden du den Headgear getragen hast;
- Trage den Headgear genau so, wie es dir gezeigt wurde. Wenn du das Sicherheitsband nicht anlegst, kann es zu Verletzungen kommen.
- Achte darauf, dass niemand den Headgear anfasst, wenn du ihn eingesetzt hast. Wenn der Bogen nach vorn herausgezogen wird und zurückspringt, kann es zu Verletzungen im Gesicht kommen.
- Bringe den Headgear und die Tragekarte zu jedem Termin mit; die Apparatur muss nachgestellt und kontrolliert werden.
- Informiere deinen Kieferorthopäden, wenn die Apparatur wehtut, sich lockert oder irgendetwas kaputtgeht.
- Trage den Bogen nicht mehr, wenn er nachts herausfällt. Informiere deinen Kieferorthopäden.

Das darfst Du nicht:

- Trage den Headgear nicht, wenn sich irgendetwas lockert, etwas kaputtgeht oder wehtut.
- Trage den Headgear nicht beim Sport oder Aktivitäten, bei denen andere den Headgear beschädigen könnten.

Hinweise für Patienten, die Gummizüge tragen

Du trägst kleine Gummizüge, die die Zahnbewegung unterstützen.

Das musst Du beachten:

- Trage die Gummis genau so, wie es dir gezeigt wurde.
- Habe immer Gummizüge bei dir, damit du sie austauschen kannst, wenn einer reißt.
- Wechsele die Gummis jeden Tag.
- Gehe zu deinem Kieferorthopäden, wenn du keine Gummis mehr hast.

Bedenke, dass bei Nichtbeachtung dieser Hinweise sich deine kieferorthopädische Behandlung verlängern kann.

Anhang 3

Bezugsadressen für kieferorthopädische Produkte

Hinweis: Diese Liste erhebt keinen Anspruch auf Vollständigkeit.

Advanced Orthodontics Näpflein GmbH
Haroldstr. 28
D-40213 Düsseldorf
Tel.: (0211) 3237200
FAX: (0211) 3237201

American Orthodontics
Rintelner Str. 160
D-32657 Lemgo
Tel.: (05261) 94440
FAX: (05261) 944411

Dentaurum
Postfach 440
D-75104 Pforzheim
Tel.: (07231) 803210
FAX: (0130) 134681

Forestadent
Bernhard Förster GmbH
Westliche Karl-Friedrich-Str. 151
D-75172 Pforzheim
Tel.: (07231) 4590
FAX: (07231) 459102

inter-Unitek GmbH
Boschstr. 10
D-82178 Puchheim
Tel.: (089) 80 08 10
FAX: (089) 80 63 66

ODB-GAC-Orthodontics
Lochhamer Schlag
D-82166 Gräfelfing
Tel.: (089) 853951
FAX: (089) 852643

Ortho Organizers GmbH
Färberstr. 8
D-88161 Lindenberg
Tel.: (08381) 81171
FAX: (08381) 83830

RMO
c/o dental line
Waldstr. 61
D-75181 Pforzheim
Tel.: (07231) 97810
FAX: (07231) 978115

SDS Ormco / A-Company
Databankweg 2a
NL-3800 GD Amersfoort
Tel.: 00800 3032 3032
FAX: 00800 5000 4000

smile-dental
Ennepeweg 7
D-40625 Düsseldorf
Tel.: (0211) 238090
FAX: 0800 0000 800

Sachverzeichnis

A

Achterligatur, elastische 67, Tafel 17
Adhäsiv 40
Angle, Edward 14
Ankylose 6
Artikulation 107
Ästhetik 1, 54
Attachment 17, 71, Tafel 6, Tafel 18,
　s. auch Bracket, Molarenröhrchen
Ätzgel 41
Aufbissplatte 77, 84, 94 f
Aufklärung 33 f,112
Aufrichtefeder 29, 102, 105, Tafel 4
Aufrichtung 3 f, 15
– gekippte Molaren 101
Ausgleichsbiegung 43
Ausrichtung, initiale 24 f
Austenitgefüge 22

B

Bajonettbiegung 26, 56, 76
Bandanpassung 44
Bandauswahl 44
Bandentfernung 107
– Zange 107
Bebänderung 43
– Indikation 43 f
Begg-Bracket 16 f, 68, 76, Tafel 4
Begg-Technik 17, 53, 85, 92 f
Behandlungsabbruch 116
Behandlungsablauf 114
Behandlungsabschluss 116
Behandlungsplan 33
Behandlungszeitpunkt 33
Beta-Titan-Bogen 22, 106
Bewegung, körperliche 4 f
Biegung dritter Ordnung 100
– individuelle 38 f
Biss, offener 80, 82, 87 f
– tiefer 84 f, 94
Bogen, modifizierter 96
– superelastischer 22
– vorgefertigter 36 f, 39
– zusätzlicher 78
Bogenauswahl 24
Bogenform, individuelle 35 ff
Bracket 13 ff
– Begg- 16 f, 68, 76, Tafel 4
– Edgewise- 13 ff
– Keramik- 17, 40, Tafel 5
– Kunststoff- 17
– Metall- 17
– Netzbasis　Tafel 8
– Single- 13
– vorprogrammiertes 13 ff, 15, 43
– Zwillings- 13
Bracketbasis 40
Bracketbreite 23
Bracketentfernung 107, Tafel 24
– Zange 107
Bracketkleber 40 f
– lichtaktivierbar 41
– No-Mix-Systeme 40 f
Bracketpositionierung 41 ff
Bracketslot 13
Burstone-Technik 86

C

Cleat　Tafel 6
Closing-Loop-Mechanik 23, 73
Criss-Cross-Elastics 98 f

D

Deformation, elastische 19
– plastische 19
Dehnung 19
Delaire-Maske 63
Demineralisation, Zahnschmelz 108,
　113, Tafel 26
Diagnostische Unterlagen 31
Diastema mediale 105 f
Distalisation 61 f, 99
– einseitige 62
– obere Molaren 81 f
Dokumentation 111 f, 115
Drahtdurchmesser 20 f
Druckfeder 55, 99
Druckverteilung 8

E

Eckzahn, Abstand 36 ff, 69
– Angulation 71
– chirurgische Freilegung 77
– funktionelle Bedeutung 69
– Mesial- oder Distalbewegung 73
– Rotation 72
– verlagerter 69
– – bukkal 71, 77
– – palatinal 51, 76 f, Tafel 1, Tafel 20

Edgewise-Bracket 13 ff
Edgewise-Technik 17, 53
Einverständniserklärung 33 f
Elastics s. Criss-Cross-Elastics,
　Gummizüge
Elastizität 20 ff
Elastizitätsbereich 19 ff
Elastizitätsmodul 19
Elgiloy-Bögen 22
Elternführung 114
Engstand 52, 69
Expansion 98
Extraktion, erste Molaren 103
– zweite Molaren 62
– lingual stehender Schneidezahn
　Tafel 2
Extraktionsalveole 104
Extraktionstherapie 3, 47, 83
Extrusion 81 f, 100 f
Exzision, Lippenbändchen 106

F

Faden, elastischer 97
Feder s. Aufrichtefeder, Druckfeder,
　Nickel-Titan-Feder, Rotationsfeder,
　Spiralfeder, Torquefeder
Feineinstellung 26, 104 ff
Fernröntgenseitenbild 32
Festigkeit, Draht 20 ff
Fibrotomie 106
Fluorid, Zufuhr bei Demineralisationen
　108
Fotos, klinische 32
Frenektomie 106
Friktion 15, 23, 75
Frontengstand 36
Frontzähne, Positionierung 36

G

Gable-Bend-Biegung 105
Gaumennahterweiterung 98
Gesichtsbogen 56 ff
Gingivoplastik 106
Glasionomerzement 41, 45
Gleichgewicht, funktionelles 69
Gleitmechanik 23, 25, 27 f, 73 ff, 104
Gummizüge 27 f, 50, 97, 102, 107,
　Tafel 9
– intermaxilläre 28
– intramaxilläre 27, 92

Sachverzeichnis

- Klasse II 28, 49, 53, 61, 86 f, 92
- Klasse III 28, 49, 93 f
- Kraftgröße 28, 50
- schräge 54 f
- s. a. Criss-Cross-Elastics

H

Habits 2 f, 52, 80, 87 f
- Zunge 81
Hawley-Retainer 109
Headgear 58 ff, 97, 104
- Anpassung 60 f
- Außenarm 58 ff
- Einsetzen 61
- Federzugmechanismus 61, 64, Tafel 15
- High-Pull- 58 f, 83, 87, 101, Tafel 10, Tafel 14
- Innenarm 58 ff
- Interlandi- 59, 61, 63, Tafel 13
- J-Haken- 57, 87, Tafel 10
- Kraftgröße 60
- okzipitaler 58 f
- orthopädische Wirkung 62 f
- Protraktions- 63, 99, Tafel 16
- Sicherheitshinweise 61, 63, 112
- Sicherheitsmaßnahmen 63
- Tragedauer 60
- umgekehrter 94
- zervikaler 58 f, 87
Hook'sches Gesetz 19

I

IKP 107
Impaktierte Molaren 101
Implantat 6
In-out-Information 14
Interbasiswinkel 59, 80, 94
Interbracket-Distanz 15, 22
Interdisziplinäre Zusammenarbeit 52
Interinzisalwinkel 2, 80, 94
Interkuspidation, maximale 107
Interlandi-Headgear s. Headgear
Intrusion 8, 82 f, 100 f

J

J-Haken 57, Tafel 10

K

Kette, elastische 27, 51, 97
Kiefergelenk 1
Kippung 23, 57
Klasse II 81
Klasse II,1 53, 73
Klasse II,2 53, 94 f
Klasse III 54, 63, 71, 80, 81, 93
Klasse-III-Züge s. Gummizüge
Klasse-II-Züge s. Gummizüge
Klebetechnik, direkte 40 ff
- indirekte 41
Knöpfchen Tafel 6
Kobayashi-Ligatur 27 f, 74, 107
Kombinationsbehandlung, kieferorthopädisch-kieferchirurgische 95
Kontaktposition, retrale (RKP) 107
Kooperation, unzureichende 115

Kraftgröße 7
Kraftlinie 57 ff
Kreuzbiss 50, 98, 102
- seitlicher 38

L

Lace-backs 66
Ligaturen, Stahl- 67
- Gummi- 67
- Kobayashi- 27 f, 74, 107
Lingualbogen 8, 48 ff, 97 f
Lingualtechnik 17, 41
Lip-Bumper 9, 52, Tafel 10
Loops, vertikale 22, 72
Lückenöffnung 17, Tafel 7
Lückenschluss 52 f

M

Magnete 29
Martensitgefüge 22
Masel-Sicherheitsband Tafel 13
Maximale Interkuspidation 107
Mesialdrift 9, 102
Mesialisierung 99
Messingdraht 44
Mittellinienkorrektur 50, 54 f, 66, 107
Modelle 31
Molaren, Aufrichtung gekippter 101
- erste, Extraktion 103
- obere, Distalisation 81 f
- impaktierte 101, Tafel 23
- zweite 14
- - Extraktion 62
Molarenabstand, transversaler 36 ff
Molarenröhrchen 43 f
Motivation 114
Mundhygiene 32, 113

N

Nackenband 58, Tafel 12
Newton'sches Gesetz 6
Nichtanlage, bleibende Zähne 52 f
- seitliche obere Schneidezähne 78
Nickel-Titan-Bogen 22, 25, 65
Nickel-Titan-Feder 53
Nitinol s. Nickel-Titan-Bogen
Nivellierung 24, 65

O

Öse Tafel 6
Offener Biss 80, 82, 87 f
Offset 101
Okklusion 107
Okklusionsebene, Kippung 55
Orthopantomogramm (OPG) 31
Overbite, Bedeutung des Wachstums 83
- reduzierter 80 f
- regelrechter 80
- vergrößerter 53, 80
Overjet, reduzierter 5
- Reduktion Tafel 3
- vergrößerter 53, 89 ff

P

Palatinalbogen 8, 48 f, 50 ff, 78, 88, 97 f, Tafel 21
Parodontalerkrankung 33
Patientenmotivation 114
Platzhalter 51 f, 61
Positioner 109
Powerarm 74
Protraktions-Headgear 99

Q

Quadhelix 97 f, Tafel 22

R

Retainer, geklebter 109
- herausnehmbarer 109, Tafel 25
Retention, Dauer 108 f
- Geräte 109
- Methoden 109
Retraktionsbogen 75 f
Retrale Kontaktposition (RKP) 107
Rezidiv 2, 35, 106
Ricketts-Technik 86, 97
Röntgenaufnahmen 31
Rotation 4, 15, 68, 96, 106
Rotationsfeder 29
Rotationskeil 67, 73
Rotationszentrum 57 ff

S

Schutzwachs 112
Separation 44, 101, Tafel 9
Separiergummi 44
Slot s. Bracketslot
Spannung 19 f
Spee'sche Kurve 83, 85
Spiralfeder 29, 74 f, Tafel 7
Stabilität, Zahnstellung 2, 35 f, 108
Steifheit, Draht 19 ff
Strahlenbelastung 31
Straight-Wire-Technik 15

T

Termine, Häufigkeit 112
- versäumte 115
Tie-back 72
Tiefer Biss 84 f, 94
Tiefziehschiene 109
Tip 14
Tip-back-Biegung 102
TMA s. Beta-Titan-Bogen
Toe-in 96
- Biegung 102
Toe-out 68, 96
Torque 3 f, 14, 90 f, 106
- konstanter 100
- Kontrolle 48
- progressiver 100
Torquefeder 93 f,
Translation 57
Twistflex-Bogen 21 f, 25, 36, 65

U

Utility-Bogen 86

V

Verankerung 6 ff, 95
- Biegung 10, 48, 53, 85
- Einheit 10
- extraorale 11, 56 ff
- intermaxilläre 49
- intramaxilläre 46 f
- intraorale 46 ff
- kortikale 11
- Planung 11 f
- Verlust 6, 8
- Verstärkung 8
- Wert 6 f, 8 f

Verkantung 23 f
Verlagerung 4
Vorwanderung 9

W

Wachstum, Bedeutung für den Overbite 83
Weichgewebe 3
Widerstandszentrum 57 ff
Wrap-around-Retainer 109
Wurzelmorphologie 8 f
Wurzeloberfläche 7, 47
Wurzelresorption 95

Z

Zahnbewegung, kippende 8
- körperliche 8

Zahnbogenbreite 36 ff
Zange, Bracketentfernung 107, Tafel 24
Zeltpflockprinzip 11